PILZE IM KÖRPER

KRANK OHNE GRUND?

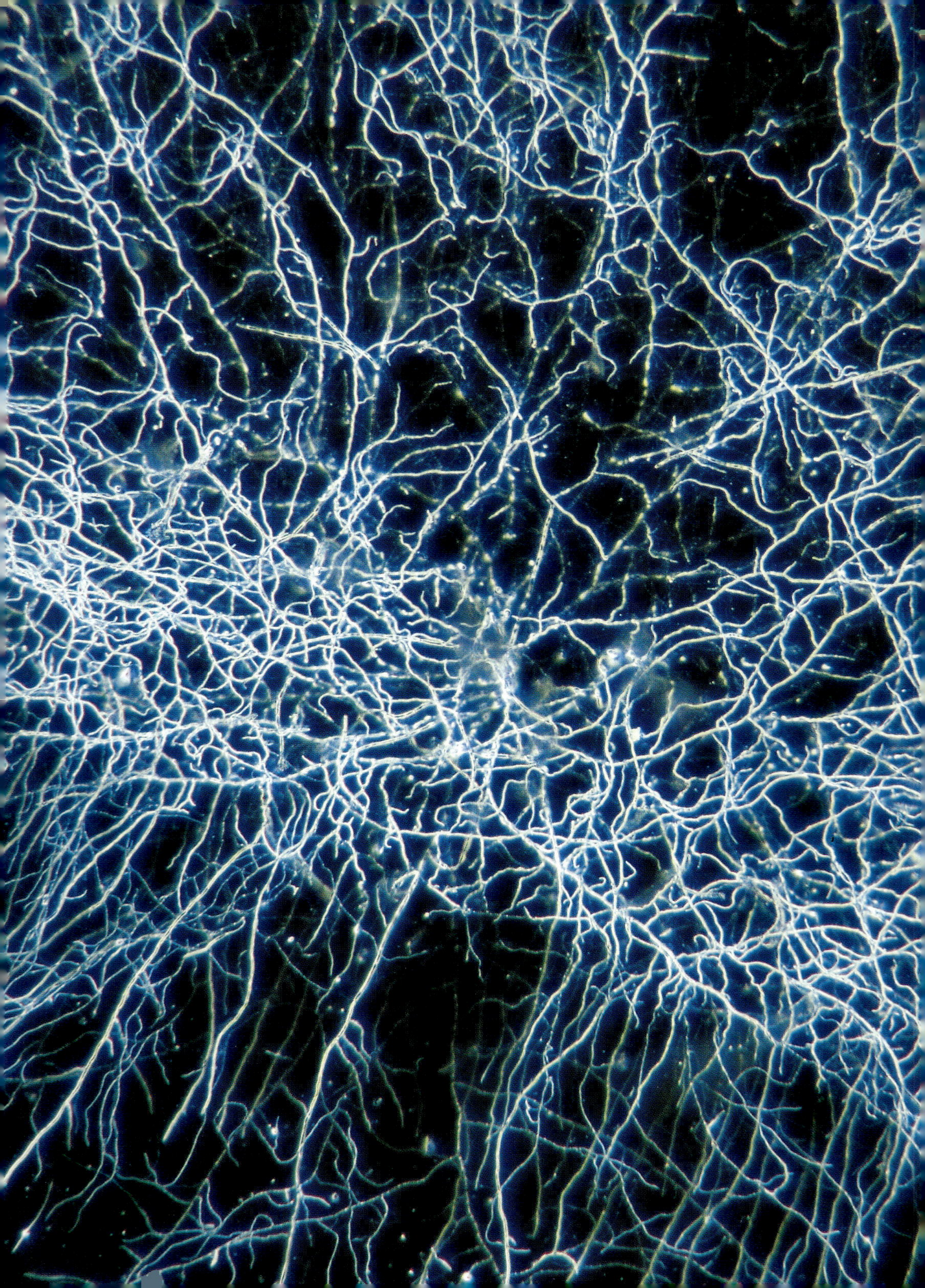

Gaby Guzek/Elisabeth Lange

PILZE IM KÖRPER

KRANK OHNE GRUND?

Pilzinfektionen erkennen, heilen und vorbeugen durch gesunde Ernährung

SÜDWEST

INHALT

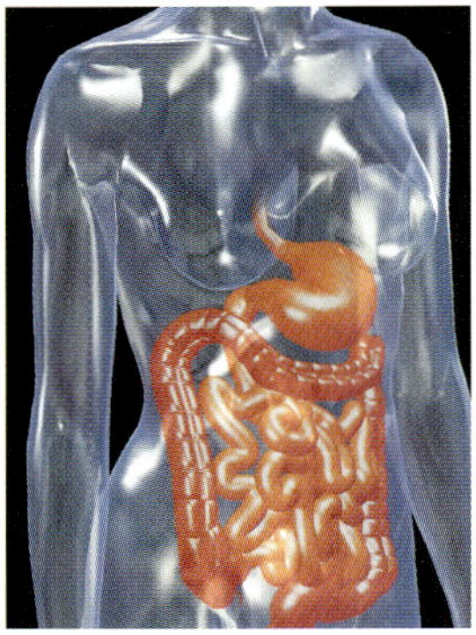

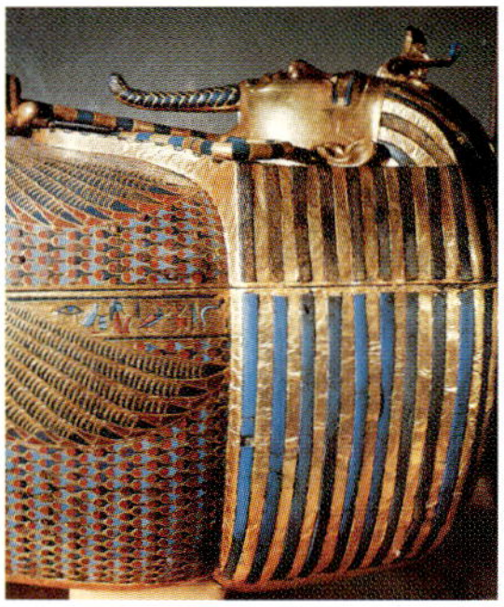

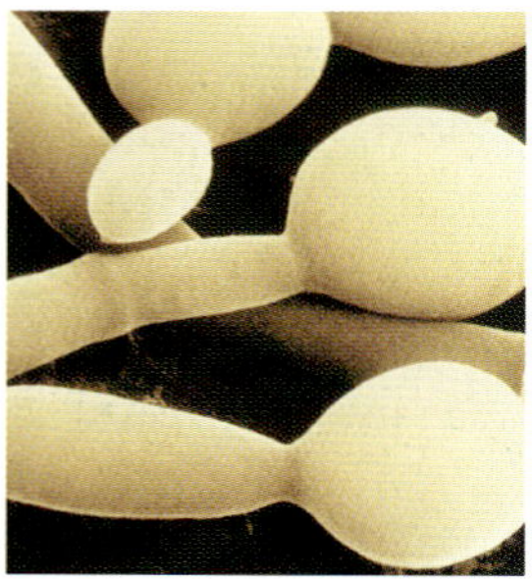

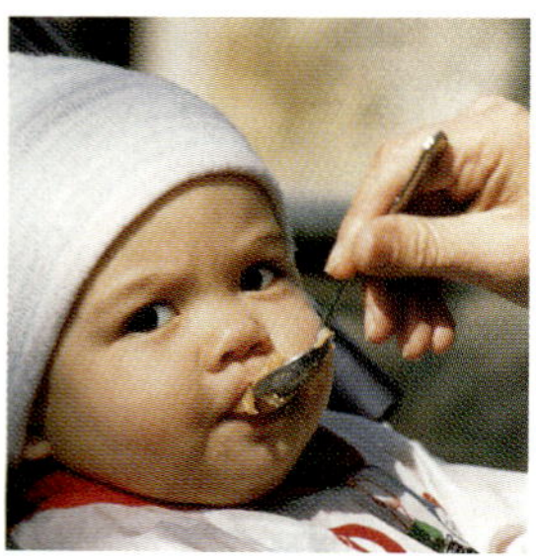

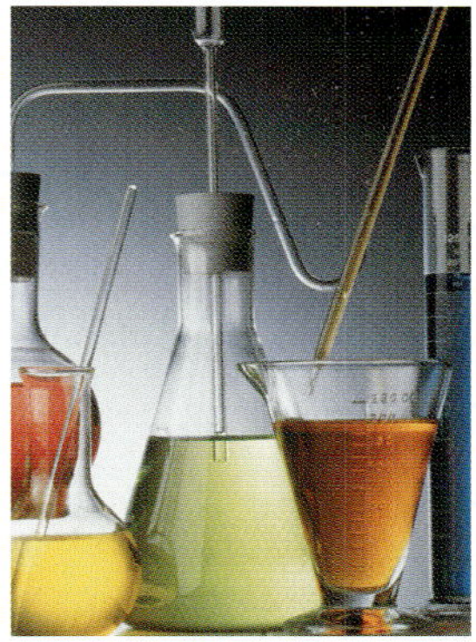

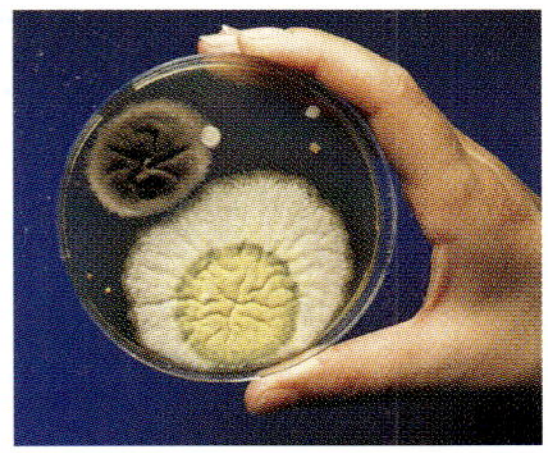

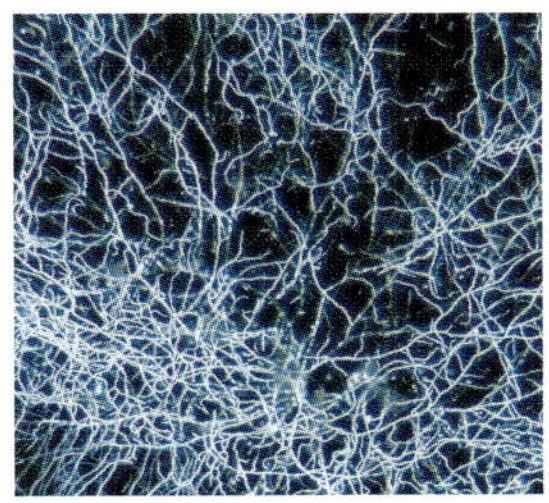

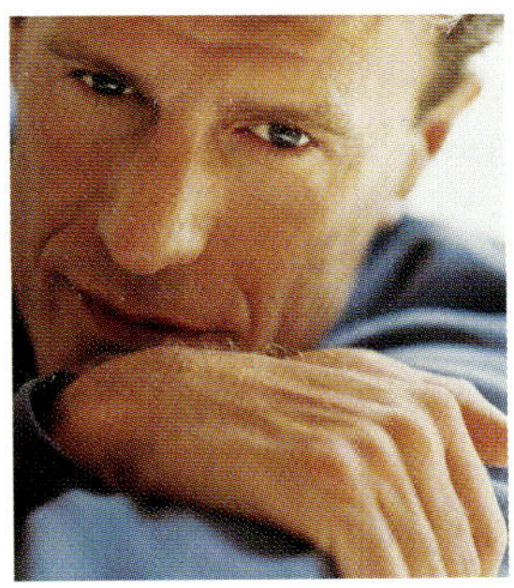

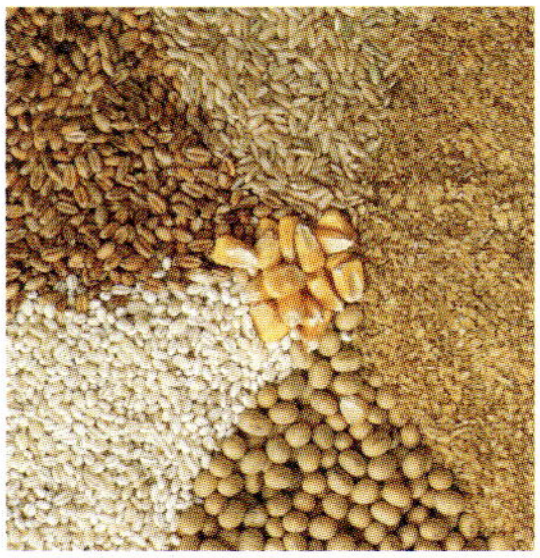

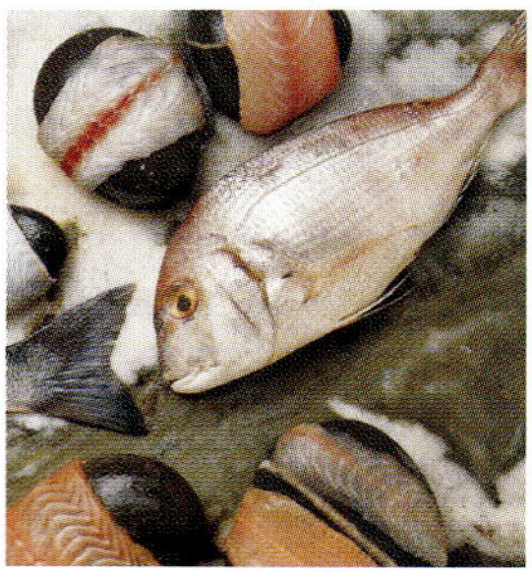

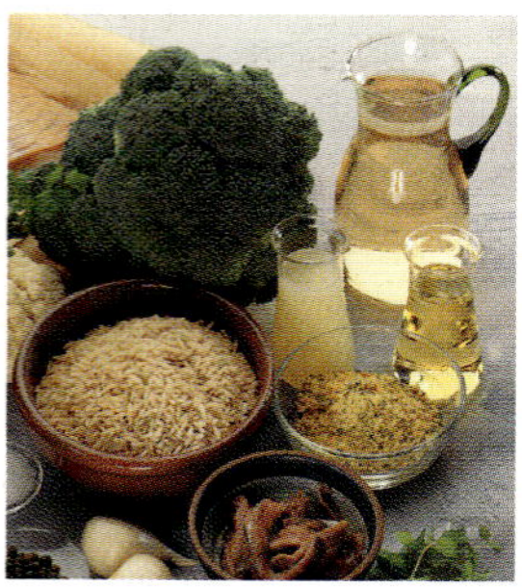

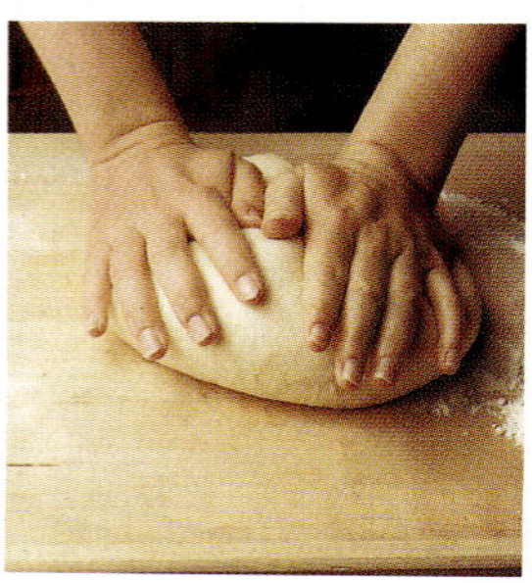

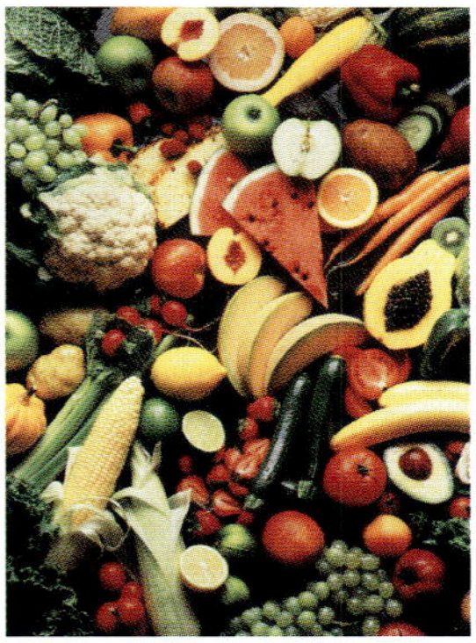

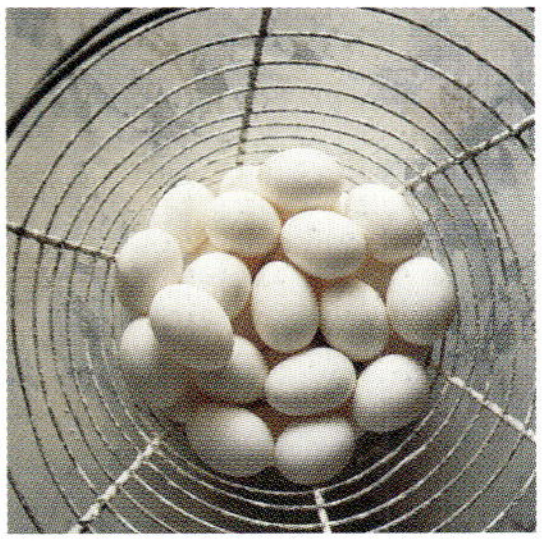

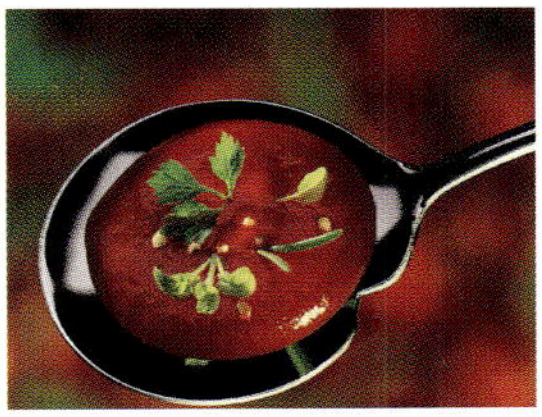

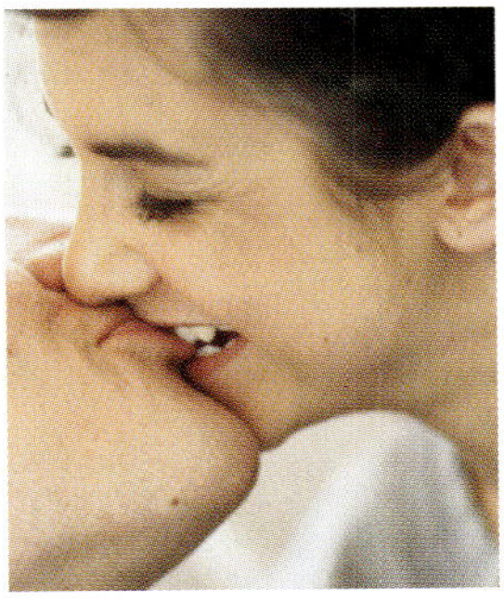

Vorwort

Kaum zu glauben: Unser Buch geht nunmehr schon in die 19. Auflage. Es ist rund fünf Jahre her, dass wir mit der Arbeit daran begannen. Inzwischen hat sich viel getan. Pilzerkrankungen sind richtiggehend in Mode gekommen, zeitweilig konnte man kaum eine Zeitung aufschlagen, ohne einen Artikel über dieses Thema zu entdecken.
Diese Popularität hat dem Thema leider auch geschadet. Denn plötzlich waren Pilze für alle möglichen Beschwerden verantwortlich, und die Therapievorschläge schossen schier ins Kraut. Seitens der Schulmedizin wurde das Thema eher belächelt.

Ein Stein kam ins Rollen

Krank machende Pilze sind in der Wissenschaft schon seit 1835 bekannt – also wesentlich länger als Viren und Bakterien.

Mit zunehmendem Druck durch die Öffentlichkeit meldeten sich Kritiker zu Wort, die in Bausch und Bogen ablehnten, dass Pilzinfektionen überhaupt schaden könnten.
Glücklicherweise gibt es aber auf beiden Seiten nicht nur Heißsporne, sondern auch kühle Kritiker. So hat sich in den letzten vier Jahren das Wissen über Pilzinfektionen des Darms deutlich weiterentwickelt. Spannendes ist hinzugekommen.
Auch zum Thema, ob man bei einer Erkrankung durch Pilze überhaupt auf eine spezielle Ernährungsweise umsteigen soll, und wenn ja, wie eine solche Diät wissenschaftlich fundiert aussehen soll, gab es unzählige Debatten, aber leider nur wenige überzeugende Argumente.

Die Wissenschaft nimmt sich der Pilze an

Neue Erkenntnisse kamen vor allem aus der »Darmökologie«, einem Forschungsgebiet, das sich mit der Besiedelung unseres Darms durch Mikroorganismen, der sogenannten Darmflora, beschäftigt. Erstmals konnte bewiesen werden, dass sich durch eine entsprechende Ernährung die »günstigen« Bakterien im Darm vermehren und dieser Vorgang die Abwehrkräfte des Körpers stärkt. Eine wichtige Erkenntnis, die wir bei der Überarbeitung des Ernährungsteils berücksichtigt haben.

Vieles zum Thema »Pilzinfektionen« in diesem Buch entstammt nach wie vor der Erfahrungsheilkunde. Dies wird auch so bleiben, bis wissenschaftlich fundierte Studien zum Thema »Pilze im Darm« endgültig Klarheit schaffen.
Wir hoffen, dass sich auch bis dahin pragmatische Mediziner finden, die bereit sind, den Verdacht »Pilzinfektionen« in ihre Suche nach der richtigen Diagnose mit einzubeziehen.

Die Schulmedizin klammert Pilzinfektionen nach wie vor weitgehend aus. Deshalb ist es schwierig, einen kompetenten Arzt für die Diagnose und Behandlung dieser Krankheiten zu finden.

»Jedes Problem durchläuft drei Phasen:
- In der ersten wird es lächerlich gemacht
- In der zweiten wird es bekämpft
- In der dritten gilt es als selbstverständlich – und als immer schon gewusst.«

Arthur Schopenhauer

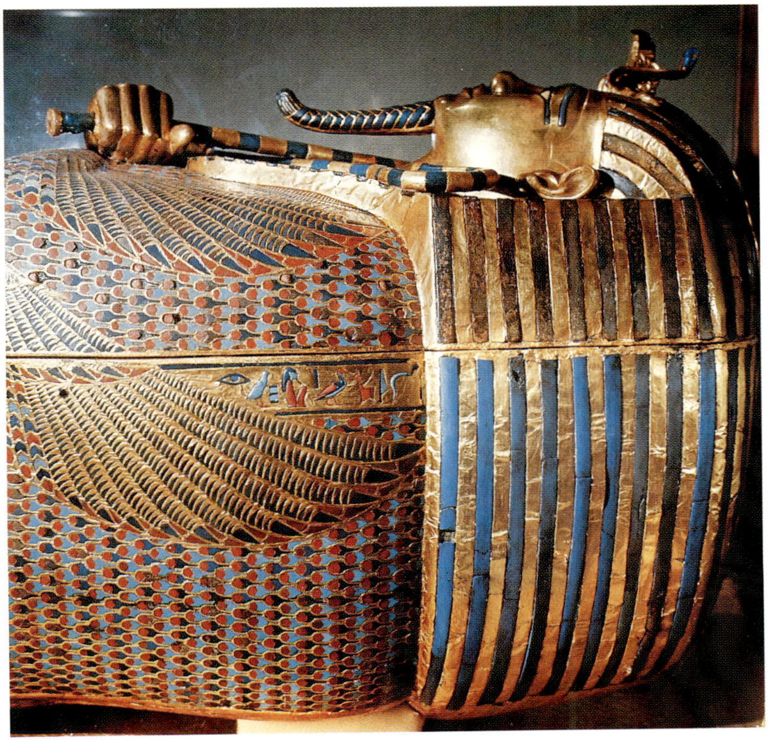

Der »Fluch des Pharao«: Nach der Entdeckung des Grabes von Tutanchamun 1922 starben etliche Menschen einen rätselhaften Tod. Heute weiß man, dass sie sich mit Sporen eines Schimmelpilzes infiziert hatten.

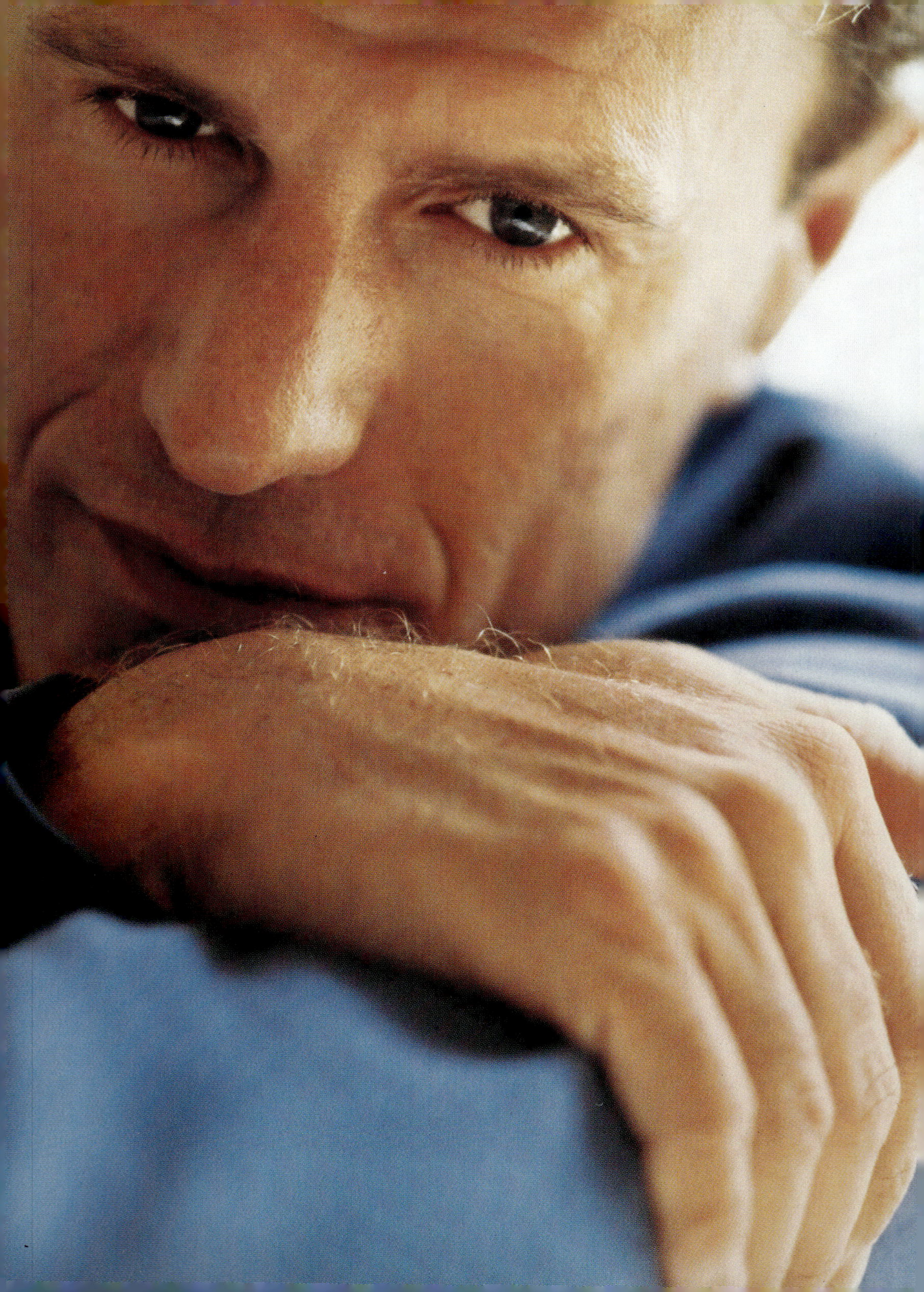

PILZE – UNERKANNTE KRANKMACHER

Viele Menschen fühlen sich unwohl oder krank, ohne dass Ärzte ihnen eine klare Diagnose für ihre Symptome stellen könnten. Gerade bei Pilzerkrankungen haben Ärzte und Patienten es schwer, denn: Pilze erkennt man nicht auf den ersten Blick, weil die Auswirkungen so unterschiedlich sind.
Die folgenden Beispiele sollen Ihnen zeigen, dass es für viele Symptome keine schulmedizinische Erklärung gibt – dass die Betroffenen deshalb aber noch lange keine »eingebildeten Kranken« sind.

Ärzte und Patienten haben es nicht leicht: Die Auswirkungen einer Pilzinfektion auf den menschlichen Körper sind so vielfältig, dass es fast unmöglich ist, die Ursache auf den ersten Blick zu erkennen.

Eine Ursache, viele Symptome

Eine vierzigjährige, früher sportliche Frau ist ständig müde, schläft zwölf Stunden täglich. Schon kurz nach dem Aufstehen fühlt sie sich wie gerädert. Ihr Job wird ihr zur Qual: Sie kann sich nicht konzentrieren, selbst die kleinsten Handgriffe fallen ihr schwer. Dabei hat sie das Gefühl, auf der Stelle zu treten, und sie vermag sich an manchen Tagen nicht einmal zu Arbeiten durchringen, die ihr sonst Spaß machen. Zeitweilig ist sie arbeitsunfähig und fühlt sich »einfach krank«. Der Arzt kann sich auf diese Symptome keinen Reim machen. Der Bluttest zeigt normale Werte, auch einen Eisenmangel schließt der Mediziner aus. Gleichzeitig nimmt die Frau seit Jahren trotz Hungerkuren und täglicher Kalorienkontrolle stetig zu.
Ab und zu überfällt sie Heißhunger auf Schokolade, Kekse oder Brot. Sie hat dann das Gefühl, »völlig verhungert zu sein« und ein »Flirren vor den Augen« zu haben. Dann verschlingt sie Butterbrote und Schokolade – weit über ihr Hungergefühl hinaus. Ihr Heißhunger lässt sich auch nicht mit den gängigen Diättricks wie einer

Schüssel Salat oder einem Joghurt stillen. Versucht sie es damit, isst sie anschließend die Süßigkeiten wie im Zwang zusätzlich. Nach einiger Zeit beginnen sie unerklärliche Schmerzen in den Finger- und Kniegelenken zu quälen. Auch hier weiß der Arzt nicht weiter. Die Frau begibt sich deshalb in naturheilkundliche Behandlung. Ihr Therapeut untersucht sie auf eine mögliche Pilzinfektion. Es stellt sich heraus, dass die Frau an einer Darminfektion mit der krank machenden Hefe Candida albicans leidet. Sie bekommt Medikamente und stellt ihre Ernährung um. Bereits nach drei Tagen lassen die Heißhungeranfälle und Schmerzen nach, die Müdigkeit verschwindet. In den nächsten acht Monaten nimmt sie zehn Kilo ab. Müdigkeit, Gelenkschmerzen und Heißhungerattacken sind typische Anzeichen für eine Pilzinfektion im Körper. Dass diese Schmarotzer sich aber auch ganz anders bemerkbar machen können, zeigt ein weiteres Beispiel.

Auch typisch – mehrere Krankheiten zugleich

Müdigkeit, Gelenkschmerzen, Verdauungsprobleme und Heißhunger sind typische Anzeichen für eine Pilzinfektion.

Einem jungen Mann machen heftige Herzschmerzen zu schaffen. Vor allem nachts hat er manchmal das Gefühl, sein Herz würde sich »überschlagen«. Eine gründliche Untersuchung beim Arzt zeigt jedoch, dass sein Herz völlig gesund ist. Schließlich lautet die Diagnose: psychosomatische Herzbeschwerden. Gleichzeitig plagen den Mann immer wieder heftige, schmerzhafte Blähungen und Verdauungsbeschwerden. Er gerät schnell außer Atem und hat immer das Gefühl, erkältet zu sein, weil seine Nase andauernd verstopft ist.

Schließlich bekommt er eine Prostataentzündung, und ein anderer Arzt untersucht seinen Urin. Darin findet sich der krank machende Keim Candida albicans, der sich vom Darm aus dorthin ausgebreitet hatte. Eine Behandlung vor allem des Darms mit Anti-Pilz-Medikamenten und eine Ernährungsumstellung beseitigen nicht nur die Prostataentzündung, sondern lassen auch Blähungen, Herzschmerzen und alle anderen Symptome verschwinden.

Warum so unterschiedliche Symptome?

Beide Beispiele zeigen: Pilzkrankheiten und ihre Anzeichen sind enorm vielfältig. Ein und derselbe Keim wirkt sich bei jedem Menschen anders aus. Deshalb ist auch die richtige Diagnose für den Arzt so schwierig.
Diese Symptomenvielfalt von Pilzerkrankungen kommt zustande, weil sich jeder Körper mit den Schmarotzern anders auseinandersetzt. Bei einigen Menschen hält das Immunsystem die Pilze einigermaßen im Zaum – dafür machen dem Betroffenen dann möglicherweise die schädlichen Abfallprodukte der Pilze zu schaffen. Sie klagen vielleicht über Gelenkschmerzen.
Weil Pilze das Abwehrsystem arg strapazieren können, leiden andere wiederum an einem lädierten Immunsystem, sind durch diesen geschwächten Schutzmechanismus z. B. dauernd erkältet und fühlen sich immer krank.

Bei vielfältigen »Wehwehchen« ohne erkennbare Ursache ist schnell die Diagnose »psychosomatische Beschwerden« gestellt. Das schließt eine Pilzinfektion aber keineswegs aus: Stress und Kummer schwächen die Abwehr und machen es Pilzen leicht, sich einzunisten.

Das sollten Sie unbedingt beachten!

- Viele Beschwerden, die Pilze hervorrufen, lassen sich noch nicht erklären. Behandelt man diese Patienten gegen Pilze, verschwinden auch die rätselhaften Symptome. Die Symptomenvielfalt von Pilzinfektionen und die noch bestehenden Wissenslücken können sogar Fachleute in die Irre führen. Machen Sie deshalb niemals den Fehler, selbst die Diagnose zu stellen und dabei alle Symptome auf eine vermeintliche Pilzinfektion zurückzuführen.
- Falls Sie unter scheinbar unerklärlichen Schmerzen oder anderen Beschwerden leiden, klären Sie unbedingt mit einem Arzt, ob dahinter nicht andere Krankheiten stecken.
- Findet sich kein Auslöser für Ihre Symptome, können Sie Pilze als mögliche Krankheitsursache in Betracht ziehen – und Ihren Arzt darauf aufmerksam machen.
- Auch wenn Sie selbst felsenfest davon überzeugt sein sollten, dass an Ihren Beschwerden Pilze schuld sind: Der Gang zum Arzt ist unerlässlich.

Pilze – Freund und Feind des Menschen

Nützliche Hefe in Bier und Brot

Die meisten Pilze bilden Zellfäden, die zu Geflechten zusammentreten. Oft erscheinen diese als feste Gebilde, als Fruchtkörpern. Die Mykologie (Pilzkunde) unterscheidet grob zwischen den mikroskopisch kleinen Pilzen (z. B. Schimmelpilze) und den Großpilzen, zu denen auch die essbaren gehören.

Pilze kennt jeder, denn die wenigsten wachsen verborgen im Körper des Menschen. So will der Bäcker die Backhefe nicht missen, Biertrinker in Bayern mögen mit Hefeweizen nicht geizen.
Auch bei der Käseherstellung leisten Pilze gute Dienste: kein Camembert, Brie oder Roquefort ohne einen Edelschimmelpilz. Und der Feinschmecker schätzt seine schmackhaften Schwammerl. Doch diese zahmen Pilze haben unfreundliche Verwandte, die zu Plagegeistern für den Menschen werden können.

Was alle Pilze gemeinsam haben

Egal, ob Krankmacher oder fetter Fliegenpilz: Biologisch gesehen gehören sie zu den Pflanzen, ihre nächsten Verwandten sind die Algen. Weil Pilze jedoch keine pflanzentypischen Merkmale wie Wurzel, Blatt oder Blüte haben, sprechen Biologen gern vom abgeschlossenen »Reich der Pilze«. Weltweit gibt es rund 100000 verschiedene Arten.
Ein Pilz besteht zu einem großen Teil aus einem unsichtbaren Geflecht, dem Myzel. Manchmal wächst aus diesem Pilzmyzel ein Fruchtkörper heraus. Einige dieser Fruchtkörper sind begehrte Speisepilze: Champignons, Maronen, Pfifferlinge, Morcheln oder Steinpilze sind nur einige Beispiele.
Der größere Teil des Pilzes aber gedeiht im Verborgenen und kann dort riesige Ausmaße annehmen: Das größte Lebewesen der Erde ist ein Pilz! Amerikanische Forscher haben dieses Pilzgeflecht im Boden gefunden, das sich auf einer Fläche von über 600 Quadratkilometern ausdehnt. Auch menschliche Zellen wie etwa die Haut kann ein Pilz mit einem unsichtbaren Geflecht durchziehen.

So unheimlich diese Gewächse zunächst erscheinen: Es ist gut, dass es Pilze gibt, denn sie sind eigentlich nichts anderes als riesige Recyclingfabriken. Weil sie selbst keine Energie aus Luft und Sonne gewinnen können, wie es etwa Blumen und Bäume tun, müssen sie sich mit den Nährstoffen begnügen, die ihnen andere Organismen zur Verfügung stellen. In der Regel sind abgestorbene Pflanzen oder Tierkadaver ihre Nahrung. Pilze können diese Reste vollständig verwerten, übrig bleiben nur noch wenige Stoffe wie Mineralien oder Wasser. Die stehen nun wieder anderen Lebewesen zur Verfügung. Ohne Pilze gäbe es deshalb kein Leben auf unserer Erde.
Pilze sind keine Feinschmecker und absolut nicht wählerisch, was ihre Nahrung betrifft. Deshalb kommen sie auch so gut wie überall vor. Im Boden tummeln sie sich genauso wie in der Luft, im Wasser, in Lebensmitteln, Wohnungen – und manche eben auch in Lebewesen. Wir nennen sie dann schädlich, wenn diese Pilze schmarotzen und ihrem »Wirtsorganismus« schaden können.

Schädliche Schmarotzer

Experten schätzen, dass etwa 100 Pilzarten im menschlichen Organismus wachsen und ihm schaden können. Ein Pilz gilt dann als schädlich, wenn er in der Lage ist, im menschlichen Körper dauerhaft zu überleben und sich von ihm zu ernähren. Mediziner nennen krank machende Pilze »pathogen«.
Wollen sich Pilze auf Dauer einnisten, müssen sie sich an den Körperzellen des Wirts festhalten können. Dafür sind pathogene Pilze mit chemischen Substanzen ausgestattet, mit denen sie an Hautzellen regelrecht »andocken« können. Ist diese Verbindung einmal geschlossen, hält sie so fest wie ein Patentkleber: Auch heftige mechanische Reibung kann Pilze nicht mehr völlig entfernen.
Einige Pilze sind sogar in der Lage, mit chemischen Substanzen Hautzellen aufzulösen und durch sie hindurchzuwachsen. Das geschieht u. a. im Darm, wenn die Hefen nicht genügend Nahrung erhalten. Auf der Suche nach Verwertbarem bohren sie sich durch die Darmwand bis in die Blutgefäße. Diese zapfen sie an und ernähren sich von dem im Blut gelösten Zucker.

Haut-, Hefe- und Schimmelpilze können den Menschen krank machen, wenn es ihnen gelingt, in seinem Organismus Fuß zu fassen, sich dort zu vermehren und zu ernähren.

Nicht nur manche Pilze verfügen über ein raffiniertes Tarnsystem, auch einige Krankheiten wie beispielsweise Krebs breiten sich mit dem Trick aus, kranke Zellen als gesunde auszugeben und so die Körperabwehr in die Irre zu führen.

Doch auch ein Pilz, der sich noch so gut in der Darmschleimhaut festhält, kommt gegen eine funktionierende körpereigene Abwehr nicht an. Deshalb haben einige krank machende Pilze die Fähigkeit entwickelt, die Abwehrkräfte der Hautoberfläche zu blockieren. Sie können die für die Abwehr an der Darmoberfläche zuständigen Immunglobuline vom Typ A – kurz IgA – chemisch aufspalten.
Krank machende Hefen haben noch einen weiteren Trick, der körpereigenen Abwehr zu entgehen. Sie können sich so tarnen, dass das Immunsystem sie für körpereigene Zellen hält und in Ruhe lässt. Das Abwehrsystem erkennt körperfremde Stoffe normalerweise an ihrer Oberflächenstruktur. Einige Pilze können dieses Aussehen nachahmen und so der Abwehr entgehen.
Der Körper verfügt neben den Abwehrzellen noch über weitere Möglichkeiten, sich unerwünschte Eindringlinge, etwa im Magen-Darm-Trakt, vom Leib zu halten – aber auch sie können von krank machenden Pilzen unterlaufen werden. Der extrem saure Magensaft beispielsweise tötet die meisten Mikroorganismen zuverlässig ab oder verhindert zumindest ihre Vermehrung. Die unschädliche Bäcker- oder Brauerhefe stirbt in einem solchen Milieu ab. Krank machende Hefen jedoch können selbst in einer solch extrem sauren Umgebung überleben.

Welche Pilze machen krank?

Krank machende Pilze gibt es überall auf der Welt. In den Tropen gibt es beispielsweise Arten, die lebensgefährliche, schwer zu behandelnde Erkrankungen hervorrufen. Glücklicherweise kommen solche gefährlichen Pilze in unseren Breiten nicht vor. Das liegt vor allem an unseren besseren hygienischen Verhältnissen. Bei uns schafft vor allem eine zuckerreiche und ballaststoffarme Ernährung einigen Darmpilzen geradezu paradiesische Lebensbedingungen.
Um die Übersicht über die krank machenden Pilze zu erleichtern, teilen Mikrobiologen Pilze in drei verschiedene Gruppen ein: die Hefen, die Schimmelpilze und die sogenannten Dermatophyten. Pilze aus jeder Gruppe können dem Menschen schaden und verschiedenartige Beschwerden auslösen.

Hefen

Hefen sind die häufigsten Verursacher von Krankheiten. Nicht jeder Pilz ist eine Hefe, aber jede Hefe ist ein Pilz. Mikrobiologen nennen diesen Pilz *Candida*. Die meisten Infektionen verursacht *Candida albicans*, wörtlich übersetzt »weiße Hefe«. Sie ist auch bei Ärzten am bekanntesten.

Häufigster Krankmacher ist die Hefe Candida albicans, die beim Menschen auf Haut, Schleimhäuten und im Darm vorkommt.

Viele Mediziner sagen *Candida,* wenn sie *Candida albicans* meinen. Doch es gibt mehrere krank machende Candidaarten. Diese Unterscheidung ist wegen der Behandlung wichtig. Denn die schädlichen Hefen *Candida krusei* und *Candida glabrata* können den heute gängigen Anti-Pilz-Medikamenten wesentlich länger widerstehen, ohne ganz zu verschwinden. Deshalb richtet sich die Behandlungsdauer auch nach der festgestellten Pilzart.

Auch die Hefe *Candida tropicalis* macht krank. Sie ist nach neuen Erkenntnissen genau wie Candida glabrata oder Candida krusei auf dem Vormarsch und verursacht immer häufiger Infektionen. Daneben gibt es noch eine ganze Reihe anderer Hefen, die viel seltener auftreten.

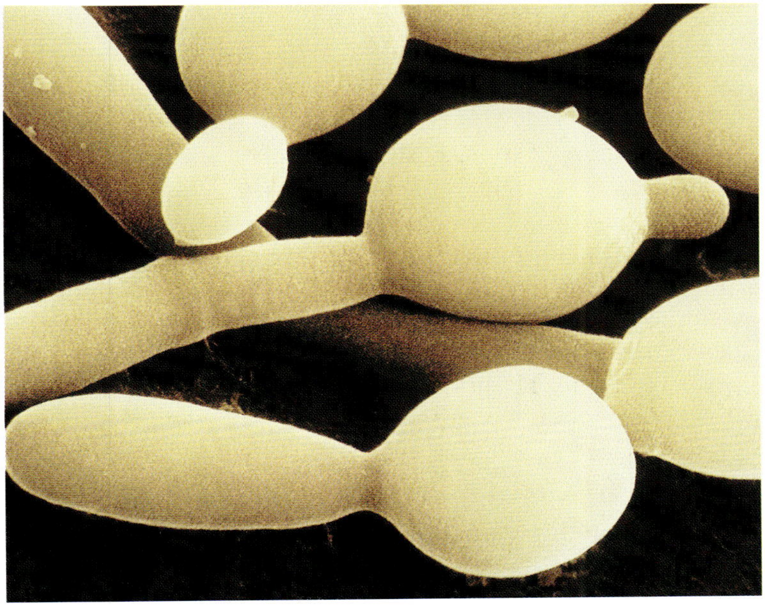

Candida albicans – ein Sprosspilz mit rundlicher Form. Diese Hefe steckt sehr oft hinter Pilzinfektionen.

Schimmelpilze

Bei Schimmelpilzen gibt es neben unschädlichen Arten wie den Edelschimmeln im Käse andere, die krank machen. Zu ihnen gehört beispielsweise der *Aspergillus niger* – der »schwarze Schimmel«. Er wächst gerne an feuchtem Mauerwerk und hinterlässt dort charakteristische schwarze Flecken. Der schwarze Schimmel produziert zur Fortpflanzung reichlich Sporen, die selbst unter ungünstigen Bedingungen überdauern. Auch nach vielen Jahren wächst aus ihnen wieder ein neuer Pilz.

Auch in Badezimmerecken, hinter Schränken, an Außenwänden und in Kellerräumen nistet sich gern der schwarze Schimmel ein. Wahre Sporenfänger sind Teppichböden, die in ausgebauten Kellerräumen verlegt sind. Für nicht unterkellerte Räume sollte man daher glatte, wischbare Beläge wählen.

Schwirren viele Schimmelpilzsporen durch die Luft, geraten sie beim Einatmen in die Lunge. Eine solche Infektion ruft schwere Krankheiten hervor. Ein bekanntes Beispiel ist der »Fluch des Pharao« Tutanchamun: Bei der Entdeckung seines Grabes im Jahre 1922 starben 27 Menschen, die die Pyramide betraten, an einer geheimnisvollen Lungenkrankheit. Als Erster erlag ihr der Ägyptenforscher Lord Carnavon. Heute weiß man, dass er sich beim Betreten der Grabkammer mit immensen Sporenmengen eines Schimmelpilzes infiziert haben muss, der sich in seinen Lungen einnistete und diese zerstörte.

Ganz so zufällig scheinen die Todesfälle jedoch nicht zu sein. Forschungen weisen darauf hin, dass die alten Ägypter Schimmelpilze ganz bewusst als biologische Waffen eingesetzt haben. So fanden Wissenschaftler Gefäße, auf denen die Schimmelpilze wahrscheinlich gezielt angezüchtet wurden – um den Ersten zu töten, der die Grabkammer unbefugt betritt.

Für so gefährliche Pilzinfektionen der Atemwege kommen neben dem Aspergillus niger auch andere Schimmelpilze wie der *Aspergillus fumigatus* in Frage. Er gefährdet besonders Arbeiter in Nahrungsmittelbetrieben wie etwa Käsereien, Bäckereien, Mühlen oder Brauereien. Aber auch bei Gärtnern, Landwirten und bei Angestellten in der Holzwirtschaft ist eine solche »Lungen-Aspergillose«, wie Mediziner diese Erkrankung nennen, eine typische Krankheit.

Dermatophyten

Als letzte Gruppe der krank machenden Pilze treiben die sogenannten Dermatophyten vor allem auf der menschlichen Haut und auf Hand- und Fußnägeln ihr Unwesen. Einige von ihnen hinterlassen nur rötliche Flecken, andere wiederum können zu schweren und schmerzhaften Hautschäden führen. Früher nahm man an, dass sich diese Pilze nur von den ohnehin abgestorbenen Hautschüppchen ernähren würden. Doch es hat sich gezeigt, dass ein Dermatophyt die Haut mit seinem Pilzgeflecht regelrecht durchzieht. Sein Wachstum zerstört die Haut, weil er sich auch von noch lebenden Hautzellen ernährt. Ein Trost, weil es so gruselig klingt: Pilzinfektionen mit Dermatophyten sind zwar lästig, aber nicht lebensgefährlich.

Die Behandlung von Haut- und Nagelpilzen ist langwierig und erfordert große Konsequenz. Ein befallener Fußnagel muss nach der Pilzdiagnose erst völlig herausgewachsen sein – und das dauert fast ein Jahr.

Infektionsquellen

Vor Pilzen ist man nirgends sicher. Zwar gilt für die meisten Pilzerkrankungen: Man bekommt sie nicht, man holt sie sich – aber das ist schnell geschehen.
Schimmelpilzsporen beispielsweise schwirren in vielen Wohnungen ebenso durch die Luft wie im Wald oder auf Wiesen. Allerdings reicht die Konzentration der Pilzsporen meist nicht für eine Infektion aus.

Die Biotonne als Gefahrenquelle

Eine alltägliche, typische Infektionsquelle für Schimmelpilze ist die Biomülltonne, die sich mit wachsendem Umweltbewusstsein steigender Beliebtheit erfreut. Die Speisereste sind ein idealer Nährboden für Pilze, besonders wenn die Tonne warm steht und selten geleert wird. Mit dem Öffnen des Deckels entsteht ein Luftwirbel, der dem Umweltfreund eine große Menge an Schimmelpilzsporen – meist des Aspergillus fumigatus – entgegenschleudert. Besonders gefährdet sind Menschen mit Asthma oder einer Bronchitis. Ihnen raten Ärzte, die Finger von der Biotonne zu lassen, weil sich in ihren geschädigten Lungen die Sporen besonders gut festsetzen können.
Ein Dauerbombardement mit diesen potenten Krankheitserregern erträgt selbst eine gesunde Lunge nur schwer. Auch für Gesunde gilt deshalb der Tip, den verrottenden Nassmüll nicht länger als einen Tag in der Wohnung zu behalten.

Hobbygärtner leben gefährlich, wenn sie den erst halb verrotteten Kompost umsetzen. Ein dichtes Tuch als Atemschutz hält aber die meisten Pilzsporen ab.

Tiere als Überträger

Anders als Schimmelpilze und Dermatophyten kommen krank machende Hefen nicht frei in der Natur vor. Sie sind auf die Versorgung durch ein Lebewesen angewiesen. Tiere gehören daher zu den häufigsten Pilzinfektionsquellen des Menschen. Candidaarten können beispielsweise von Kühen, Hunden, Katzen, Pferden, Schweinen, Hühnern und Fischen übertragen werden.

Dermatophyten können von fast allen Haustieren auf den Menschen übergehen. Oft kommt es hier auch zu einem unfreiwilligen Pingpong-Effekt. Schließlich kann auch Ungeziefer Pilze übertragen. Milben beispielsweise kriechen auf einer infizierten Hautpartie von einem Tier oder einem Menschen entlang. Dabei heften sich Pilze an ihren Panzer und können beim nächsten Kontakt einen anderen Menschen oder ein anderes Tier befallen.

Die Allgegenwart der Pilze wirkt zwar bedrohlich, beweist aber auch, dass weitere Faktoren wie eine Abwehrschwäche hinzukommen müssen, bevor sie sich ernstlich im Körper ausbreiten können – sonst hätte sie einfach jeder.

Von Mensch zu Mensch

Natürlich kann auch ein Mensch den anderen infizieren. Ein Kuss kann bereits ausreichen. Vom Mund ausgehend breiten sich die Pilze dann im gesamten Verdauungstrakt aus.

Beim Geschlechtsverkehr können sich Partner gegenseitig anstecken. Deshalb sollte bei permanenten Scheidenpilzinfektionen der Partner mitbehandelt werden, auch wenn er oft von seiner Infektion nichts merkt. Wenn Pilzinfektionen hartnäckig wiederkehren, sollte immer daran gedacht werden, dass der Partner die ständige Infektionsquelle sein könnte.

Hier können Pilzsporen lauern

- In der freien Natur, in Wohn- und Kellerräumen (gefährlich nur in sehr hohen Konzentrationen)
- In falsch angesetztem Kompost, in der Biomülltonne
- Auf Ungeziefer wie Milben
- Haustiere gehören zu den häufigsten Pilzüberträgern auf den Menschen
- Auch ein pilzinfizierter Mensch kann natürlich andere anstecken

Unser Körper – ein Paradies für Pilze

Pilze mögen es warm und feucht, regelmäßiges Füttern schätzen sie ebenfalls sehr. Dies alles finden sie im menschlichen Organismus und können dort optimal gedeihen. Die verschiedenen Pilzarten bevorzugen spezielle Lieblingsplätze, wie den Darm, die Harnwege, Haut, Haare, Nägel oder die Atemwege.

Der Darm

Schädliche Hefen beispielsweise brauchen keinen Sauerstoff zum Leben. Ihr idealer Aufenthaltsort ist deshalb der Darm, vorzugsweise der Dünndarm. Wie in einem Selbstbedienungsrestaurant schwimmen sie in einem nie versiegenden Nahrungsbrei. Unter optimalen Bedingungen kann sich die Anzahl der krank machenden Hefen im Darm innerhalb von nur 20 Minuten verdoppeln. Bevor der Mensch die Chance hat, wichtige Nährstoffe aufzunehmen, bedient sich zunächst der Pilz. Das gilt in erster Linie für Zucker und leicht verdauliche Kohlenhydrate, aber auch für einen so wichtigen Mineralstoff wie Kalzium, das der Pilz für seinen Zellaufbau benötigt. Der Mensch als unfreiwilliger Gastgeber bekommt von diesen Nährstoffen nur, was übrigbleibt.

Wenn der Pilz im Darm auch direkt am gedeckten Tisch sitzt, kann man ihn andererseits dort auch besonders gut über die Ernährung bekämpfen. Wirksame Tips dafür finden Sie im Rezeptteil des Buches.

Die unregelmäßige Darmoberfläche bietet krank machenden Hefen ideale Verstecke. In ihren vielen kleinen Ausstülpungen, den sogenannten Darmzotten, sitzen Pilze besonders gern. Meistens bilden sie dort kleine Nester. Und von dort aus können sie den ganzen Körper besiedeln. In der Darmschleimhaut gibt es kleine Spalten, durch die einzelne Pilzzellen hindurchpassen.

Ist die körpereigene Abwehr nicht intakt, können sie von dort in die feinen Blutäderchen gelangen, die den Darm durchziehen – und kommen so über den Blutstrom in den ganzen Körper und alle Organe.

Krank machende Hefen leben bevorzugt im Dünndarm. Dort können sie sich mit bestimmten Enzymen an die Darmschleimhaut anheften. Diese Hefezellen teilen sich immer weiter und bilden Fäden, die dann im Nahrungsbrei wie Algen in einem Bach schwimmen. Wenn sehr viele Pilze im Darm vorhanden sind, wachsen sie häufig auch bis in den Dickdarm oder sogar bis zum Darmausgang.

Das A und O der Vorbeugung von Pilzkrankheiten sind ein möglichst starkes Abwehrsystem und eine gesunde Darmflora. Dann haben es die Schmarotzer viel schwerer, sich einzunisten und Schaden anzurichten.

Die Harnwege

Ein funktionierendes Abwehrsystem schränkt diese Ausbreitung ein und tötet viele Pilzzellen ab, bevor sie weiteren Schaden anrichten können. Funktioniert die Abwehr nicht mehr richtig oder sind zu viele Pilzzellen im Körper unterwegs, können sich einige Exemplare auch in anderen Organen niederlassen. Gerne sitzen sie dann beispielsweise in der Blase oder den Nieren. Sie lassen sich dann auch im Urin nachweisen. Andere Orte, an denen sie sich festsetzen können, sind das Auge, die Geschlechtsorgane, die Herzklappen und die Atemwege.

Haut, Haare und Nägel

Auch auf der Haut und in Finger- und Fußnägeln fühlen sich Hefen unter Umständen ganz wohl. Studien haben gezeigt, dass vor allem ältere Menschen krank machende Hefen auf der Haut haben. Dort ernähren sich die Pilze von oberen Hautschichten und Hornplatten – und zerstören sie damit.

Haut, Nägel und Haarwurzeln sind auch der Stammplatz der Dermatophyten. Weil sie es gern etwas kühler als 37 °C haben, besiedeln sie den Wirt vor allem von außen. Einige jedoch vertragen höhere Tem-

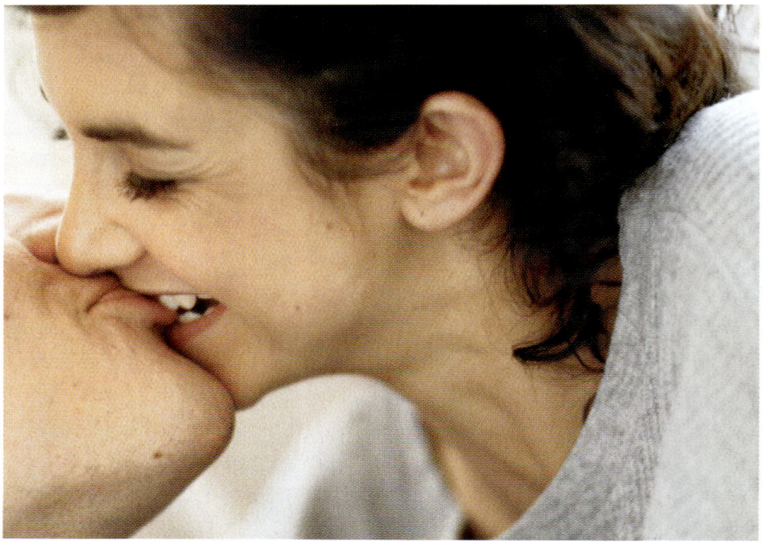

Etwa jeder fünfte Mensch ist zeitweilig oder ständig von Pilzen befallen. Leider lassen sich solche Infektionen auch durch Küsse übertragen.

Wichtig

Egal, ob Hefen, Dermatophyten oder Schimmelpilze: Sie alle sind äußerst flexibel, was ihren Aufenthaltsort anbelangt. Sie können sich zum einen über das Blut ausbreiten, wie es etwa die Hefen tun. Zum anderen geschieht dies durch eine Schmierinfektion. Dabei kommt es durch pilzinfizierte Körperstoffe wie Speichel, Eiter, Harn oder Kot zur Übertragung der lästigen Schmarotzer.
Eine Pilzerkrankung bleibt deshalb selten auf nur eine Körperstelle begrenzt. Ist beispielsweise die Harnblase infiziert, sollten stets auch andere Organe auf eine Infektion hin untersucht und behandelt werden, um den ständigen Nachschub an Pilzen zu unterbinden – der Behandlung der Blase allein wäre nur ein kurzer Erfolg beschieden. Das Gleiche gilt auch bei Haut- oder Nagelpilzen.

peraturen und können deshalb auch unter der Haut und in den Lymphknoten wachsen. Rund 80 Prozent aller Hautpilzerkrankungen sind auf Dermatophyten zurückzuführen.

Da ein Schimmelpilzbefall der Lunge die Atemwege sehr schädigen kann, müssen Sie auch die Wohnung besonders sorgfältig auf Infektionsquellen durchforsten. Seltenes Lüften führt oft zu Schimmelecken hinter Möbeln oder Gardinen.

Die Atemwege

Auch die Schimmelpilze attackieren nicht nur Joghurt, Obst, Brot und andere Lebensmittel, sondern wachsen genauso auf und im Menschen. Ihr bevorzugter Aufenthaltsort sind die Atemwege, weil sie Sauerstoff zum Leben brauchen. Besonders gerne überziehen sie die Bronchien mit ihrem Pilzgeflecht und rufen dann asthmaartige Beschwerden hervor. Hier hilft sich der Körper oft selbst: Ein wachsender Schimmelpilz reizt die Hautoberfläche der Bronchien so stark, dass der Infizierte nach einiger Zeit heftig husten muss. Dabei werden die Pilze mit der ausgehusteten Luft nach außen geschleudert.
Ist die Schleimhaut jedoch vorgeschädigt – etwa durch eine chronische Atemwegserkrankung –, kann sich der Pilz auch dauerhaft festsetzen, weil dieser Abwehrmechanismus nicht mehr richtig funktioniert.

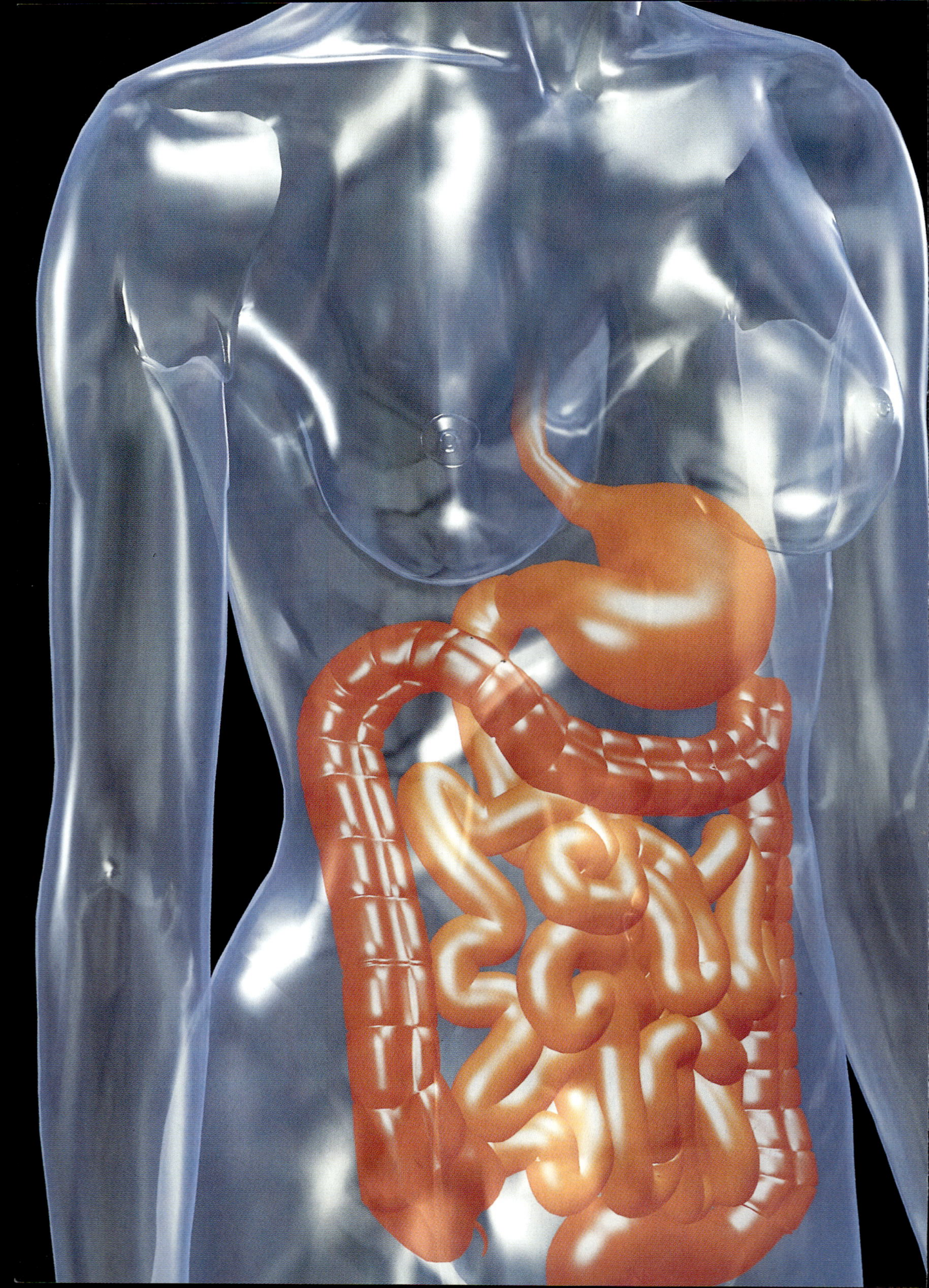

FOLGEN FÜR DEN KÖRPER

Eine Pilzerkrankung kann unter Umständen gravierende Folgen für den Körper haben. Das Problem ist, dass Pilze ihren Aufenthaltsort vehement verteidigen und dem Körper auf vielfältige Weise schaden können: Zum einen entziehen sie dem Nahrungsbrei im Darm wichtige Substanzen, die der Organismus selbst bräuchte. Zum anderen sichern sie ihren Aufenthaltsort, indem sie mit schädlichen Stoffwechselprodukten die Immunabwehr des Körpers schwächen. Das nützt auf Dauer auch anderen Krankheitserregern wie Viren und Bakterien.

Dass die meisten krank machenden Pilze für den Körper eher eine Dauerstrapaze darstellen als eine plötzliche Bedrohung, haben sie mit vielen ihrer Verwandten, z. B. den Speisepilzen, gemeinsam: Auch der beliebte Hallimasch schmarotzt an Holz und Wurzeln lebender Bäume und schädigt sie langsam, aber beständig.

Pilze – auf Dauer schädlich

Wer so gewaltig in die Vorgänge des Körpers eingreift wie Pilze, der hinterlässt dort auch Spuren. Krank machende Pilze können dem Organismus ihres Wirts erheblich schaden. Die wenigsten bringen sofort tödliche Gefahren mit sich, denn davon hätte der Schmarotzer nichts. Er möchte sich möglichst lange bequem von seinem unfreiwilligen Gastgeber ernähren. Pilze lieben Substanzen, die der Körper selbst auch braucht, und sitzen oft an einer strategisch günstigen Stelle, um sich an die Nahrung heranzumachen. Dieses Schmarotzertum bereitet einem befallenen Organismus langfristig Schwierigkeiten.

Mykotoxine

Schädlicher als vielleicht fehlende Nährstoffe sind aber die Stoffwechselprodukte von Pilzen, die dem Körper zu schaffen machen.

Davon produzieren pathogene Pilze reichlich. Sie halten sich damit unliebsame Konkurrenz wie etwa Bakterien vom Leib. Außerdem schwächen sie das Abwehrsystem ihres Wirts, um nicht ständig von dessen Immunsystem attackiert zu werden. Das erreichen die Schmarotzer mit hochwirksamen Giften. Diese Gifte nennt man Mykotoxine, was in der wörtlichen Übersetzung »Pilzgift« bedeutet.

Wissenschaftler kritisieren, dass vor allem Dauerschäden durch Mykotoxine viel zu wenig erforscht sind. Die meisten Vergiftungen mit diesen Substanzen entstehen nicht plötzlich, sondern unmerklich und schleichend. Viel häufiger nehmen Menschen diese Gifte über einen langen Zeitraum auf und werden erst nach Jahrzehnten krank davon.

Das bekannteste dieser Gifte ist der Alkohol: Hefen bilden ihn, indem sie Kohlenhydrate vergären. Alkohol ist nicht nur bei Bier- und Weintrinkern beliebt. Er leistet z. B. auch bei der Desinfektion von Wunden gute Dienste, weil er Bakterien und Viren abtötet. Und genau dazu benutzen Pilze im Körper ihre Gifte: Sie töten die Konkurrenz und sichern sich dort so ihren Lebensraum.

Anders jedoch als beispielsweise der hochgiftige Knollenblätterpilz bilden Mikropilze nicht immer Gifte. Schimmelpilze und Hefen können ihre Toxine nur bilden, wenn ihre Lebensbedingungen optimal sind. Sie benötigen zur Herstellung sehr viel Energie. Ist allerdings genügend zum Fressen da und stimmt die Temperatur, produzieren Pilze reichliche Mengen an Mykotoxinen.

Eines der bekanntesten Mykotoxine ist das sogenannte Aflatoxin, das Schimmelpilze bilden. Es kann schon in winzigen Mengen Leberkrebs hervorrufen. Neben dem Aflatoxin gibt es noch über 400 andere Pilzgifte, die von vielen verschiedenen Pilzarten gebildet werden können. Viele sind deutlich weniger giftig als das Aflatoxin, über andere Mykotoxine ist kaum etwas bekannt.

Was verursachen Pilzgifte?

In den meisten Fällen stecken Mykotoxine unbemerkt in Lebensmitteln. Besonders problematisch sind jedoch Gifte, wenn sie von Pilzen gebildet werden, die im menschlichen Körper wachsen. Vor ihnen gibt es kein Entrinnen mehr.

Krank machende Hefen bilden das sogenannte Canditoxin. Zwar ruft dieses Gift erst in so großen Mengen deutliche Krankheitssymptome hervor, wie sie im Körper nicht auf einmal entstehen können. Langfristig jedoch bewirkt es, dass sich der Organismus nicht mehr richtig gegen die Besiedelung mit pathogenen Pilzen wehren kann.

Mykotoxine

- Mykotoxine sind giftige Stoffwechselprodukte von Pilzen, die während des Pilzwachstums entstehen. Selbst für ihre Erzeuger sind sie so gefährlich, dass die Pilze sie schnell ausscheiden müssen, damit sie keinen Schaden erleiden. Vor allem Schimmelpilze bilden diese Gifte, doch auch andere Mikropilze sind dazu in der Lage. Die chemische Struktur von Mykotoxinen ist so unterschiedlich wie ihre Wirkungsweise. Einige reizen die Haut nur leicht, andere rufen schon in winzigen Mengen Krebs hervor. Mykotoxine sind extrem stabil: Weder Hitze unter 160 °C noch Säuren können ihnen etwas anhaben, auch Kochen zerstört sie häufig nicht. So gibt es eigentlich keine brauchbare Methode, um diese Gifte in Lebensmitteln unschädlich zu machen.
- Wie gefährlich Mykotoxine für Lebewesen sein können, wissen vor allem Tiermediziner. Aus der Nutztierhaltung kennt man den enormen wirtschaftlichen Schaden, den mykotoxinbelastetes Futter anrichten kann. So starben 1960 in England 100 000 Truthähne an einer Aflatoxinvergiftung. Danach begann auch die Humanmedizin, sich mit diesen Krankmachern zu beschäftigen.

Japanische Forscher fanden heraus, dass Canditoxin den Körper daran hindert, spezielle Immunzellen herzustellen. Diese »T-Lymphozyten«, wie sie der Mediziner nennt, können so den Hefen kaum noch etwas anhaben. Auf diese Weise legen Hefen die Abwehr lahm und können sich umso besser vermehren.

Zum anderen haben so aber auch andere unerwünschte Eindringlinge wie etwa Viren oder Bakterien ein leichtes Spiel, die dann ihrerseits Krankheiten hervorrufen. Einige Forscher vermuten, dass Pilze auch bei der Entstehung von Allergien eine wichtige Rolle spielen, eben weil sie das Immunsystem durcheinanderbringen. Studien haben gezeigt, dass sich Allergien und auch Krankheiten wie Neurodermitis bessern, wenn der Patient außerdem gegen Pilze behandelt wird.

Durchschnittlich leidet jeder vierte Bundesbürger an einer Allergie, dem Volksleiden unserer Zeit. Immer häufiger werden auch Pilze damit in Zusammenhang gebracht.

Pilzinfektionen erkennen

Die Anzeichen der Krankheit sind vielfältig

Es ist schwer, nur anhand von Symptomen die sichere Diagnose »Pilzinfektion des Darms« zu stellen. Pilzerfahrene Ärzte kennen jedoch einige recht typische Symptome, bei denen sie sofort auf eine Infektion mit den Schmarotzern tippen. So verwirrend die Vielfalt der Symptome auf den ersten Blick erscheinen mag: Viele Anzeichen hängen eng miteinander zusammen. Der Grund für die meisten Symptome ist heute schon gut wissenschaftlich erklärbar, einige verstehen Wissenschaftler immer noch nicht ganz.

Der schmerzhaft gedehnte Blähbauch

Menschen mit einer Darminfektion haben großen Auftrieb: Die lästigen Schmarotzer rufen häufig einen Blähbauch hervor.

Eines der bekanntesten Anzeichen für eine Pilzinfektion im Darm ist ein »Blähbauch«. Ganz typisch ist es, wenn sich nach einem Stück Torte, nach Schokolade oder auch einer Portion Spaghetti der Bauch vorwölbt und schmerzhaft dehnt.
Wie ein solcher Trommelbauch entsteht, kann derjenige nachvollziehen, der schon einmal die Zubereitung eines Hefeteigs beobachtet hat. Wir verwenden dafür harmlose Bäckerhefe, um beispielsweise Brotteige zu lockern und hoch aufgehen zu lassen. Dafür machen wir es uns zunutze, dass diese Pilze Kohlenhydrate im Teig vergären und Gas produzieren. Nichts anderes geschieht im menschlichen Darm. Bei einer Idealtemperatur von 37 °C ernähren sich auch dort Hefen von Zucker oder anderen Kohlenhydraten und produzieren dabei Gase. Der Bauch wird dabei so aufgetrieben, dass die Geplagten zuweilen das Gefühl haben zu platzen.

Kurzer Atem und Herzbeschwerden

Der Darm kann sich so sehr mit Gas füllen, dass er das Zwerchfell nach oben drückt. In diesem verengten Brustraum haben Lunge und Herz nicht mehr genug Platz. Deshalb muss der Pilzinfizierte oft schon nach wenigen Treppenstufen nach Luft japsen. Von Zwerchfell und Lunge bedrängt, macht gelegentlich auch das Herz Schwierigkeiten. Das reicht von einem einfachen »Herzstolpern« oder unregelmäßigem Herzschlag bis hin zu stechenden Schmerzen und massiven Herzrythmusstörungen.

Quälendes Jucken am Darmausgang

Viele Menschen mit Darmpilzen mögen nicht darüber reden: Sie quält oft ein juckender, roter Hautausschlag am Darmausgang, der manchmal auch nässt. Nach dem Stuhlgang brennt und schmerzt die Haut. Ein solches Analekzem, wie es die Mediziner nennen, ist ein Hinweis darauf, dass sich schon sehr viele Pilze im Darm eingenistet haben.

Den meisten Menschen ist es unangenehm, diese Beschwerden auch vor ihrem Arzt zuzugeben – nicht zuletzt, weil viele annehmen, als »unsauber« zu gelten.

Lästige Hauterscheinungen

Wenn der Darm mit Pilzen infiziert ist, finden sich die Plagegeister auch häufig in allen anderen Teilen des Verdauungssystems, angefangen im Mund. Hier erscheinen sie als weißer Belag auf Zunge und Zahnfleisch, der sich auch mit heftigem Gurgeln, Bürsten oder Reiben nicht völlig entfernen lässt.

Doch auch außerhalb des Verdauungstrakts können sich die Pilze niederlassen, beispielsweise auf der Haut, wo sie juckende, schuppige Flecken hervorrufen. Manchmal aber narren Pilze sogar mykologisch erfahrene Hautärzte: Dann zeigen sich beispielsweise zwischen den Augenbrauen rote, trockene Hautschuppen, die auch manchmal jucken können. Typische Stellen sind hierfür auch die Ellenbogen oder die Fußknöchel. Nimmt der Hautarzt aber hier Hautproben und untersucht sie auf Pilze, wird er nicht fündig – und trotzdem sind Pilze für diese Hauterscheinungen verantwortlich. Es sind ihre Stoffwechselprodukte, die diese Schüppchen hervorrufen. »Candidid« nennen pilzerfahrene Ärzte dieses Phänomen.

Auch pilzerfahrene Ärzte erkennen manchmal die tückischen Eindringlinge nicht sofort und stellen zunächst die falschen Diagnosen.

Meistens sitzt die Wurzel dieses Übels im Darm. Wird er auf Pilze behandelt, verschwinden auch diese lästigen Hauterscheinungen rasch – manchmal nach jahrelanger erfolgloser Behandlung. Auf den ersten Blick sind diese »Candidide« sogar mit Neurodermitis zu verwechseln.

Heißhungerattacken

Die Vorliebe von Pilzen für Zucker und andere Kohlenhydrate zeigt sich auch am Essverhalten des Infizierten: Heißhungerattacken auf Kekse, Brot oder vor allem auf Süßigkeiten sind Hinweise auf einen Pilzbefall.

Pilzinfektionen des Darms erzeugen häufig die gleichen Beschwerden wie bei Zuckerkranken: Durch die Störung des Energiestoffwechsels fühlt man sich müde, die körperliche und geistige Leistungsfähigkeit lässt nach.

Verweigert man den Pilzen ihre Lieblingsspeise, protestieren sie merkbar und verursachen Beschwerden: Die Infizierten fühlen sich dann schwach vor »Hunger«. Anzeichen wie Muskelzittern oder ein »Flirren vor den Augen« sprechen für eine Unterzuckerung, also für einen unnormal niedrigen Blutzuckerspiegel. Untersucht der Arzt jedoch auf eine mögliche Zuckerkrankheit, fällt das Ergebnis meist trotzdem negativ aus. Dennoch ist die Beobachtung korrekt, »unterzuckert zu sein«.

Messungen bei Menschen mit Pilzinfektionen des Darms haben ergeben, dass die Infizierten an heftigen Schwankungen des Blutzuckerspiegels leiden – und so die gleichen Beschwerden wie ein Zuckerkranker entwickeln. Ein Grund dafür ist, dass die Pilze im Darm einen großen Teil der Kohlenhydrate für sich verbrauchen und die Nährstoffe nicht dahin kommen, wo sie gebraucht werden. Dem Organismus fehlt also wirklich Zucker, er schlägt Alarm und fordert zusätzliche Energie durch Nahrung an.

Einige Wissenschaftler vermuten noch einen zweiten »Trick« der Schmarotzer. Sie meinen, dass Pilze direkt in den Stoffwechsel des Menschen eingreifen, weil sie mit Hilfe bestimmter Botenstoffe beim Organismus Zucker regelrecht anfordern – und so eine Heißhungerattacke auslösen.

Übergewicht

Um die Plagegeister zufrieden zu stellen, essen Pilzkranke oft insgesamt viel zu viel, denn der Zuckermangel erzeugt eine Gier auf Süßes und Stärkehaltiges. So kommen oft enorme Kalorienmengen zusammen. Da die Pilze aber nicht alles verbrauchen, leiden viele Pilzinfizierte an Übergewicht. Die typischen Fettpölsterchen widersetzen sich jeglichen Diätversuchen.

Oft verlieren Pilzgeplagte durch eine Anti-Pilz-Behandlung drastisch an Gewicht – ganz ohne zu hungern oder bewusst auf Kalorien zu achten.

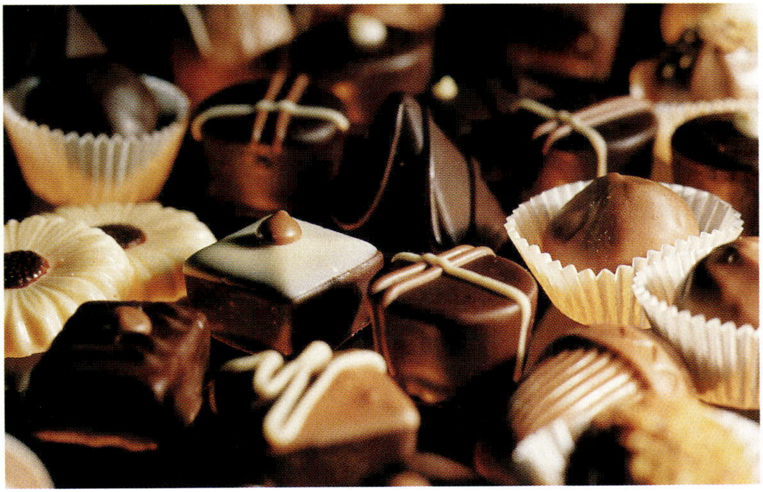

Wenn Sie pilzgeplagt sind, sollten Sie süßen Verführern strikt widerstehen.

Verdauungsprobleme

Damit sich Pilze im Darm richtig wohl fühlen können, halten sie sich mit ausgeklügelten Methoden die Konkurrenten vom Hals und richten dabei weiteren Schaden an. Weil sie Bakterien verdrängen, die zur natürlichen Darmflora gehören, leiden viele Patienten an chronischer Verstopfung. Bei anderen Pilzkranken weist ständiger Durchfall auf die Pilze im Darm hin. Deshalb ist bei Verstopfung auch Vorsicht mit Abführmitteln geboten: Die Pilze sind die Einzigen, denen eine solche Behandlung nichts ausmacht. Dagegen gehen nützliche Bakterien dabei oft zugrunde.

Außerdem schwächen Abführmittel die Selbstheilungskräfte des Darms. Er kann sich dann nicht mehr so gut gegen unliebsame Eindringlinge wie etwa krank machende Pilze wehren. Pilze im Darm können sich auch außerhalb des Verdauungssystems bemerkbar machen, etwa in den Harnwegen oder in anderen inneren Organen.

Gegen Verstopfung helfen auf sanfte Art reichlich Ballaststoffe in der Nahrung: Knabbern Sie Möhren und Selleriestangen mit Joghurtdips! Besonders wirkungsvoll ist auch rohes Sauerkraut.

Die »Säuferleber« ohne einen Tropfen Alkohol

Ein geradezu klassisches Anzeichen für eine Hefeinfektion sind krankhaft erhöhte Leberwerte – wie etwa bei einem Alkoholiker oder bei Gelbsucht. Ergibt die Laboruntersuchung keinen Hinweis auf eine Infektion, bleibt dem Arzt oft nur der Verdacht auf »das

Bei erhöhten Leberwerten sollten Sie unbedingt auf einer weiteren Abklärung der Ursache bestehen, auch wenn Ihnen der Verdacht der Trinkfreudigkeit peinlich ist. Wechseln Sie eventuell zu einem Arzt, der sich mit Pilzerkrankungen auskennt.

Gläschen zu viel« – auch wenn der Patient beteuert, dass er absolut nichts trinkt.
Dabei können beide recht haben. Obwohl der Infizierte nicht einen Tropfen Alkohol anrührt, hat er davon möglicherweise trotzdem reichlich im Körper – mit entsprechenden Folgen für die Leber. Denn Hefen produzieren nicht nur Gase, sondern auch Alkohol. Auch im Darm vergären Hefen Zucker zu Alkohol, der dann ins Blut übergeht. Oft sind dies sogar sogenannte Fuselalkohole, die für die Leber besonders giftig sind.

Chronische Blasen- und Scheidenentzündungen

Pilze machen sich nicht nur gerne im Darm breit. Sie können von dort aus in den ganzen Organismus wandern und an vielen anderen Körperstellen Ärger machen. Ständig wiederkehrende, lästige Scheidenpilzinfektionen sind möglicherweise ein Zeichen für eine Infektion des Darms. Eine Behandlung gegen die Infektion der Scheide allein hilft deshalb meist nur kurze Zeit. Wenn etwa beim Waschen aus dem Darm ständig neue Pilze dorthin gelangen, ist die nächste Infektion vorprogrammiert.
Das Gleiche gilt auch für die Blase und die Harnwege. Vor allem bei Frauen ist der Übertragungsweg kurz. Die Ausbreitung vom Darm zur Scheide und von dort zur Blase ist bei ihnen schnell geschehen. Eine Pilzinfektion der Blase ruft die gleichen Beschwerden hervor wie eine Entzündung durch Bakterien. Schwierigkeiten beim Wasserlassen oder ein schmerzhaftes Brennen sind nur zwei Beispiele. Sind Bakterien die Plagegeister, lassen sie sich im Urin nachweisen und mit speziellen Medikamenten – sogenannten Antibiotika – behandeln.
Sind Pilze die Ursache einer Blasenentzündung, helfen Antibiotika nicht weiter. Im Gegenteil – man schafft den Pilzen damit die lästige Bakterienkonkurrenz vom Leib, erleichtert ihnen das Leben und ebnet dem nächsten Entzündungsschub den Weg.

Kleine Mädchen leiden häufig an Blasenentzündungen durch Pilzinfektionen. Man sollte ihnen frühzeitig die richtige Toilettenhygiene »von vorn nach hinten« erklären, damit nicht immer wieder Pilze aus dem Darm in die Harnwege geraten.

Gelenk- und Muskelschmerzen

Viele Menschen mit Pilzinfektionen plagen sich mit Muskel- und Gelenkschmerzen. Sie spüren ein heftiges Stechen und Reißen in Finger-, Knie-, Schulter- und Ellenbogengelenken oder in der

Nacken- und Rückenmuskulatur. Oft werden solche Patienten behandelt, als hätten sie Rheuma oder Gicht. Das bleibt bei Pilzen natürlich ohne Erfolg. Wie Pilze diese Schmerzen hervorrufen, ist noch nicht ganz geklärt. Wahrscheinlich reagiert der Körper auf Stoffwechselprodukte der Pilze, die sie bei ihrem Wachstum ausscheiden.

Bevor man zu Rheumamitteln greift, sollte die Diagnose gesichert sein. Denn diese Medikamente können sehr starke Nebenwirkungen haben.

Müde, schlapp und unkonzentriert

Wie heftig der Körper gegen Pilze kämpft – und doch meist unterliegt –, zeigt sich deutlich an einem anderen Symptom einer Pilzinfektion: Viele Betroffene sind ständig müde, schlapp und unkonzentriert. Ihr Organismus leistet andauernd Schwerstarbeit, um die Schmarotzer in Schach zu halten – für andere Aktivitäten haben Pilzinfizierte häufig keine Energie mehr.

Je nachdem, wie gut die Abwehr gerade funktioniert, sind auch die Symptome einer Pilzinfektion mal heftiger, mal schwächer. Die wenigsten Patienten wagen sich mit so ungenauen und wechselhaften Symptomen zum Arzt – sie ahnen wohl, dass viele Mediziner ihre Beschwerden als »Befindlichkeitsstörungen« abtun oder sie mit psychischen Problemen erklären.

Eine verstopfte Nase und häufige Mittelohrentzündungen

Viele Menschen mit einer Pilzinfektion des Darms leiden unter ständig verstopften Nasennebenhöhlen. Ganz besonders typisch ist dies für Kleinkinder. Diese »Sinusitis«, wie Mediziner die lästige Krankheit nennen, bekämpfen Ärzte dann in der Regel mit Antibiotika, mit der Folge, dass die Hefen im Darm noch besser wachsen können.

Ist der Darm einmal mit Pilzen besiedelt, sind auch die anderen Schleimhäute gefährdet, ohne selbst direkt pilzinfiziert sein zu müssen.

Naturheilkundliche Ärzte kennen einen Grund für diesen Zusammenhang: Sitzen Pilze im Darm und ist die Darmschleimhaut dadurch ständig gereizt, überträgt sich dieser Zustand auf andere Schleimhäute im Körper – so auch auf diejenigen, die die Nase und die Nebenhöhlen auskleiden. Durch diesen Reizzustand ist die körpereigene Abwehr an dieser Stelle herabgesetzt, und eindringende Bakterien haben es leicht, sich festzusetzen.

Das Gleiche gilt auch für das Mittelohr: Sind hier die auskleidenden Schleimhäute ständig verschwollen, verschließt sich der winzigkleine Durchgang vom Innenohr zu den Nasennebenhöhlen. Ist er

Auch Babys und Kleinkinder werden von Pilzen nicht verschont. Hinweise auf sie können hartnäckige Entzündungen der Nasennebenhöhle oder des Mittelohrs sein.

verschlossen, entsteht ein optimales Klima für Bakterien, die sich dann dort niederlassen – eine Mittelohrentzündung entsteht.
Ständige Entzündungen des Mittelohrs und der Nasennebenhöhlen sind vor allem bei Kindern häufig. Findet sich kein anderer Grund, kann eine Behandlung auf Pilze diesen Kreislauf aus Entzündung und Behandlung mit Antibiotika unterbrechen.

Soor und Windeldermatitis

Auch Säuglinge haben schon mit Pilzen zu kämpfen: Ihr noch schwach entwickeltes Immunsystem wird mit der Attacke durch die Pilze nicht richtig fertig. Viele Säuglinge infizieren sich bereits während der Geburt, wenn die Mutter Pilze im Geburtskanal hat. Einige Wochen nach der Geburt kann sich eine solche Infektion dann mit weißlichen Belägen auf der Zunge bemerkbar machen. Dann sprechen Mediziner von »Soor«.
Aber auch weiter unten können sich die Pilze zeigen: Eine schlimme Pilzinfektion im Windelbereich (»Windeldermatitis«) kann die Folge sein.

Wichtig zu wissen

Wie das Kapitel gezeigt hat, können sich Pilze auf unterschiedlichste Weise im menschlichen Organismus niederlassen und Beschwerden hervorrufen. Eine Infektion mit Darmpilzen ruft keine unverwechselbaren Symptome hervor. Die Krankheit wirkt sich bei jedem Menschen anders aus. Zum einen, weil verschiedenartige Pilze an den Beschwerden schuld sein können. Zum anderen reagiert jeder Organismus anders auf die Infektion. Das hängt z. B. davon ab, wie fit der Mensch ist und wie gut sein Körper bzw. sein Immunsystem mit den schädlichen Stoffwechselprodukten der Pilze fertig wird. Mit der nebenstehenden Checkliste lassen sich Pilzinfektionen trotzdem zumindest gut eingrenzen. Eine hundertprozentige Diagnose ist natürlich nicht möglich. Falls Sie mit schwerwiegenden Störungen, wie etwa Verdauungs- oder Gleichgewichtsproblemen, noch nicht bei Ihrem Arzt gewesen sind, sollten Sie keinesfalls nur aufgrund der Checkliste für sich eine Pilzinfektion diagnostizieren. Es ist unerlässlich, dass ein Arzt auch nach anderen möglichen Ursachen für Ihre Beschwerden sucht.

Checkliste: Haben Sie Pilze?

Haben Sie in letzter Zeit eines oder mehrere der folgenden Symptome wiederholt bei sich beobachtet? Sollte dies zutreffen, gehen Sie unbedingt zum Arzt. Beginnen Sie niemals eine Anti-Pilz-Behandlung aufgrund einer Selbstdiagnose!

- ☐ Blähungen, Verstopfung, Durchfall
- ☐ Juckender, roter, manchmal nässender Ausschlag am Darmausgang
- ☐ Magenschmerzen, Mundgeruch
- ☐ Übermäßige Müdigkeit, Abgeschlagenheit, Unkonzentriertheit
- ☐ Vergesslichkeit
- ☐ Stimmungstiefs
- ☐ Heißhunger auf Süßes, auf kohlenhydratreiche Lebensmittel oder Obst
- ☐ Muskelzittern und dabei das Gefühl, »wie verhungert« zu sein
- ☐ Flirren vor den Augen
- ☐ Hartnäckiges Übergewicht trotz vieler Diäten
- ☐ Kurzatmigkeit, eine verstopfte Nase wie bei einer Erkältung, Ohrentzündungen
- ☐ Muskelschmerzen, ein »steifer Nacken«
- ☐ Gelenkschmerzen, geschwollene Gelenke
- ☐ Ständige Mittelohrentzündungen
- ☐ Häufige Nasennebenhöhleninfekte
- ☐ Pilzinfektionen der Scheide, starke Beschwerden vor und während der Monatsblutung
- ☐ Blasenentzündungen
- ☐ Prostataentzündungen

Bei Kindern

- ☐ Windeldermatitis
- ☐ Soor

Die nebenstehenden Symptome können darauf hinweisen, dass Sie an einer Pilzinfektion leiden. Lassen Sie die Diagnose aber in jedem Fall von einem kompetenten Therapeuten abklären, bevor Sie weitere Schritte unternehmen.

Risikofaktoren einer Pilzinfektion

Nicht nur Medikamente begünstigen Pilze

Antibiotika sollten Sie nur einnehmen, wenn es wirklich notwendig ist – dann aber konsequent über die vorgeschriebene Zeitdauer. Bakterien entwickeln sehr leicht Resistenzen gegen diese Mittel, die dann im Ernstfall nicht mehr helfen.

Vor krank machenden Pilzen ist man nirgends sicher. Doch nicht bei jedem nisten sie sich ein. Einige Menschen sind für eine Infektion mit den Schmarotzern besonders anfällig. Zum einen sind bestimmte Krankheiten und Medikamente Risikofaktoren für eine solche Erkrankung, zum anderen fördern falsche Lebens- und Ernährungsgewohnheiten eine Infektion mit krank machenden Pilzen.

Antibiotika

Eine gesunde Darmflora bietet krank machenden Pilzen kaum Chancen, sich auszubreiten. Rund 500 gutartige Bakterienarten besiedeln den Darm und nützen so dem Menschen. Schwierig wird es, wenn sich ein Mensch an krank machenden Bakterien infiziert und beispielsweise eine Mandelentzündung bekommt. Dann werden Medikamente verabreicht, die gleichzeitig die nützlichen Darmbakterien abtöten. Dies bietet Pilzen gute Voraussetzungen, um sich rasant im Darm zu vermehren.

Wenn sich die Pilze einmal an der Darmwand eingenistet haben, kann ihnen kaum jemand diesen Platz wieder streitig machen – auch nicht nützliche Bakterien, die sich nach der Antibiotikatherapie wieder ansiedeln wollen.

Ernährung

Ernährungsexperten beklagen immer wieder, dass die typisch deutsche Kost zu süß, zu ballaststoffarm und zu fett sei. Diese Ernährung ist nicht nur ein Risikofaktor etwa für Herz-Kreislauf-Erkrankungen, sondern ist auch schlecht für ein gesundes Darmklima. Oder andersherum ausgedrückt: Wer viel Gemüse, Obst, milchsauer Vergorenes und Vollkorngetreide und damit Ballaststoffe zu sich nimmt, pflegt seine natürliche Darmflora. Diese

Antibiotika – segensreiche Gifte

Antibiotika sind Gifte, die Bakterien abtöten können. Bemerkenswerterweise sind diese Substanzen oft giftige Stoffwechselprodukte von Pilzen. Mit ihnen führen Mikrolebewesen untereinander einen Krieg um die besten Überlebensräume. Daher auch der Name: »Gegen das Leben gerichtet«. Diese potenten chemischen Waffen können unliebsame Mikroben auf unterschiedliche Arten umbringen oder ihnen zumindest das Leben schwer machen. Einige wirken direkt giftig, andere behindern beispielsweise die Atmung der konkurrierenden Lebewesen. Antibiotika sind einer der Hauptgründe für die rasante Zunahme von Pilzinfektionen in den letzten Jahren. Trotzdem gehören sie zu den segensreichsten Medikamenten überhaupt. Ohne sie würden jährlich viele Millionen Menschen an Infektionen sterben, die heute dank dieser Medikamente längst ihren Schrecken verloren haben.

wiederum schützt vor schädlichen Darmbewohnern wie etwa Pilzen. Eine ballaststoffarme, süße Kost hingegen leistet einer ungesunden Darmflora und somit auch den Pilzen Vorschub.

Hormontabletten

Auch bestimmte Hormone regen Pilze zum Wachstum an. Dazu gehört vor allem das weibliche Hormon Östrogen. Es ist noch nicht geklärt, ob Pilze dieses Hormon selbst zum Wachstum benötigen oder ob sie es »umbauen« und für ihre Vermehrung benutzen können. Einig sind sich die Forscher darüber, dass die östrogenhaltige Antibabypille ein Risikofaktor für eine Pilzinfektion ist.
Einen hohen Östrogengehalt im Blut haben auch schwangere Frauen. Deshalb zählt die Schwangerschaft zu den größten Risikofaktoren für eine Pilzinfektion. Untersuchungen haben gezeigt, dass rund 30 Prozent aller schwangeren Frauen unter den Schmarotzern zu leiden haben. Auch Tabletten, die Mediziner den Frauen in den Wechseljahren oder gegen Osteoporose verordnen, enthalten Hormone.

Wenn Sie während der Schwangerschaft eine Pilzinfektion bekommen, müssen Sie sich rechtzeitig behandeln lassen, damit Sie Ihrem Baby nicht schon die erste unangenehme Krankheit mit in die Wiege legen – durch eine Ansteckung während der Geburt.

Geschwächtes Immunsystem oder chronische Krankheiten

Babys und alte Menschen sind vor allem deshalb anfällig für Pilzinfektionen, weil ihr Immunsystem nicht optimal funktioniert. Bei einer geschwächten Körperabwehr haben Pilze ein leichtes Spiel. Doch nicht nur ältere Menschen und Babys können sich schlecht gegen die Schmarotzer wehren: Auch Menschen mit chronischen Krankheiten sind oft geschwächt, weil der Körper ununterbrochen gegen die Krankheit ankämpfen muss. Deshalb bekommen Menschen mit Krebs, Diabetes, Gicht oder Rheuma häufig Pilzinfektionen.

Vor allem falsche Ernährung oder Dauerstress führen dazu, dass die Körperabwehr schlappmacht und gegen Krankheiten nicht optimal gerüstet ist.

Dem Immunsystem können noch weitere Faktoren schaden. Wer sich über einen langen Zeitraum falsch ernährt, dem fehlen wichtige Vitamine, Mineralstoffe und Spurenelemente.

Kortison

Das Immunsystem ist dafür zuständig, Krankheiten abzuwehren. Bei einigen Beschwerden reagiert es jedoch überperfekt. Dann gehen Abwehrkörper beispielsweise auf körpereigene Zellen los, weil sie sie für Eindringlinge halten. Diese Abwehrreaktion drosselt das Hormon Kortison, das der Körper selbst in kleinen Mengen für genau diesen Zweck herstellt. Als Medikament hilft es, Abwehrreaktionen zu unterdrücken. Krankheitserregern wie etwa Pilzen öffnet es damit Tür und Tor.

Kortison – das bremsende Hormon

Was Ärzte heute als Kortison verschreiben, ist ein künstlich hergestellter Stoff, der dem körpereigenen Hormon nachgebaut ist. Natürliches Kortison entsteht in der Nebenniere und hat im menschlichen Organismus viele Aufgaben. Eine seiner wichtigsten Funktionen ist das Bremsen von Entzündungsreaktionen. In den letzten Jahren ist das Kortison als Medikament wegen seiner Nebenwirkungen in Verruf geraten. So schwemmen Kortisontabletten auf Dauer wichtiges Kalzium aus den Knochen, kortisonhaltige Salbe schädigt bei längerer Anwendung die Haut. Dennoch ist die Substanz bei der Behandlung vieler Krankheiten ein unverzichtbares Medikament.

Checkliste: Risikofaktoren einer Pilzinfektion

Wie das Kapitel gezeigt hat, können sich Pilze auf unterschiedliche Weise im menschlichen Organismus bemerkbar machen. Eigentlich ist es kaum möglich, eine Pilzinfektion ausschließlich anhand von Symptomen festzustellen. Wenn Sie dem Verdacht weiter nachgehen wollen, ob es die Schmarotzer sind, die Sie plagen, beantworten Sie am besten die nachfolgenden Fragen.
Bei vielen Ja-Antworten zeigt sich, dass Sie ein erhöhtes Risiko für eine solche Krankheit haben. Trifft auf Sie eine oder sogar mehrere Aussagen zu, erhöht sich auch die Wahrscheinlichkeit dafür, dass Pilze an Ihren Beschwerden schuld sein können. Greifen Sie aber nie zur Selbstbehandlung, sondern suchen Sie vorher in jedem Fall den Arzt auf!

- ☐ Haben Sie eine Antibiotikabehandlung hinter sich? Etwa gegen eine Mandelentzündung, Ohrinfektionen oder einen entzündeten Zahn?
- ☐ Haben Sie jemals sogenannte Breitspektrumantibiotika erhalten? Sollten Sie sich nicht sicher sein, erkundigen Sie sich bei Ihrem Hausarzt.
- ☐ Hat diese Behandlung länger als zehn Tage gedauert, oder haben Sie sogar mehrere Antibiotikatherapien hinter sich?
- ☐ Erhalten oder erhielten Sie über länger als zwei Wochen von Ihrem Arzt Kortison – etwa gegen Asthma, Gelenkentzündungen etc.?
- ☐ Waren Sie einmal oder mehrere Male schwanger?
- ☐ Nehmen Sie länger als zwei Jahre die Pille oder andere Hormontabletten?
- ☐ Essen Sie gerne und sehr oft Süßes?
- ☐ Leiden Sie an einer der folgenden Krankheiten: Allergien, Zuckerkrankheit, Rheuma, Gicht, Neurodermitis, Schuppenflechte?

Ob an einer Krankheit Pilze schuld sind, kann eine mikroskopische Untersuchung feststellen. Die genaue Pilzart kann nur eine längere Laboruntersuchung ermitteln. Das ist wichtig für das weitere Vorgehen in der Behandlung.

Das Immunsystem

Ist unsere Körperabwehr fit, haben Pilze keine Chance

Das Abwehrsystem ist ein Wunderwerk der Natur. Mit Hilfe der körpereigenen Abwehr kann sich der Organismus vor allen möglichen Störungen schützen.

Jeden Tag versuchen Tausende von Bakterien, Viren und auch Pilzen, in den Körper einzudringen. Doch sie treffen auf keinen Wehrlosen. Das menschliche Immunsystem ist ein exzellenter Abwehrmechanismus, der die meisten Eindringlinge aus dem Verkehr zieht, bevor sie größeren Schaden anrichten. An der Abwehr von krank machenden Keimen wie etwa Pilzen wirken eine ganze Reihe von spezialisierten Zellen und Botenstoffen mit. Jeder Teil des Systems spielt dabei eine klar umrissene Rolle.

Wie das Immunsystem funktioniert

Manche Zellen regen einander an, andere hemmen einander bei Bedarf. Es gibt Zellteams, die mit vereinten Kräften Krankheitskeime abwehren, wieder andere spielen Müllabfuhr und transportieren die Reste der Abwehrschlacht aus dem Körper.

Viele Reaktionen und Regelmechanismen machen die menschliche Abwehr zu einem sehr komplexen System, dessen Funktionsweise noch nicht bis ins Letzte geklärt ist. Ein perfekt funktionierendes Immunsystem schützt uns nicht nur vor Viren, Bakterien und Pilzen, sondern auch vor Krebs. So komplexe biologische Systeme sind leicht zu stören. Funktioniert die menschliche Abwehr nicht, wird man krank, weil Bakterien, Pilze oder Viren ungehindert eindringen. Viele Mediziner meinen, dass nur abwehrgeschwächte Menschen mit schweren oder chronischen Erkrankungen Pilzinfektionen erleiden.

Laut Mykologen haben Pilze auch bei einem nur minimal lädierten Abwehrsystem eine Chance. Dabei ist schwer festzustellen, ob die vielfältigen Abwehrsysteme des Körpers nur teilweise geschwächt sind. Auch die Abwehrkräfte eines augenscheinlich Gesunden können also geschwächt sein, ohne dass er davon weiß.

Einige Menschen haben von Natur aus eine besser funktionierende Immunabwehr als andere, die länger brauchen, um einen Keim niederzukämpfen. Auch solche Menschen bleiben gesund, nur sind sie krankheitsanfälliger. Ein zuverlässiges Immunsystem ist nicht zuletzt erblich. Außerdem weiß man heute, dass nicht nur Krankheiten die Abwehr schwächen. Genauso führt Stress dazu, dass nicht mehr alle Mitspieler des Immunsystems hundertprozentig fit sind.

Gefahren für das Immunsystem

Unverzichtbar für das Abwehrsystem ist ebenfalls eine ausgewogene Ernährung, weil jede Abwehrzelle Vitamine, Mineralstoffe und Spurenelemente benötigt. Manchmal fehlen dem Körper Nährstoffe, obwohl sich der Betroffene ausgewogen und gesund ernährt. Das ist beispielsweise möglich, wenn die Aufnahme eines Vitamins oder eines Mineralstoffs im Körper gestört ist. Dann nimmt der Betroffene davon zwar ausreichend zu sich, in seinem Körper kommen allerdings nur wenige oder gar keine Nährstoffe an.

Forschungen haben auch gezeigt, dass der Körper beim Kampf gegen Umweltschadstoffe von einigen Vitaminen Riesenmengen verbraucht. Wer beispielsweise schädliche Pflanzenschutzmittel im Körper hat, dem fehlen oft B-Vitamine, Vitamin C und das Spurenelement Selen. Raucher dagegen haben häufig zu wenig Beta-Karotin im Blut. Ebenso verursachen Schwermetalle wie Quecksilber oder Kadmium Mangelerscheinungen.

Pilze bekommen nicht nur Schwerkranke: Eine Grippe kann schon ausreichen, um das Immunsystem anzugreifen.

Treffen krank machende Keime wie etwa Pilze auf ein Immunsystem, das aus dem einen oder anderen Grund nicht ganz fit ist, haben sie ein ähnlich leichtes Spiel wie bei bereits kranken Menschen. Pathogene Pilze sind genauso für augenscheinlich Gesunde eine Gefahr.

Halten Sie sich fit!

Einer der wichtigsten Helfer gegen die lästigen Schmarotzer ist ein gut funktionierendes Immunsystem. Achten Sie deshalb vor allem auf eine ballaststoffreiche, ausgewogene Ernährung und genügend Bewegung.

Das komplizierte Zusammenspiel der einzelnen Komponenten unserer Körperabwehr ist natürlich besonders anfällig für Störungen. Diesen Umstand machen sich zahlreiche Krankheitserreger zunutze, die genau an dieser Stelle angreifen.

Einige Bestandteile des Immunsystems

Die körpereigene Abwehr hat viele Mitspieler. Von ihnen hat jeder hat eine andere Aufgabe; zusammen verhindern sie, dass krank machende Keime in unseren Körper eindringen und sich dort vermehren können. Funktioniert bei diesem abgestimmten Zusammenspiel nur ein Teil nicht richtig, kann man krank werden.

Antikörper – die Fahnder

Antikörper erkennen Krankheitskeime und machen sie unschädlich. Diese »Fahnder« heißen auch »Immunglobuline«; Serumeiweiße, die von bestimmten Zellen gebildet werden. Mediziner teilen sie in fünf verschiedene Klassen ein, jede trägt zur Unterscheidung einen Buchstaben. Es gibt Immunglobuline vom Typ A, vom Typ G, M, D und E. Mediziner nennen diese Zellen nur noch kurz IgG oder IgE.

Histamin – der Lockstoff

Das Histamin ruft »Immunpolizisten« an ihren Einsatzort. Es sorgt gleichzeitig für eine bessere Durchblutung derjenigen Körperstelle, an der der Krankheitskeim eingedrungen ist. Die Abwehrzellen gelangen über das Transportsystem Blut schneller zum Ort des Geschehens.

T-Suppressorzellen – die Bremser vom Dienst

Sie geben dem Abwehrteam Entwarnung, wenn die Infektionsgefahr gebannt ist, und blasen zum Rückzug. Gäbe es sie nicht, würde sich die Abwehrreaktion des Körpers immer weiter aufschaukeln.

Die Makrophagen – Müllmänner des Immunsystems

Sie transportieren die abgefangenen Erreger aus dem Körper. Diesen Abfall beseitigen sie, verschlucken und verdauen ihn kurzerhand.

Fehlfunktionen des Immunsystems

Auch Überreaktionen machen krank

Funktioniert das Immunsystem schlecht oder langsam, wird man krank. Probleme gibt es aber auch, wenn die Immunabwehr überperfekt reagiert. Einige Forscher vermuten, dass Pilze an der Entstehung solcher Überreaktionen beteiligt sind. Ein Beispiel für eine solche überschießende Immunantwort sind Allergien.

Ein Großteil aller Schulkinder ist gegen Candida albicans allergisch. Das bedeutet, dass sich ihr Immunsystem bereits mit einer Infektion auseinandergesetzt haben muss.

Allergien

Pilze können auf unterschiedliche Art an der Entstehung von Allergien beteiligt sein. Die Schmarotzer reizen das Immunsystem ständig. Ist ein Pilz in den Körper eingedrungen, verteidigt er seinen Lebensraum mit allen erdenklichen Mitteln. Andererseits versucht der Körper, ihn wieder loszuwerden, und schickt seine Antikörper auf den Eindringling los. Wird er nicht gleich mit ihm fertig, weil entweder zu viele Pilze da sind oder die Abwehr nicht stark genug ist, wird die Infektion zum Dauerstress. Die Abwehr muss also ständig auf Hochtouren laufen und reagiert deshalb übersensibel auf eigentlich harmlose Umweltfaktoren wie etwa Pollen oder Nahrungsmittelbestandteile.

Allergien gegen Hefen

Hefen und Schimmelpilze sind für das Abwehrsystem ein rotes Tuch, auf das die Antikörper besonders rasch anspringen. Wenn Pilze das Immunsystem ständig fordern, kann das langfristig zu einer Allergie führen, bei der der Körper mit einer enormen Wucht auf Pilzzellen reagiert. Fast 80 Prozent aller Schulkinder reagieren bereits positiv auf einen Allergiehauttest gegen Candida albicans. Diese Allergie gegen krank machende Hefen ist nicht weiter

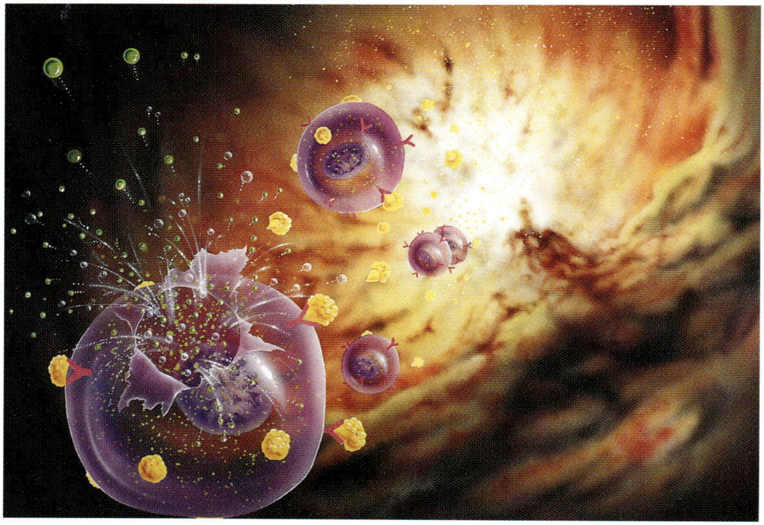

Heuschnupfen gehört zu den am häufigsten vorkommenden Allergien. Hier treffen Pollen auf sogenannte Mastzellen, die explosionsartig den Alarmstoff Histamin freisetzen – damit nimmt die heftige Überreaktion ihren Lauf.

problematisch, wenn die Schmarotzer aus dem Körper vertrieben sind. Dann ist auch der Reiz verschwunden, und die Allergie macht sich nicht bemerkbar.
Einige Wissenschaftler meinen, dass aus einer Allergie gegen krank machende Hefen auch eine Überempfindlichkeit gegen verwandte, an sich harmlose Hefen entsteht. So vertragen einige Menschen, die eine Pilzinfektion haben oder hatten, keine Lebensmittel mehr, die mit Bäcker- oder Brauerhefe hergestellt werden. Ihr Körper reagiert auf Bestandteile der nützlichen Hefen ebenso wie auf die krank machenden, weil sich deren chemische Strukturen teilweise sehr ähneln. Bei einer Allergie auf zahme Hefen unterscheidet das Abwehrsystem nicht mehr zwischen krank machenden und harmlosen Pilzen.

Pilze machen den Darm durchlässiger und begünstigen Nahrungsmittelallergien, weil jetzt auch größere Nahrungsbestandteile ungehindert in den Körper gelangen können.

Nahrungsmittelallergien

Pilze besiedeln mit Vorliebe eines der größten Immunorgane des Menschen, den Darm. Dieser Körperteil leistet sehr anspruchsvolle Aufgaben: Er filtert alle wichtigen Bestandteile aus dem Nahrungsbrei und lässt sie durch winzige Öffnungen in den Körper gelangen. Dabei muss der Darm aber auch entscheiden, welche Partikel

besser nicht in den Organismus geraten oder welche Bestandteile des Nahrungsbreis er ganz vernichten muss, wie etwa schädliche Bakterien oder eben Pilze. Dazu sitzen auf der Darmschleimhaut viele besonders aggressive Abwehrstoffe. Doch auch gegen diese Immunglobuline vom Typ A – kurz IgA – haben krank machende Hefen einiges zu bieten: Sie wehren sich mit Substanzen, die die Abwehrstoffe chemisch zerlegen und sie so wirkungslos machen. Dann heften sich Pilze an der Darmwand fest und wachsen. Das führt im Darm zu einem ständigen Kampf des Immunsystems gegen die Krankmacher und oft auch zu allergischen Reaktionen.
Einige Wissenschaftler meinen, dass Pilzinfektionen des Darms auch Nahrungsmittelallergien begünstigen. Sie stützen ihre These auf neuere Forschungsergebnisse, die zeigen, dass sich die Durchlässigkeit des Darms verändert, wenn er von Pilzen besiedelt ist. So gelangen Stoffe in den Körper, die dort nichts zu suchen haben. Sogar größere Nahrungsbestandteile passieren die Darmwand ungehindert. Das Immunsystem bekämpft diese Fremdstoffe und bildet sogar gegen eigentlich harmlose Nahrungsmittel Antikörper. Diese Antikörper gegen Lebensmittel heißen Immunglobuline vom Typ E und G (kurz IgE und IgG); sie lassen sich im Blut von Allergikern nachweisen.

Atemwegsallergien

Nicht nur im Darm, auch in den Atemwegen können Schimmelpilze oder Hefen sitzen. Vor allem Asthmatiker oder Menschen mit chronischer Bronchitis leiden oft unter Pilzen in den Atemwegen, ohne es zu wissen. Ihre Atemwege sind geschädigt, die Immunabwehr in der Lunge ist geschwächt. Müssen sie Kortisonsprays verwenden, begünstigt das ein Pilzwachstum zusätzlich.
Vom Mund aus wachsen die Schmarotzer bei Asthmatikern häufig bis in die Atemwege. Äußerlich macht sich eine solche Infektion durch eingerissene Mundwinkel bemerkbar, an denen viele Asthmatiker leiden. Diese »Perlèche«, wie Mediziner die lästigen Stellen nennen, verschwinden meist durch eine Anti-Pilz-Behandlung. Pilzkundige Ärzte fordern deshalb, dass auch Asthmatiker auf Pilze untersucht werden und gegebenenfalls ein Anti-Pilz-Mittel inhalieren sollen.

Atemwegsallergien bringen immer auch das Risiko von lebensbedrohlichen Erstickungsanfällen mit sich. Deshalb sollten Sie eine die Krankheit verschlimmernde Pilzinfektion unbedingt ausschließen lassen.

Oft reagieren Menschen mit diesen Krankheiten auch allergisch auf Pilzsporen, die sich in der Luft befinden. Eine solche Allergie ruft ebenfalls asthmaartige Anfälle oder einen starken Hustenreiz hervor. Diese wiederum schwächen die Abwehrkraft der Atemwege.

Die Rotationsdiät – Hilfe bei der Diagnose

Andere häufige Nahrungsmittelallergien sind solche auf Hühner- oder Fischeiweiß. Bei Heuschnupfen ist man oft auch gegen Blütenpollen allergisch, die in Honig und manchen Kräutertees enthalten sind.

Pilzkranke leiden auffallend häufig an Überempfindlichkeit gegen bestimmte Nahrungsmittel oder haben Heuschnupfen. Bei Allergikern lassen sich Antikörper gegen die entsprechenden Allergieauslöser nachweisen. Viele Menschen klagen über allergieähnliche Beschwerden, obwohl bei ihnen keine Abwehrstoffe gegen irgendein Nahrungsmittel im Blut zu finden sind. Mediziner sprechen in solchen Fällen nicht von Allergien, sondern von Nahrungsmittelunverträglichkeiten.

Oft reicht schon genaues Beobachten, um unverträgliche Lebensmittel ausfindig zu machen. Dazu haben Ernährungswissenschaftler eine ausgeklügelte Diät entwickelt, bei der im Vier-Tage-Rhythmus nur bestimmte Lebensmittel verzehrt werden dürfen. Diese sogenannte Rotationsdiät grenzt zunächst diejenigen Lebensmittelgruppen ein, auf die ein Patient eventuell allergisch reagiert. Häufig sind es Milch, Zitrusfrüchte oder Nüsse. Nach einiger Zeit lässt sich auch herausfinden, ob alle Milchprodukte Schwierigkeiten machen oder ob nur beispielsweise Käse das Ärgernis ist.

Wenn Sie den Verdacht haben, dass Sie an einer Nahrungsmittelallergie oder einer Unverträglichkeit leiden, besprechen Sie die Möglichkeit einer Rotationsdiät mit Ihrem Arzt. Vor allem Mediziner, die sich mit Allergien beschäftigen, sind oft damit vertraut. Außerdem gibt es zu diesem Thema viele hilfreiche Bücher.

Es erfordert Geduld, aus unserer Nahrungsmittelpalette solche Lebensmittel herauszufinden, auf die Sie allergisch oder mit Unverträglichkeit reagieren. Leichter ist es, wenn Sie zunächst nur austesten wollen, ob Sie auf Speisen reagieren, die Hefen und Hefeprodukte enthalten. Dafür müssen Sie für eine gewisse Zeit, z. B. eine Woche lang, konsequent alle diese Nahrungsmittel von Ihrem Speisezettel streichen.

Chronische Krankheiten

Chronische Krankheiten sind heutzutage stark verbreitet und nehmen leider auch immer mehr zu. Die Gründe dafür sind schwer zu benennen; vielleicht spielen sogar Pilze eine Rolle dabei. Zu den häufigsten dieser Krankheiten zählen Diabetes, Schuppenflechte, Neurodermitis, chronische Gelenkentzündungen und Gicht.

Pilze sind dabei ein besonderes Problem

Pilze können zu Krankmachern werden, wenn sie auf ein geschwächtes Abwehrsystem treffen. Schlimmstenfalls begünstigt schon eine Grippe die Infektion mit Pilzen. Menschen, deren Immunsystem dauerhaft nicht richtig funktioniert, sind besonders pilzgefährdet. Vor allem Patienten mit chronischen Krankheiten leiden häufig unter den Schmarotzern. Einige Forscher vermuten sogar, dass manche chronischen Krankheiten direkt mit einer Pilzinfektion zusammenhängen.

Wärme und Bewegung sind die Patentrezepte gegen die Vorliebe der Dermatophyten für schlecht durchblutete Haut. Schweisssocken und enge Schuhe sind dagegen Risikofaktoren, denn feuchte Wärme lässt erst recht Pilze sprießen.

Diabetes mellitus (Zuckerkrankheit)

Diabetiker bringen gleich mehrere Risikofaktoren für eine Pilzinfektion mit. Bei ihnen funktionieren gerade diejenigen Teile des Immunsystems nicht ausreichend, die für die Abwehr von Pilzinfektionen nötig sind. Haben sich die Pilze bei einem Diabetiker einmal eingenistet, sind sie optimal mit Nahrung versorgt: Der hohe Zuckergehalt im Blut und in den Geweben gibt ihnen Kraft zum Wachsen. Hinzu kommt, dass die Haut von Diabetikern schlecht durchblutet ist. Deshalb gelangen die Abwehrstoffe nur schwer dorthin, wo die Pilze zuerst angreifen. Vor allem im Mund lassen sich bei Zuckerkranken überdurchschnittlich häufig Pilze nachweisen. Von der Mundschleimhaut aus wandern die Schmarotzer abwärts zu ihrem Lieblingsaufenthaltsort im Darm und können auch andere Organe befallen – die schwache Immunabwehr macht es ihnen leicht.
Heilt man einen Zuckerkranken von seinen Pilzen, bessern sich oft auch seine diabetikertypischen Krankheitssymptome.

Schuppenflechte und Neurodermitis

Wenn die Haut quälend juckt, schuppt und manchmal feuerrot ist, lautet die Diagnose des Arztes häufig Neurodermitis oder Schuppenflechte. Bis heute sind die Ursachen für diese Krankheiten nicht geklärt. Man weiß allerdings, dass die Symptome beider Krankheiten auf eine dauerhafte Entzündungsreaktion der Haut zurückzuführen sind. Das bedeutet, dass der Körper sich gegen irgend etwas wehrt und gegen mutmaßliche Eindringlinge Antikörper bildet. Häufig lassen sich im Blut Betroffener verschiedene Immunglobuline nachweisen, die normalerweise nicht in so großer Menge vorhanden sind.

Psoriasis und Neurodermitis sind Krankheiten, die die Betroffenen sehr stark belasten. Leider sind in beiden Fällen die Ursachen noch weitgehend ungeklärt.

Dieser erhöhte Antikörperspiegel spricht dafür, dass es sich bei beiden Krankheiten um allergische Beschwerden handelt. Noch sind sich die Wissenschaftler darüber nicht ganz einig. Sicher scheint, dass es sich bei beiden Krankheiten um fehlgeleitete Immunreaktionen des Körpers handelt. Der Grund für diese Fehlsteuerung ist noch unbekannt.

Psoriatiker und Neurodermitiker können sich wegen ihres irritierten Abwehrsystems nur unzureichend gegen Pilze wehren. Manchmal verschreiben die Ärzte gegen starke Hautentzündungen Kortison, das den Pilzen zusätzlich das Leben erleichtert. Schließlich kommt hinzu, dass die Haut dieser Menschen stark vorgeschädigt und deshalb ein bevorzugter Angriffspunkt für Pilze ist.

Sind die Schmarotzer einmal im Körper der Betroffenen, muss das Abwehrsystem die doppelte Leistung bringen: einmal gegen die Pilze und einmal gegen die Hauterkrankung. Entlastet man ihr Immunsystem durch eine Anti-Pilz-Therapie, geht es vielen Psoriatikern und Neurodermitikern erheblich besser.

Einige Mediziner sehen in krank machenden Pilzen sogar eine von mehreren Ursachen für die Entstehung dieser Hautkrankheiten. Sie haben beobachtet, dass zwischen 80 und 90 Prozent aller Menschen mit Schuppenflechte oder Neurodermitis eine stark gestörte Darmflora haben. Im Darm dieser Menschen sind häufig krank machende Bakterien und Pilze festgestellt worden.

Diese Wissenschaftler erklären die Rolle von Pilzen bei der Entstehung von Neurodermitis und Schuppenflechte damit, dass ein infizierter Darm mehr Bestandteile aus der Nahrung in den Körper gelangen lässt als normal. Dadurch bildet der Organismus Abwehrkräfte gegen Lebensmittel. Demnach wären sowohl Neurodermitis als auch die Schuppenflechte allergische Reaktionen auf Nahrungsbestandteile. Fachleute stützen ihre Aussagen mit der Beobachtung, dass sich beide Krankheiten oft durch eine besondere Ernährung bessern.

Kopfschuppen

Pilze sind nach Meinung einiger Forscher auch schuld an starken Kopfschuppen. Nicht selten quälen Menschen mit »seborrhoischem Ekzem«, wie Mediziner das lästige Geriesel nennen, noch mehr Beschwerden: Eine entzündete, juckende, manchmal schorfige Kopfhaut ist dann keine Seltenheit.

Die Krankheit kann sich auch auf ganz andere Körperregionen ausdehnen. Einigen Mykologen ist es gelungen, aus solchen kranken Hautstellen einen Pilz zu isolieren: den *Pityrosporum ovale*. Rückt man diesem Schmarotzer mit einer Anti-Pilz-Salbe oder einem speziellen Haarwaschmittel zu Leibe, bessert sich die Krankheit oft deutlich oder heilt sogar völlig ab. Leider ist ein Nachweis genau dieses Pilzes besonders schwierig, sagen die Forscher. Deshalb bedeute beispielsweise ein negativer Test noch lange nicht, dass kein Pilz vorhanden sei.

Ob die gereizte Kopfhaut Ursache oder Folge des Pilzbefalls ist, bleibt häufig unklar. Auch übertriebene Schaumberge beim Haarewaschen oder zu heißes Fönen können zu Schuppen führen.

Auch Patienten mit einem seborrhoischen Ekzem haben oft eine gestörte Darmflora. Wissenschaftler isolierten aus ihren Stuhlproben in vielen Fällen krank machende Hefen und Bakterien. Nach einer Anti-Pilz-Behandlung des Darms besserten sich die Symptome eines seborrhoischen Ekzems deutlich.

Rheumatische Beschwerden

Etwa 200 Krankheiten fassen Mediziner unter dem Begriff »Rheuma« zusammen. Eines haben alle diese Erkrankungen gemeinsam: Ein Körperteil oder Organ ist andauernd schmerzhaft entzündet, ohne dass sich dafür ein Grund finden ließe. Der Auslöser für Rheuma stellt Wissenschaftler bis heute vor ein Rätsel. Einige Ärzte sprechen von einer »Autoimmunkrankheit«. Durch eine Fehlsteuerung schlägt der Körper heftige Abwehrschlachten gegen sich selbst.

Eventuell sind Infektionen mit schädlichen Eindringlingen wie Viren, Bakterien oder Pilzen an der Entstehung dieser Entzündungskrankheit beteiligt, meinen einige Wissenschaftler. Sie stützen ihre These auf die Beobachtung, dass Rheumakranke oft unerklärlich große Mengen Antikörper gegen krank machende Keime wie auch Pilze im Blut haben. Erstaunlicherweise finden sich diese Antikörper auch oft in der Flüssigkeit der rheumakranken Gelenke. Hinzu kommt, dass Rheumatiker häufig gegen ihre Entzündungsschmerzen das pilzbegünstigende Medikament Kortison erhalten, um sich bei einem schlimmen Anfall überhaupt noch bewegen zu können. Studien haben gezeigt, dass es vielen pilzinfizierten Rheumatikern besser geht und ihre Schübe weniger schlimm verlaufen, wenn sie gegen die Pilze behandelt werden.

Arthritis

Viele Menschen verwechseln häufig die Arthrose mit der Arthritis: In beiden Fällen schmerzen die Gelenke. Aber die Arthrose ist eine durch Alter oder zu starke Beanspruchung hervorgerufene Verschleißerkrankung, während die Arthritis eine akute Gelenkentzündung ist.

Für schmerzende, entzündete Gelenke haben Mediziner den Sammelbegriff »Arthritis«. Diese Entzündung hat verschiedene Ursachen und dauert unterschiedlich lange. Manchmal bleibt der Grund völlig unklar, und die Entzündung wird chronisch. Häufig sind krank machende Keime die Ursache für eine Arthritis. So gelangen Bakterien oft durch eine Verletzung wie etwa einen Stich in das Gelenk. Neue Forschungen zeigen, dass häufig auch Pilze die Ursache für eine solche Gelenkinfektion sind.
Meist gelangen Pilze über Umwege in die Gelenke. Der Ursprungsort der krank machenden Pilze in den Gelenken ist oft der Darm. Von dort breiten sie sich über das Blut in den ganzen Körper aus. In diesen Fällen lassen sich die oft sehr langwierigen Gelenkentzündungen durch eine Anti-Pilz-Behandlung heilen.

Wichtig

Wie Sie jetzt wissen, können Pilze auch Begleiterscheinungen von chronischen Krankheiten sein. Wenn Sie unter einer der hier genannten Krankheiten leiden, sollten Sie sich auf eine mögliche Pilzinfektion untersuchen und sich gegebenenfalls einen Diätplan zusammenstellen lassen.

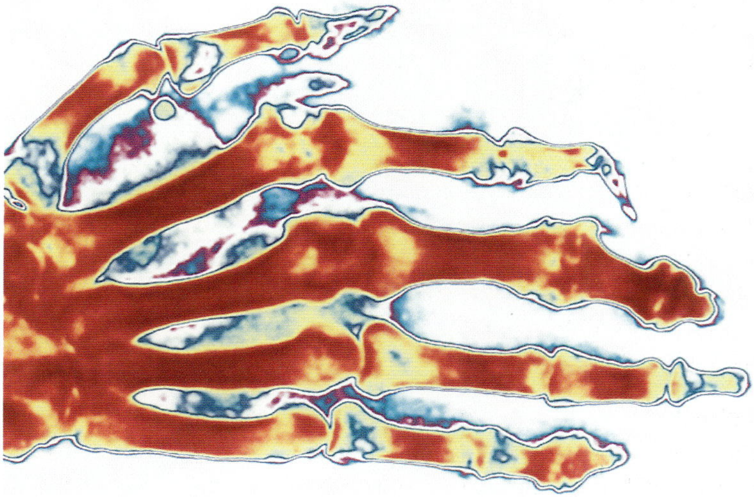

Die Röntgenaufnahme einer von Gicht befallenen Hand zeigt, zu welch starken Deformierungen diese Krankheit führen kann.

Gicht

Anders als bei Rheuma oder Arthritis kennt man heute den Grund für die schmerzhafte Volkskrankheit Gicht: Wegen einer Stoffwechselstörung kann der Körper die sogenannte Harnsäure im Blut nicht wieder ausscheiden. Sie lagert sich an den Gelenken und Sehnen an, der Organismus reagiert mit Entzündungen. Es besteht die Gefahr der Harnsteinbildung in den Nieren und damit verbundener äußerst schmerzhafter Koliken.

Dabei ist das befallene Gelenk geschwollen, heiß und berührungsempfindlich. Später können sich Gichtknötchen unter der Haut bilden, es kommt immer wieder zu akuten Schmerzattacken, den Gichtanfällen. Das betroffene Gelenk verformt sich mehr und mehr und wird schlimmstenfalls sogar völlig zerstört.

Obwohl Gicht nicht in erster Linie etwas mit Pilzen zu tun hat, leiden die Betroffenen dennoch häufig unter den Schmarotzern. Weil die Krankheit auch ihr Immunsystem stark lädiert, können Pilze gut eindringen. Diese Gefahr erhöht sich noch, wenn Gichtkranke Kortison erhalten. Eine Anti-Pilz-Behandlung lindert die schmerzhaften Gichtanfälle oft.

Die Erhöhung der Harnsäurewerte im Blut kann familiär veranlagt sein, aber auch durch zu üppige und einseitige Ernährung, Bewegungsmangel oder Alkoholmissbrauch entstehen.

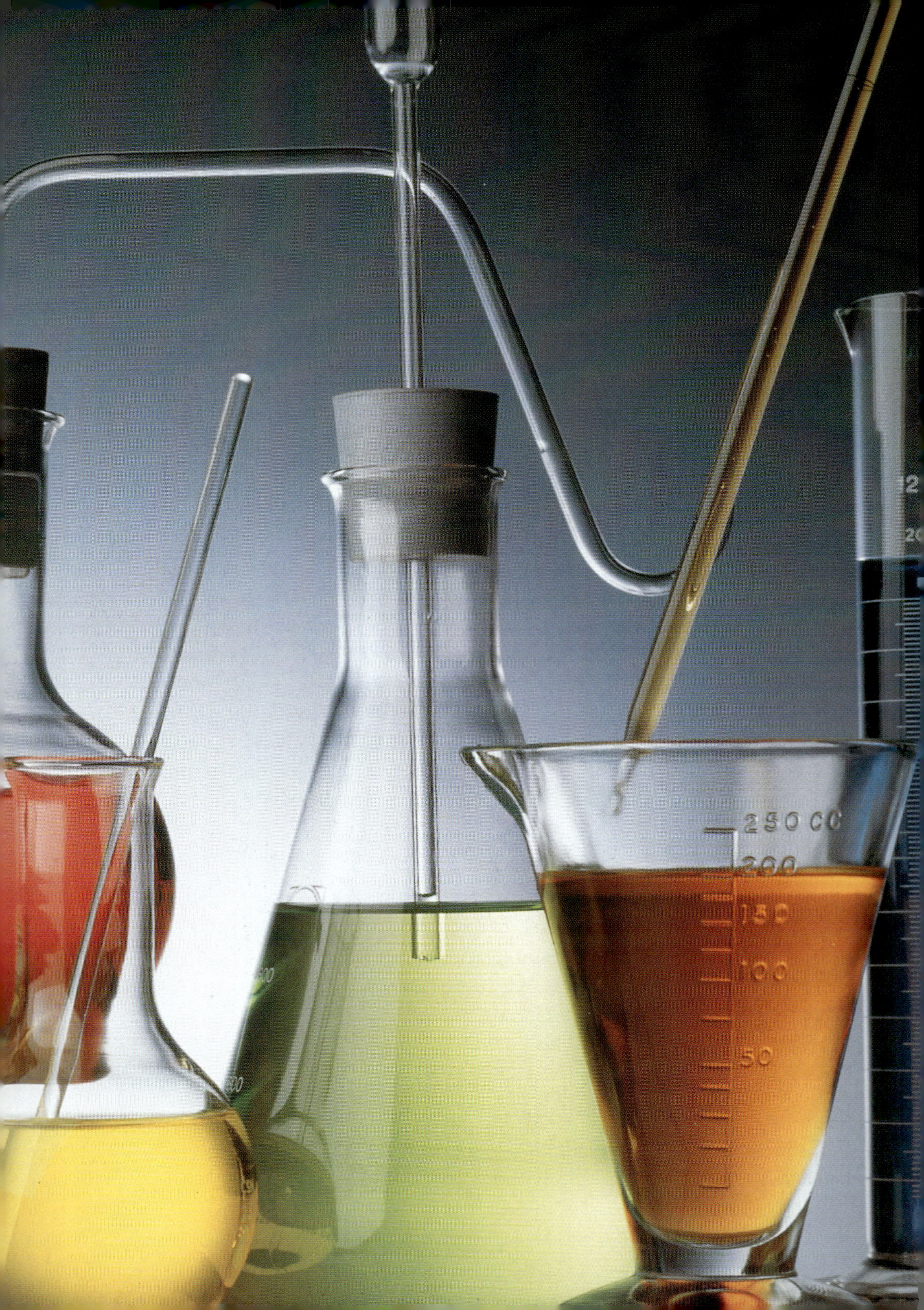
250 CC
200
150
100
50

NACHWEIS UND THERAPIE

Wie sich eine Pilzinfektion bemerkbar macht, wen die Schmarotzer gefährden und wann diese Infektion krank machen kann, wissen Sie bereits. Haben Sie den Verdacht, dass Sie an einer Pilzerkrankung leiden, machen Sie auf keinen Fall den Fehler, auf eigene Faust eine Anti-Pilz-Behandlung zu beginnen. Der Gang zum Arzt ist unerlässlich: Er sollte Ihren Verdacht bestätigen oder ausschließen, dass es nicht noch andere Gründe für Ihre Beschwerden gibt. Um Ihnen die unterschiedlichen Nachweismöglichkeiten zu erklären, haben wir diese in den folgenden Kapiteln einzeln aufgeführt. Darüber hinaus sollen die Ratschläge Ihnen helfen, dass einer richtigen Diagnostizierung nichts im Weg steht.

Lassen Sie sich von Ihrem Arzt nicht einschüchtern, denn die gängige Lehrmeinung vieler Ärzte besagt leider nach wie vor: »Pilze machen nichts.«

Die richtige Diagnose

Die gängige Lehrmeinung vieler Ärzte, und besonders der Schulmediziner, besagt: »Pilze machen nichts.« Lassen Sie sich davon aber nicht beirren. In den Vereinigten Staaten, wo die gleiche ablehnende Lehrmeinung über Pilze herrschte, hat die Beharrlichkeit der Patienten zum Ziel geführt. Begonnen hat es dort mit einem Buch, das die Schädlichkeit von Pilzen das erste Mal für einen medizinischen Laien gut verständlich darstellte.

Bei Ihrem Gespräch mit dem Arzt ist es besonders wichtig, dass Sie ihn von der Ernsthaftigkeit Ihres Anliegens, sich auf Pilze untersuchen zu lassen, überzeugen können. Zeigen Sie ihm, dass Sie sich eingehend mit diesem Thema beschäftigt haben und dass mehr hinter Ihrer Bitte stecken könnte als nur eine vage Vermutung.

Einfacher verläuft ein solches Gespräch, wenn Sie Ihren Arzt schon lange kennen. Vielleicht behandelt er Sie bereits gegen Beschwerden, hinter denen Sie jetzt eine Pilzinfektion vermuten. Dann können Sie ruhig sagen: »Bisher hat mir die Behandlung nicht richtig geholfen. Jetzt können wir es mit einer Pilzbehandlung versuchen. Schaden kann es ja nicht, oder?« Welcher Arzt Sie auf Pilze untersucht, ist letztlich egal. Sie haben bei keinem die Garantie, dass er etwas von Pilzen versteht. So können Sie sich Ihrem Hausarzt ebenso anvertrauen wie einem Spezialisten. Egal, ob Frauenarzt, Internist oder Hautarzt: Die meisten von ihnen haben nichts über Pilze gelernt, sie alle können aber prinzipiell solche Untersuchungen vornehmen. Entscheidend ist letztlich Ihr vertrauensvolles Verhältnis, nicht die Spezialausbildung, denn einen Facharzt für Pilzerkrankungen gibt es nicht. Ist Ihr Arzt nach dem Anfangsgespräch nicht bereit, Sie auf Pilze zu untersuchen und zu behandeln, bleibt Ihnen letztlich nichts anderes übrig, als es bei einem anderen Medi-

Langwierig, lästig, mit teuren Medikamenten verbunden: Das sind Einwände mancher Patienten gegen eine Pilztherapie. Zugegeben, man braucht etwas Ausdauer, um die unwillkommenen Schmarotzer loszuwerden. Aber die sind Sie Ihrem eigenen Wohlbefinden schuldig.

Pilze – unbekannte Wesen für viele Ärzte

- Das Gespräch mit dem Arzt fällt Ihnen leichter, wenn Sie die Gründe für seine vielleicht ablehnende Haltung kennen: In der Medizinerausbildung kommt das Fach »Pilzkunde« kaum vor. Ein Arzt weiß deshalb meist nur sehr wenig über Pilze. Auch nach dem Studium sind die Chancen gering, dass er Näheres darüber erfährt. Ärzte arbeiten oft bis zu zwölf Stunden täglich oder mehr. Erst nach einem solchen Arbeitstag bleibt dann vielleicht Zeit für die Fortbildung.
- In den medizinischen Fachblättern finden sich nur selten kompetente Beiträge über Pilzerkrankungen. Viele bekräftigen leider noch die Fehleinschätzung »Pilze machen nichts.«
- Mediziner haben zudem oft damit Schwierigkeiten, einen Patienten als ernst zu nehmenden Gesprächspartner anzuerkennen. Und das hat natürlich Gründe. Häufig kommen Patienten mit krausen Wünschen und Vorstellungen in die Sprechstunde. Sie haben ihr Wissen aus einem Zeitungsartikel oder von einer Tante der Schwiegermutter einer Freundin. Kein Wunder, dass Ärzte dann auf Durchzug schalten und ihre Patienten mit einigen guten Worten wieder heimschicken.

ziner zu versuchen. Bei der Suche danach kann Ihnen das Verzeichnis am Ende dieses Buches helfen. Lassen Sie sich nicht entmutigen, wenn Sie nicht gleich beim ersten Arzt Hilfe finden, oberstes Motto bei einer Pilzerkrankung ist sowieso: Ausdauer und Geduld – und das fängt schon bei der Suche nach einem geeigneten Arzt an.

Was wissen Naturheilkundler?

In den letzten Jahren haben sich immer mehr Ärzte des Themas »Pilzinfektionen« angenommen, die sich mit alternativen Heilverfahren beschäftigen. Ein Arzt, der in seiner Berufsbezeichnung den Zusatz »Naturheilkunde« führt, hat zumindest eine Fortbildung zu Pilzinfektionen mitgemacht. Er muss deswegen nicht unbedingt Experte auf diesem Gebiet sein. Immerhin aber steht er wahrscheinlich dem Thema »Pilze« offener gegenüber und lehnt eine Anti-Pilz-Behandlung nicht in Bausch und Bogen ab. Ein naturheilkundlich orientierter Arzt kann durch sein Medizinstudium ausschließen, dass Ihre Beschwerden nicht eine andere Ursache haben. Dies sollte immer der erste Schritt sein: eine gründliche Untersuchung, damit nicht durch Ihren eigenen Verdacht auf Pilze andere mögliche Störungen übersehen werden.

Egal, zu wem Sie gehen, Schulmediziner, Naturheilkundler oder Heilpraktiker: Lassen Sie sich nur auf eine Behandlung ein, die auf medizinisch gesichertem Wissen beruht.

Was wissen Heilpraktiker?

Abgesehen von einigen medizinischen Spezialisten waren die Heilpraktiker die Ersten, die sich mit krank machenden Pilzen beschäftigt haben. Deshalb kennen sich trotzdem längst nicht alle gleich gut mit diesen Mikroorganismen aus. Es gibt Heilpraktiker, die ihre Ausbildung in drei Jahren intensiver Schulungen erworben haben. Andere wiederum behandeln bereits nach dreiwöchigem Fernstudium Kranke. Diese ungleichen Ausbildungswege beklagen übrigens auch Heilpraktikerverbände. Trotzdem leisten viele von ihnen bei der Erkennung und Behandlung von Pilzinfektionen ausgezeichnete Arbeit. Es bleibt Ihnen überlassen, ob Sie nun zu einem Allgemeinmediziner gehen, einen Arzt für Naturheilkunde aufsuchen oder sich einem Heilpraktiker anvertrauen. Wir raten Ihnen ausdrücklich: Lassen Sie sich auf keine Behandlung ein, die von medizinisch gesichertem Wissen abweicht.

Klagelieder und langatmige Schilderungen heben Sie sich besser für mitfühlende Freunde auf: Überlegen Sie sich vorher, wie Sie dem Arzt knapp, sachlich und vollständig von Ihren Beschwerden und eventuellen Therapieversuchen erzählen.

So erkennen Sie, ob Ihr Therapeut Sie gut betreut

Es ist für den Einzelnen nicht leicht zu beurteilen, ob er bei seinem Arzt oder Heilpraktiker in guten Händen ist. Lassen Sie sich auf nichts ein, von dem Sie nicht überzeugt sind. Oft schlagen Ärzte aufwändige Maßnahmen vor, noch bevor sie abgeklärt haben, ob dies notwendig ist. Besprechen Sie mit Ihrem Arzt klar Ihre Probleme und Vorstellungen über die Untersuchungsmöglichkeiten auf Pilzerkrankungen. Haben Sie sich für einen Naturheilkundler entschieden, achten Sie besonders auf eine sorgfältige Untersuchung und Behandlung. Ihr Therapeut ist dann auf dem Stand der Wissenschaft, wenn er mindestens folgende Punkte beachtet:

- ☐ Er hört Ihnen zu. Sie haben das Gefühl, dass er Sie ernst nimmt.
- ☐ Er stellt weitere Fragen zu Ihren Beschwerden, um andere mögliche Erkrankungen auszuschließen. Dazu untersucht er Sie körperlich.
- ☐ Hat er den Verdacht, dass Sie an einer Pilzinfektion leiden, bittet er Sie, in den nächsten Tagen eine Stuhlprobe abzugeben. Meint er, dass die Pilze an anderen Körperstellen sitzen, entnimmt er dort Proben. Diese lässt er von einem Fachmann analysieren.
- ☐ In Zweifelsfällen ordnet er eine Blutuntersuchung auf Antikörper gegen Pilze an.
- ☐ Haben die Tests ergeben, dass Sie Pilze haben, verschreibt er Ihnen Medikamente.
- ☐ Er bespricht mit Ihnen, dass Sie für einen Heilungserfolg Ihre Ernährung umstellen und in der nächsten Zeit auf Zucker verzichten müssen.
- ☐ Er kontrolliert den Erfolg der Behandlung noch einmal mit Proben aus den befallenen Körperteilen und beendet die Therapie erst dann, wenn wirklich keine Pilze mehr nachweisbar sind.

Den Pilzen auf der Spur

Die Möglichkeiten, Pilze aufzuspüren

So unheimlich es auch klingen mag, dass unsichtbare Pilze in unserem Körper hausen: Dem Auge eines geübten Laborspezialisten bleiben die Winzlinge nicht verborgen. Für die Spurensuche haben Mediziner unterschiedliche Methoden entwickelt.
Dabei züchten sie die Schmarotzer im Labor nach und bestimmen den Keim unter dem Mikroskop. Reicht dies nicht aus, können Mediziner auch im Blut sehen, ob der Körper im Augenblick mit krank machenden Pilzen zu kämpfen hat.

Ist die Probe nachlässig genommen, findet das Labor keine Pilze – auch wenn Sie noch so viele davon im Körper haben.

Der Nachweis im Labor

Pilze vermehren sich unter günstigen Umständen rasant. Das ist einerseits problematisch, wenn sie im Körper wachsen. Andererseits machen sich Spezialisten diese Eigenschaft zunutze. Hat ein Mediziner den Verdacht, dass Pilze eine Körperstelle oder ein Organ befallen haben, braucht er beispielsweise nur eine kleine Menge Haut, Haar oder Stuhl, um daraus im Speziallabor innerhalb kürzester Zeit viele Pilze anzuzüchten.
Dazu gibt er die Proben auf einen speziellen Nährboden, der Pilzen optimale Wachstumsbedingungen bietet. Sprießen sie dann reichlich, kann er sie nachweisen und genau bestimmen. Aus der Wachstumsgeschwindigkeit kann er Rückschlüsse auf die Stärke des Befalls ziehen. Diese Pilzanzucht klappt aber nur, wenn Sie oder der Arzt die Proben ganz exakt und unter bestimmten Bedingungen nehmen. Eine weitere mögliche Fehlerquelle ist der Versand, denn die wenigsten Ärzte haben ein eigenes Pilzlabor. Die meisten verschicken die Proben an Spezialisten.
Machen Sie oder Ihr Arzt bei der Probenentnahme Fehler, fällt der Test negativ aus, obwohl Sie Pilze haben. Aufgrund dieses falschen Ergebnisses wird Ihr Arzt Sie nicht auf Pilze behandeln. Um dies zu vermeiden, stellen wir Ihnen hier die Methoden der nötigen Probeentnahmen vor.

Die Stuhlprobe

Hier sind Sie selbst gefordert. Manchen Menschen ist dieses Thema sehr unangenehm. Es ist jedoch wichtig, dass Sie die Probe gewissenhaft durchführen. Machen Sie sich klar, dass der Gang zur Toilette ein ganz natürlicher Vorgang ist, dass monatlich Tausende von Stuhlproben verschickt werden und Ihr Arzt diesen Test unter rein medizinischen Aspekten betrachtet. Es ist eine Untersuchung, nicht mehr.

So unappetitlich das Thema scheint: Ein ganzer Wissenschaftszweig beschäftigt sich mit der »Proktologie«, nämlich damit, was unsere Ausscheidungen über den Gesundheitszustand des Körpers verraten.

Ihr Arzt gibt Ihnen ein sogenanntes Stuhlröhrchen mit nach Hause und bittet Sie, dort die Probe vorzunehmen. Sind genügend krank machende Pilze im Darm, reißen immer wieder einmal einige ab und geraten in den Stuhl, wo sie sich nachweisen lassen. In dem Stuhlröhrchen steckt ein kleiner Plastiklöffel, mit dem Sie aus dem Stuhl die Proben entnehmen können. Weil Pilze im Stuhl nie gleichmäßig verteilt sind, sondern immer in regelrechten »Nestern« auftreten, sollten Sie einige Tips beherzigen:

Mit dem Entnahmelöffel sollten Sie vor der Probenentnahme im Stuhl etwa 25-mal »herumstochern« oder den Stuhl durchrühren. Dann entnehmen Sie an mindestens acht verschiedenen Stellen jeweils eine erbsengroße Probe. Füllen Sie das Stuhlröhrchen auf keinen Fall zu mehr als zwei Dritteln. Beim Versand könnten eventuell vorhandene Pilze Gase produzieren, die das Röhrchen platzen lassen.

Möglicherweise ergibt die Stuhlprobe trotz aller Mühen ein negatives Ergebnis. Das ist dann möglich, wenn man zufällig keines der »Pilznester« bei der Probenentnahme erwischt hat. Wiederholen Sie deshalb bei einem negativen Ergebnis die Proben, wenn Sie trotzdem den Verdacht haben, an Pilzen zu leiden. Einige Laborspezialisten geben dann folgenden Tip: Trinken Sie am späten Abend vor der Stuhlprobe drei Esslöffel mit Wasser verdünnten Obstessig. Oft zeigen sich dann doch Pilze in der Stuhlprobe.

Wissenschaftler vermuten, dass einige Stoffe im Essig die chemische Verbindung lockern, mit der sich die Pilze an der Darmwand festhalten. So tauchen auf einmal mehr davon im Stuhl auf. Die folgenden Vorsichtsmaßnahmen machen die Untersuchung sicherer und helfen, Irrtümer zu vermeiden: Essen Sie einige Tage vor dem Test keinen Schimmelkäse, und trinken Sie keinen Kefir mehr. Diese Lebensmittel sind mit Pilzen hergestellt, die in der Stuhlprobe wieder erscheinen. Kefir beispielsweise wird mit einer Hefeart hergestellt, die unter dem Mikroskop der krank machenden Hefe Candida albicans ähnelt.

Die Interpretation eines positiven Stuhlbefundes ist auch für Spezialisten ein zweischneidiges Schwert. Viele Mediziner meinen, es sei alles in Ordnung, solange die gefundene Pilzzellenmenge ein bestimmtes Maß nicht übersteigt. Mykologen kritisieren daran allerdings, dass eine Stuhlprobe – auch wenn sie kunstgerecht genommen wurde – immer eine Art Zufallsbefund ist und sich die Keimmenge im Darm nie exakt aus der Probe hochrechnen lässt.

Die gefundene Keimmenge allein sagt nicht aus, wie problematisch die Pilze für den Betroffenen sind. Deshalb: Eine Pilzbehandlung ist dann notwendig, wenn pilzspezifische Symptome vorliegen, oder wenn Pilze im Stuhl nachweisbar sind.

Neuere mikrobiologische Untersuchungen zeigen außerdem, dass die Menge der Keime allein nicht aussagt, wie problematisch die Pilze für den Betroffenen eigentlich sind. So kann jemand astronomische Mengen von Pilzzellen im Stuhl haben, aber trotzdem relativ beschwerdefrei sein. Das liegt dann daran, dass diese Pilze eher stoffwechselträge sind und kaum Substanzen produzieren, die dem unfreiwilligen Wirt Probleme bereiten. Bei anderen Patienten wiederum kann es sein, dass schon sehr geringe Keimmengen sie richtig krank werden lassen, weil diese Pilze eben sehr viele Stoffwechselprodukte wie etwa Enzyme produzieren. Diese Stoffwechselprodukte lassen sich mit moderner Labortechnik auch nachweisen.

Die Keimzahl ist außerdem deshalb relativ aussageschwach, weil niemand sicher weiß, ob ein Pilz in der Stuhlprobe wirklich im Darm des Wirts gelebt hat, oder ob er nicht vielleicht einfach nur mit »durchgerutscht« ist. Dann nämlich wäre alles in Ordnung.

Pragmatische Ärzte sagen deshalb, ein Patient müsse gegen Pilze behandelt werden, wenn er pilzspezifische Symptome habe und wenn sich Pilze im Stuhl nachweisen ließen – egal wie viele. Dann ist eine Behandlung mit Anti-Pilz-Medikamenten fällig. Schlägt sie an, war die Entscheidung richtig.

Die Urinprobe

Pilze sitzen außer im Darm gern in der Blase oder den Harnwegen. Dann verraten sie sich in der Urinprobe. Auch hier sind einige Dinge zu beachten. Das Gefäß, das Ihnen Ihr Arzt gibt, muss steril

Wenn es nicht »auf Kommando« geht: Trinken Sie reichlich Tee oder schwachen Kaffee mindestens eine Stunde vor dem Arztbesuch.

sein. Ein einfacher Becher, der schon offen auf der Toilette oder in der Durchreiche steht, reicht nicht.
Geben Sie nicht gleich den ersten Urin in den Becher. Besser ist es, Sie lassen erst ein wenig Urin in die Toilette ab und fangen den nachfolgenden »Mittelstrahlurin« auf, wie ihn die Mediziner nennen. Bei Frauen ist es besonders wichtig, dass am Harnausgang kein Scheidensekret vorhanden ist. Denn wenn dieses Sekret Pilze enthält, ergibt der Urintest ein falsches Ergebnis. Es ist also wichtig, den Harnausgang vorher zu desinfizieren.
In manchen Fällen ist es erforderlich, eine Urinprobe durch eine Blasenpunktion oder mit einem Katheter zu gewinnen. Diese Proben nimmt dann natürlich der Arzt.

Proben aus den Atemwegen

Beim Verdacht, dass Sie Pilze in den Atemwegen haben, weist der Arzt die Schmarotzer im sogenannten Bronchialsekret nach. Das ist die Flüssigkeit, die von den Bronchien abgesondert wird. Dieses Sekret entnimmt der Arzt am besten mit einem Spezialgerät, dem Bronchoskop. Mit diesem Gerät gelangt er bis in die Atemwege und saugt die Flüssigkeit dort ab.
Nicht jeder Arzt bedient sich dieser Technik. Vielleicht bittet Ihr Therapeut Sie auch nur, ein wenig Flüssigkeit aus den Atemwegen hoch zu husten. Das hat den Nachteil, dass dann die Flüssigkeit in Kontakt mit dem hinteren Rachenraum kommt. Dort wachsen gerne Pilze, die dann das Testergebnis verfälschen. Um dem vorzubeugen, müssen Sie unbedingt vor dem Abhusten den Mund mit einer Desinfektionslösung, die gegen Pilze wirkt, gründlich ausspülen. Versuchen Sie nach Möglichkeit zu verhindern, dass der Schleim beim Abhusten die Zunge oder die Lippen berührt.

Sicherer zur Diagnose sind Schleimproben der Bronchien, die der Arzt mit einem Bronchoskop entnimmt.

Proben aus dem Mund

Pilze im Mund sind oft schon mit bloßen Augen zu erkennen. Gerade bei pilzinfizierten Säuglingen bedeckt dann ein weißer Rasen Zunge, Gaumen und Zahnfleisch. Besteht der Verdacht auf eine Pilzinfektion im Mund, muss der Arzt mit einem festen, sterilen Gegenstand einen Abstrich von den verdächtigen Stellen nehmen und dabei kräftig kratzen.

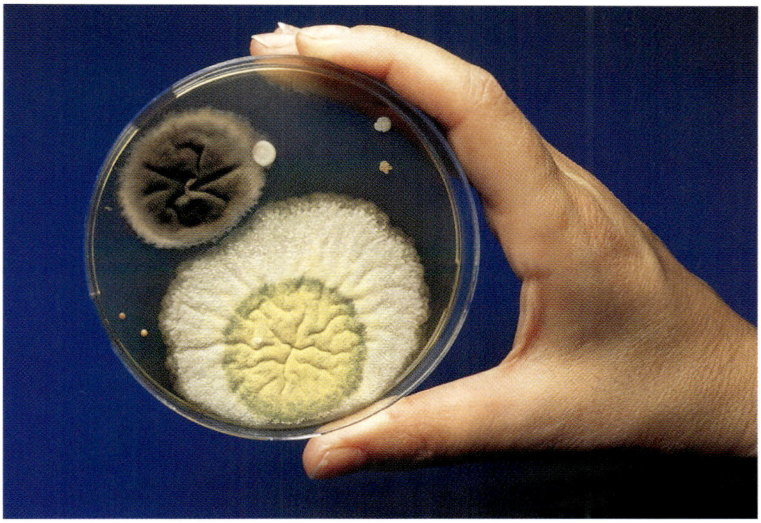

Im Labor werden die Proben auf einen Nährboden gegeben, der den Pilzen optimale Wachstumsbedingungen bietet. Dann können sie untersucht und exakt bestimmt werden.

Hautproben

An juckenden, nässenden und roten Hautstellen sind oft Pilze schuld. Für einen zuverlässigen Test ist die Entnahmetechnik besonders wichtig. Bei einer korrekten Entnahme reinigt der Arzt zunächst den Rand der pilzverdächtigen Stelle mit siebzigprozentigem Alkohol. Dann muss er alle groben Auflagerungen, Krusten und Schuppen entfernen. Schließlich kratzt er in Richtung auf das gesund aussehende Hautgewebe etwa 30 bis 50 Schüppchen ab und fängt sie in einem sterilen Gefäß auf.

Es hat keinen Sinn, bereits krank aussehendes Gewebe einzusenden, weil darin aller Wahrscheinlichkeit nach keine vermehrungsfähigen Pilze mehr sitzen. Der Test würde also negativ ausfallen. Diese Gefahr besteht ebenfalls, wenn jemand nur mit einem Wattestäbchen eine Hautprobe nehmen würde.

Seien Sie bei der Probenentnahme nicht besserwisserisch, aber lassen Sie sich genau erklären, wie der Arzt dabei vorgeht. Auch hier können Sie mit mehr Aufmerksamkeit rechnen, wenn Sie selbst Interesse zeigen.

Nagelproben

Ebenso wie beim Hauttest muss Ihr Arzt von pilzverdächtigen Finger- oder Fußnägeln Proben einschicken, die er aus dem gesund aussehenden Nagelbereich entnimmt. Dazu muss er zunächst den krank aussehenden Nagel weitgehend abschaben, abkratzen oder abfräsen. Die lebenden Pilze sitzen am Rand des gesund aussehenden Nagelbereiches. Wenn Sie sehr harte Nägel haben und befürchten, dass die Prozedur schmerzhaft werden könnte, kann Ihr Arzt Ihnen einige Tage zuvor einen Verband mit Harnstoffsalbe um den Finger oder Zeh wickeln. Diese Substanz erweicht das hornige Material, tötet die Pilze aber nicht ab.

Haarproben

Wenn die Haare kurz nach dem Ansatz abbrechen: Häufiger noch als Pilze sind daran ständiges Reiben durch Haarschmuck, häufig getragene Kopfbedeckungen oder auch falsch durchgeführte Dauerwellen und Färbungen schuld.

Pilze wachsen gerne in behaarten Körperregionen, etwa auf dem Kopf oder im Bart. Sie wachsen dort von der Haut aus in Richtung Haarwurzel, bei starkem Pilzbefall brechen die Haare ab. Wichtig ist es, für die Probenentnahme die Haarstümpfe zu erwischen, aus denen sich dann vielleicht Pilze kultivieren lassen.
Der Arzt hat für die teilweise winzigen Haarstümpfe spezielle Instrumente, wie etwa eine besonders feine Pinzette. Mit ihr sollte er möglichst viele Haarstümpfe herausziehen, die er dann verschickt. Zuvor muss er unbedingt die pilzverdächtige Hautregion sorgfältig mit Alkohol reinigen, um ein falsches Testergebnis zu vermeiden.

Der Probenversand – eine Wissenschaft für sich

Für einen möglichst zuverlässigen Test ist nicht nur die Entnahmetechnik enorm wichtig. Auch danach passieren häufig Fehler. Selbst wenn Ihr Arzt ein eigenes Pilzlabor hat und die Proben untersucht, gelangen manchmal fremde Keime in die Kultur, die gar nicht im Körper des Patienten vorhanden sind. Vor allem aber beim Verschicken der Proben passieren immer wieder Fehler, beklagen Laborspezialisten. Die meisten von ihnen geben deshalb gerne entsprechende Tips.

Die Bluttests

Haben sich Pilze im Körper eingenistet, hinterlassen sie nicht nur direkte Spuren. Mediziner können nach den Abwehrstoffen suchen, die der Körper beim Kampf gegen die Pilze bildet. Enthält das Blut viele dieser Abwehrkörper, deutet dies auf eine Pilzinfektion hin. Für den Antikörpergehalt im Blut gibt es im Medizinerdeutsch den

Begriff »Titer«. Ein hoher Pilz-Titer bedeutet also, dass sich der Körper in der Vergangenheit gegen die Schmarotzer gewehrt hat oder es gegenwärtig immer noch tut.
An der Abwehrschlacht gegen Pilze sind viele Teile des Immunsystems beteiligt. Für jeden Mitspieler des Abwehrteams gibt es einen speziellen Test, aus dessen Ergebnis der Arzt unterschiedliche Schlüsse zieht. Weil die Tests alle schier unaussprechliche Namen haben, benutzen Mediziner fast ausschließlich Abkürzungen dafür.
Zu den wichtigsten Antikörpertestverfahren gehören der HAT- und der IFT-Test.

Bluttests können zeigen, ob der Körper sich mit den Schmarotzern auseinandergesetzt hat oder ob er es immer noch tut.

Der »HAT« – habe ich im Augenblick Pilze?

Dieses Testverfahren sagt etwas über die aktuelle Situation des Immunsystems aus. Ein »Hämagglutinations-Test«, wie er ausführlich heißt, sucht nach den Immunglobulinen vom Typ M (IgM). Diese Antikörper zirkulieren nur sehr kurze Zeit im Blut. Etwa eine gute Woche nach dem Ende einer Infektion sind sie wieder verschwunden. Findet ein Arzt diese Antikörper, heißt das, dass höchstwahrscheinlich Pilze vorhanden sind, gegen die sich der Körper im Augenblick wehrt.

Der »IFT« – hatte ich vor einiger Zeit Pilze?

Der »Immunfluoreszenz-Test« (IFT) weist Antikörper vom Typ G (IgG) nach. Diese Abwehrkräfte schwimmen noch ungefähr einen Monat nach einer Pilzinfektion im Blut. Diese Tests liefern dem Arzt wertvolle Erkenntnisse. Ein positiver IFT- und ein positiver HAT-Test besagen beispielsweise, dass der Infektionsbeginn schon länger zurückliegen muss und dass der Körper noch immer gegen Pilze kämpft.
Darüber hinaus gibt es einige weitere ergänzende Bluttests, die aber nicht immer notwendig sind und die nicht jedes Labor durchführt. Auch Ihrem Arzt wird in der Regel die Technik dazu fehlen. Das ist nichts Ungewöhnliches, er gibt wahrscheinlich wie fast alle Mediziner seine Blutproben zur Untersuchung außer Haus. Sollte das Labor Ihres Arztes diese Blutuntersuchungen nicht durchführen, so finden Sie im Anhang einige Adressen, an die er Blutproben einsenden kann.

Pilztests – trotz ausgefeilter Technik nicht verlässlich?

Ob Wissenschaftler die Pilze als Kultur anzüchten oder Mediziner im Blut nach ihnen fahnden: Diese Tests sind heute ausgereift – liefern aber manchmal falsche Ergebnisse. Möglicherweise wachsen auf dem Nährboden im Labor keine Pilze, obwohl in der Probe welche steckten. Dann waren entweder die Wachstumsbedingungen nicht optimal, andere Keime haben sich zu schnell auf dem Nährboden breit gemacht und den Pilzen die Nahrung weggenommen, oder aber die Probe wurde falsch genommen. Es gibt einige Pilze, die dafür bekannt sind, dass sie nur sehr schwer im Labor zu züchten sind. Dazu gehört beispielsweise der Hautpilz Pityrosporum ovale.

Pilze haben ihre Tücken: Auch die ausgereiftesten Tests können falsche Ergebnisse liefern. Ein guter Arzt wird bei anhaltenden Beschwerden die Untersuchungen wiederholen.

Auch unter den Bluttests gibt es manchmal »Versager«. Eine häufige Fehlerquelle stellt dabei das geschwächte Immunsystem des Pilzinfizierten dar. Denn wenn das Immunsystem nicht mehr richtig arbeitet, produziert es nicht genügend Abwehrkörper gegen Pilze. Dann täuscht ein niedriger Antikörperspiegel ein negatives Ergebnis nur vor, obwohl der Betroffene vielleicht sogar sehr viele Pilze hat. Darüber hinaus haben Wissenschaftler festgestellt, dass einige krank machende Pilzarten keinen erhöhten Titer hervorrufen. So lassen sich beispielsweise Abwehrstoffe gegen die krank machende Hefe Candida krusei im Blut nicht nachweisen. Trotzdem bieten die Pilzkulturen und die Bluttests zusammen ein gutes und engmaschiges System, das für den allergrößten Teil der Betroffenen völlig ausreicht – und das nicht allzu aufwändig ist.

Testen Sie lieber mehrfach

Wie Sie jetzt wissen, sind die lästigen Schmarotzer äußerst hartnäckig. Egal, welche Beschwerden Sie haben oder welchen Test Sie über sich ergehen lassen mussten, bedenken Sie immer wieder: Auch ein negatives Ergebnis besagt nicht unbedingt, dass keine Pilzerkrankung vorliegt. Lassen Sie sich lieber einmal zu viel als zu wenig testen.

Die Medikamente

Die Behandlung – immer eine Kombination

Pilze haben eine ganze Reihe von Tricks, um im Körper zu überleben. Allerdings sitzt der Mensch letztlich am längeren Hebel, wenn es darum geht, sie wieder loszuwerden. Es gibt sehr wirksame Medikamente gegen die Schmarotzer. Hat Ihr Arzt bei Ihnen Pilze festgestellt, sind sowohl Arzneimittel als auch die Ernährungsumstellung unerlässlich. Versuchen Sie besser nicht, die Pilze nur mit einer Diät zu besiegen – es wird Ihnen nicht gelingen. Im Gegenteil: Sie schaden sich damit möglicherweise mehr, als Sie sich nützen. Hungrige Pilze produzieren jede Menge schädlicher Substanzen, um sich unliebsame Nahrungskonkurrenten vom Hals zu halten und Ihr Immunsystem zu schwächen, außerdem animieren sie Sie zum Essen.

Hungrige Pilze werden erst richtig gefährlich

Fehlt ihnen die Nahrung, wachsen sie durch die Darmwand und zapfen die umgebenden kleinen Blutgefäße an. Der Zucker im Blut dient ihnen dann als Stärkung. Sind sie einmal dort angekommen, ist ihre Behandlung noch um einiges schwieriger.

Pilze kann man nicht aushungern. Im Gegenteil: Sie werden bei Nahrungsmangel zu einer viel größeren Gefahr.

Den Schaden können Sie nur abwenden, wenn Sie den Pilzen gleichzeitig mit Medikamenten den Garaus machen. Die am häufigsten angewendeten Präparate wirken ausschließlich gegen Pilze und schaden weder den nützlichen Darmbakterien noch Ihnen.

Eine Anti-Pilz-Behandlung kann neben einer Ernährungsumstellung und Medikamenten noch weitere Maßnahmen umfassen. So stärken einige Präparate Ihr Immunsystem. Auch dem Darm kann man helfen, wieder fit zu werden. Diese Ergänzungen sind individuell und eine Sache zwischen Ihrem Therapeuten und Ihnen. Auf jeden Fall aber muss die Behandlung eine Ernährungsumstellung und Medikamente beinhalten. Bei den Präparaten gibt es heute viele unterschiedliche Substanzen, die auch verschiedene Wirkungsweisen haben. Die meisten Medikamente gegen eine Pilzinfektion im Darm wirken nur dort, wo sie gebraucht werden.

Der Klassiker Nystatin, ein wirksames Medikament

Weltweit benutzte medizinische Waffe gegen Pilze: Nystatin, die erfreuliche Ausnahme von der Regel »Keine Wirkung ohne Nebenwirkung«.

Bereits 1950 entdeckten zwei Amerikanerinnen einen Wirkstoff, der bis heute bei der Anti-Pilz-Behandlung weltweit im Einsatz ist. Sie isolierten aus Bakterien eine natürliche Substanz, die einem Bakterium als Waffe gegen Pilze dient. Diesen Wirkstoff tauften die beiden Forscherinnen »Nystatin«. Dieses Kürzel steht für »New York State in« und soll daran erinnern, dass die Substanz in einem Labor des US-Bundesstaates New York entdeckt wurde. Nystatin ist eines der wenigen hochwirksamen Medikamente fast ohne Nebenwirkungen. In einigen Fällen verursacht es bei sehr hoher Dosierung Durchfall. Die Nystatinmoleküle sind so groß, dass sie die Darmwand nicht durchdringen können. So verläßt die Substanz, nachdem sie den Darm passiert und unter den dort siedelnden Pilzen nachhaltig aufgeräumt hat, unverändert den Verdauungstrakt. Sogar Schwangere dürfen es deshalb ohne Bedenken nehmen. Nystatin ist in Deutschland frei in der Apotheke verkäuflich. Die Wirkungsweise von Nystatin ist einfach: Es macht die Außenwand der Pilzzelle durchlässig. So verlieren Pilze lebenswichtige Stoffe; gleichzeitig dringen fremde Substanzen in ihre Zelle ein, die dann entweder in sich zusammenfällt oder platzt.

Viele Firmen bieten diese Substanz unter verschiedenen Namen an. Seien Sie also nicht überrascht, wenn auf der Packung ein anderer Produktname steht. Als Wirkstoff ist dennoch Nystatin darin enthalten. Er ist ebenso auf der Packung aufgedruckt, nur etwas kleiner. Manche Ärzte und Heilpraktiker verordnen gerne speziell vom Apotheker angemischte Medikamente. Achten Sie aber auf eine ausreichend hohe Dosierung des Medikaments. Beim Nystatin zählt man in »Internationalen Einheiten (I. E.)«. Eine Tablette Nystatin sollte 500 000 I. E. enthalten. Bei Fertigpräparaten steht diese Dosierung auf der Verpackung.

Ernährung und Medikamente aufeinander abstimmen

Eine Umstellung Ihrer Ernährungsgewohnheiten allein reicht nicht aus, um den lästigen Schmarotzern den Garaus zu machen. Ihr Arzt muss Ihnen gleichzeitig die notwendigen Medikamente verschreiben. Denn auch die Abstimmung von Nahrungsmitteln und Arzneien ist ein wichtiger Faktor im Kampf gegen Pilze.

Nystatin – morgens, mittags, abends

Die Dosierung von Nystatin richtet sich vor allem danach, wie viele Pilze in Ihrer Stuhlprobe waren. Ein sehr gängiges Behandlungsschema sieht so aus:

- Morgens nehmen Sie 2 Dragees Nystatin nach dem Frühstück. Nach dem Essen Zähne putzen und mit der Nystatinflüssigkeit den Mund spülen. Die Substanz möglichst lange im Mund behalten und »durch die Zähne ziehen«. In kleinen Portionen langsam schlucken.
- Mittags und abends machen Sie es wie morgens. Nach den Mahlzeiten schlucken Sie jeweils 2 Nystatintabletten. Im Bett vor dem Schlafen noch einmal Nystatinflüssigkeit in den Mund nehmen und nach einiger Zeit langsam schlucken. Dann rutscht die Substanz nicht gleich abwärts in den Magen und wirkt in der Speiseröhre. Deshalb wäre es gut, auch tagsüber die Flüssigkeit im Liegen einzunehmen, wenn Sie die Möglichkeit dazu haben.

Medikamente für den Darm – Natamycin und Amphotericin B

Chemisch eng verwandt mit dem Nystatin sind die Substanzen Natamycin und Amphotericin B. In Tablettenform oder als Flüssigkeit wirken beide ebenso wie Nystatin ausschließlich im Darm und haben praktisch keine Nebenwirkungen. Amphotericin B gibt es außerdem noch als Lutschtablette, was für eine gründliche Mundsanierung bei Pilzbefall sinnvoll sein kann.

Viele der sanften Präparate gibt es auch als Infusion. Sie ist beim normalen Darmpilz aber eigentlich nicht nötig.

Manchmal verordnen Ärzte auch Amphotericin B als Infusionslösung. Gelangt das Medikament über die Blutbahn in alle Organe, tötet es dort die Pilze ab. Diese Behandlung ist nur bei schwer kranken Pilzpatienten nötig, bei denen die Ärzte die Krankheit nicht mehr anders in den Griff bekommen. Dies nicht zuletzt auch deshalb, weil diese Behandlungsform sehr schwere Nebenwirkungen haben kann.

Leider helfen Nystatin, Natamycin oder Amphotericin B in Tablettenform nicht mehr, wenn sich die Schmarotzer bereits in ande-

Nystatin, ein natürlicher Stoff

Nystatin ist ein sanftes Heilmittel. Die Medizin macht sich nur seine Wirkung zunutze, die es auch in der Natur hat: Pilze abzutöten.
Nystatin gibt es für die Darmheilung in Form von Tabletten, Dragees und als Flüssigkeit oder Gel für den Mund- und Rachenraum. Es ist sehr wichtig, dass Sie immer sowohl Tabletten als auch die Flüssigkeit oder das Gel verwenden! Denn wenn sich Pilze im Darm breit gemacht haben, sitzen sie auch – unsichtbar – im Mund und in der Speiseröhre. Dann nutzt eine Darmsanierung gar nichts, weil Sie immer wieder neue Pilzzellen herunterschlucken und sich selbst infizieren. Das Gel oder die Flüssigkeit wirkt vom Mund bis in den Magen, die Tabletten von dort an abwärts. Nur so haben Pilze keine Chance mehr.

ren Organen oder auf der Haut niedergelassen haben. Zwar kann ihr Ausgangsort der Darm gewesen sein, aber für die Heilung einer Nagelpilzinfektion oder einer Pilzbesiedelung der Lunge reichen die Darmmedikamente nicht mehr aus. Einige Experten fordern trotzdem, in diesen Fällen den Darm mit zu untersuchen und auch zu behandeln, weil er eine mögliche Infektionsquelle ist.

Medikamente für den ganzen Körper – die Azole

Haben sich Pilze in der Niere, in den Harnwegen oder auf der Haut niedergelassen, helfen die Darmmedikamente nicht mehr allein. Dann verordnen viele Ärzte Präparate, die die Darmwand durchdringen und im ganzen Körper wirken. Diese »systemische« Therapie, wie Ärzte die Behandlung des ganzen Organsystems nennen, war bis vor einigen Jahren problematisch, weil diese Medikamente zum Teil schwere Nebenwirkungen hatten.

Sitzen die Pilze außerhalb des Darms, müssen Sie Medikamente nehmen, die im ganzen Körper wirken.

Das älteste systemische Medikament unter den Azolen ist das Ketoconazol. Es verursacht manchmal Nierenschäden und wird heute innerlich kaum noch angewendet. Forscher haben aus diesem Medikament im Laufe der Jahre andere Azole weiterentwickelt, die wesentlich weniger Nebenwirkungen haben. Heute verschreiben Mediziner meistens die Wirkstoffe Fluconazol und Itraconazol. Das Itraconazol rezeptieren Ärzte vorrangig bei Pilzinfektionen der Haut und der Finger- und Fußnägel. Fluconazol geben sie ihren Patienten oft bei schweren Pilzinfektionen der inneren Organe und auch gegen Scheidenpilze. Für den medizinischen Laien ist es schwierig, die Vor- und Nachteile systemisch wirkender Medikamente zu überblicken. Fragen Sie Ihren Arzt nach Wirkungen und Nebenwirkungen, wenn er diese Medikamente für nötig hält.

Bei einigen sehr wirksamen Nagelpilzmedikamenten muss der Arzt vor und regelmäßig auch während der Einnahme die Leberwerte prüfen – wenn dieses Organ vorgeschädigt ist, bleibt nur, das Präparat zu wechseln.

Pulver, Tinkturen und Shampoos – Hilfe gegen Hautpilze

Leichter als im Darm sind Pilze auf der Hautoberfläche zu erreichen. Hierfür gibt es fast alle Anti-Pilz-Wirkstoffe als Salbe, Creme, Tinktur, Bad, Pulver, Shampoo und Lösung. Auch das Ketoconazol leistet sehr gute Dienste, weil es äußerlich angewendet nicht die beschriebenen unerwünschten Nebenwirkungen hat. Die Behandlung mit Salben und Tinkturen erfordert meist mehr Geduld als diejenige mit systemisch wirkenden Medikamenten. Sie hat dafür auch weniger Nebenwirkungen. Auch hier ist Ihr Arzt der beste Berater.

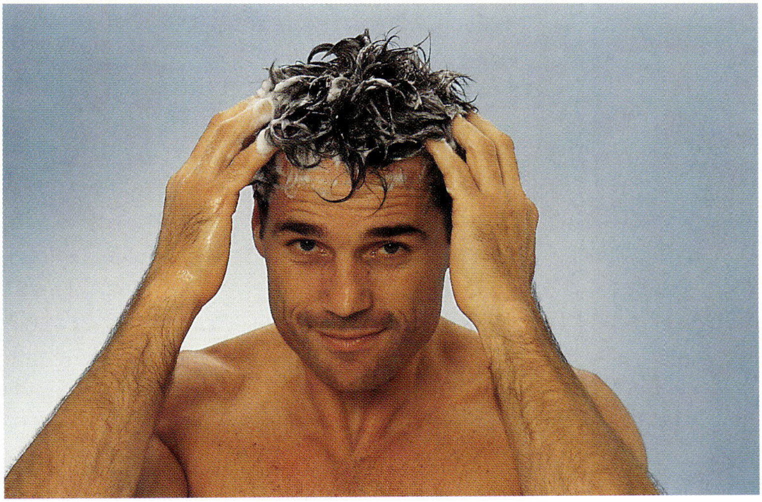

Auf behaarter Haut fühlen sich Pilze besonders wohl. Abhilfe von außen können hier spezielle Haarshampoos bieten.

Pilze behandeln

So werden Sie die Schmarotzer los

Es gibt keine einheitliche Behandlung gegen Pilze im Darm. Die Behandlungsdauer richtet sich vor allem danach, wie viele Schmarotzer den Patienten plagen und wie zählebig der krank machende Keim ist. Auch die Art der Medikamente und ihre Dosierung richten sich danach. Genauso unterschiedlich reagiert jeder Pilzpatient auf die Behandlung: Der eine könnte schon nach den ersten Tagen Bäume ausreißen, der andere fühlt sich erst einmal schlechter. Die folgende Übersicht zeigt Ihnen, auf was Sie sich bei einer Anti-Pilz-Behandlung einstellen sollten und was Sie tun müssen.

Werden Sie nicht ungeduldig, wenn die Beschwerden nicht gleich gelindert sind: Eine mögliche Verschlimmerung gehört zum Heilungsprozess.

Die erste Woche – das sollten Sie zu Beginn tun

- Wechseln Sie Ihre Zahnbürste aus. Oft sitzen daran Pilze, und Sie stecken sich immer wieder aufs Neue an. Über Nacht sollten Sie den Bürstenkopf in eine pilztötende Lösung stellen. Auch Zahnprothesen müssen über Nacht desinfiziert werden.
- Waschen Sie Ihre Unterwäsche, Ihre Handtücher und Waschlappen während der gesamten Behandlung bei 95 °C.
- Wenn Sie mögen, entleeren Sie zu Beginn der Anti-Pilz-Therapie Ihren Darm einmal völlig, etwa mit dem abführenden Glaubersalz aus der Apotheke. Einige Menschen finden dies als Start angenehm. Die Darmentleerung ist aber kein Muss.
- Kaufen Sie anhand unserer Liste die empfohlenen Lebensmittel ein. Ein wohlgefüllter Kühlschrank mit knackigem Gemüse und anderen Leckereien erleichtert Ihnen den Anfang.
- Beginnen Sie mit der Ernährungsumstellung und der Medikamenteneinnahme gleichzeitig.
- Nehmen Sie die Medikamente kurz vor oder mit den Mahlzeiten. Vergessen Sie vor dem Einschlafen nicht, den Mund noch einmal mit einer Anti-Pilz-Flüssigkeit zu spülen.
- Trinken Sie mindestens drei Liter am Tag. Das entlastet den Körper von schädlichen Stoffwechselprodukten absterbender Pilze.

Darauf sollten Sie sich einstellen

- Einige Pilzgeplagte merken schon nach kurzer Zeit eine deutliche Besserung ihrer Beschwerden. Bei anderen verschlimmern sich die Beschwerden zunächst. Das ist normal. Denn die millionenfach absterbenden Pilze belasten den Körper mit ihren schädlichen Stoffwechselprodukten. Außerdem muss die körpereigene Müllabfuhr, die Makrophagen, die zerfallenen Pilzzellen loswerden. Das belastet den Organismus.
- In einigen Fällen reagiert der Körper mit Fieber. Das ist nicht gefährlich, sondern seine natürliche Abwehrstrategie. Auch wenn Sie sich sehr müde fühlen, ist dies wahrscheinlich ein Zeichen für einen tobenden Abwehrkampf. Diese Reaktion kennen auch die Mediziner. Sie nennen sie »Herxheimer Reaktion«. Werden Ihre Beschwerden sehr unangenehm, verringern Sie die Medikamentendosis etwas, um die Zahl der absterbenden Pilzzellen zu vermindern. Besprechen Sie dies vorher mit Ihrem Arzt!
- In den ersten Tagen könnte es auch sein, dass Sie verstärkt Verdauungsprobleme plagen. Auch dies ist ein Nebeneffekt der absterbenden Pilze.

Sollten Sie Anfälle von Heißhunger nach Süßigkeiten plagen, helfen zuckerfreie Schleckereien.

Die zweite Woche – das sollten Sie nun tun

- Nehmen Sie regelmäßig Ihre Medikamente.
- Nehmen Sie sich Zeit für sich selbst. Sie werden jetzt vielleicht schon merken, dass es Ihnen langsam besser geht. Dann tut auch ein entspannendes Bad, ein Spaziergang oder ein Besuch beim Friseur der Seele doppelt gut.

Darauf sollten Sie sich einstellen

- Wenn die Pilze Sie sehr hartnäckig plagen, kann es sein, dass Sie sich noch immer müde und hungrig fühlen. Doch denken Sie daran: Sie sitzen am längeren Hebel, diese Phase dauert nicht mehr lange, wenn Sie nicht schwach werden!
- Wenn Ihre Beschwerden wie etwa Blähungen oder Gelenkschmerzen jetzt schon verschwunden sind, werden Sie nicht übermütig! Machen Sie sich klar: Es sind noch immer Pilze da, die sich sofort wieder rasant vermehren, wenn Sie die Behandlung jetzt schon abbrechen. Dann war alles umsonst.

Die dritte Woche und die Zeit danach

Auch wenn Ihre Beschwerden verschwinden: Brechen Sie die Behandlung auf keinen Fall verfrüht ab.

- Nehmen Sie auf jeden Fall Ihre Medikamente so lange ein, wie sie der Arzt verschreibt. Das dauert in einigen Fällen bis zu vier, fünf Wochen, kann in Ausnahmefällen, z. B. bei Nagelpilz, aber auch bis zu einem Jahr nötig sein.
- Nach dem Ende der Medikamentenbehandlung sollten Sie noch einmal eine Stuhlprobe abgeben und nachsehen lassen, ob die Pilze wirklich weg sind.
- Jetzt sollten Sie ausprobieren, ob Ihnen hefehaltige Lebensmittel nicht bekommen oder ob Sie vielleicht andere Lebensmittel nicht vertragen. Zu diesem Zweck können Sie eine Rotationsdiät machen und gezielt »verdächtige« Nahrungsmittel testen.
- Sie werden bereits merken, dass es Ihnen deutlich besser geht. Wer vorher mit überschüssigen Pfunden zu kämpfen hatte, freut sich wahrscheinlich etwa ab der fünften, sechsten Woche über seinen erleichterten Gang auf die Waage.

Was tun, wenn die Pilze wiederkommen?

Sogar ein kleines Loch im Zahn bietet einen Nistplatz für die Schmarotzer. Deshalb: Gehen Sie vor der Behandlung zum Zahnarzt!

Es passiert nicht selten, dass Pilzinfizierte kurz nach ihrer Behandlung die ungeliebten Symptome zurückkehren fühlen. Es gibt viele Gründe für einen Rückfall.

- Eine häufige Quelle für die Wiederansteckung ist ein Loch in einem Zahn. Dort nisten sich die Schmarotzer gerne ein. Die Medikamente dringen jedoch oft nicht in ausreichender Konzentration bis dahin vor. Auch Zahnstein bildet häufig Ecken und Winkel, die den Pilzen Unterschlupf bieten. Lassen Sie diese Möglichkeiten von einem Zahnarzt überprüfen.
- Vielleicht haben Sie sich auch bei Ihrem Partner wieder angesteckt. Es muss nicht sein, dass er oder sie etwas von den Schmarotzern bemerkt, ein Kuss reicht leider manchmal schon für eine Ansteckung aus.
- Eine weitere Infektionsquelle sind auch Haustiere. Wenn Sie Ihrer Katze oder Ihrem Hund über Kopf oder Schnauze streichen und sich einige Zeit danach selbst wieder an die Lippen fassen, ist eine Neuansteckung schnell passiert. Auch Ihre Haustiere können durch Pilzbefall krank werden und sollten behandelt werden, damit Sie sich nicht ständig neu infizieren.

Alternative und ergänzende Therapien

Hokuspokus oder Heilungsmethoden?

Neben der Standardtherapie »Medikament und Ernährungsumstellung« gibt es eine ganze Reihe weiterer Konzepte gegen Pilze. Für den Experten steht allerdings fest: keine erfolgreiche Therapie ohne Änderung des Speiseplans und Anti-Pilz-Medikamente. Als gute Ergänzung zur Grundtherapie haben sich im Lauf der Zeit einige Behandlungsformen erwiesen. Andere Heilmethoden sind Mumpitz und teilweise sogar gefährlich. Wir stellen Ihnen hier einige ergänzende Therapiekonzepte vor, damit Sie selbst entscheiden können, ob Sie es zusätzlich damit versuchen wollen.

So rasant wie die Pilze selbst vermehren sich abstruse Therapievorschläge selbst ernannter »Alternativmediziner«. Auch wenn Sie sich von der Schulmedizin im Stich gelassen fühlen: Prüfen Sie Behandlungskonzepte nüchtern und kritisch, bevor Sie sich auf vermeintliche »Wundermittel« einlassen.

Der Aufbau der Darmflora

Der Darm ist normalerweise ein Tummelplatz für viele hundert verschiedene Bakterienarten. Sie sorgen mit dafür, dass er richtig funktioniert. Haben sich aber einmal Pilze breit gemacht, stören sie das gesunde Gleichgewicht dieser gutartigen Mikroorganismen. Beseitigt man die Pilze mit Medikamenten, empfehlen viele Ärzte, die Darmflora gezielt wieder aufzubauen. Die dazu notwendigen Bakterien gibt es als Tabletten frei verkäuflich in der Apotheke.

Die Darmoberfläche ist zwar groß, aber irgendwann ist auch sie voll besetzt. Besiedeln nützliche Bakterien einen pilzfreien Darm, haben es eindringende Pilze schwer, sich breit zu machen. Außerdem besitzen Bakterien auch wirksame Waffen gegen Pilze.

Gutartige Darmbakterien haben noch eine weitere Wirkung: Obwohl sie selbst nicht schädlich sind, regen sie die Darmoberfläche dazu an, potente Abwehrstoffe gegen andere Mikroorganismen zu produzieren. Gerade nach einer Pilzinfektion des Darms ist die Immunabwehr an der Darmschleimhaut oft sehr geschwächt. Bildet

Der rote Sonnenhut (Echinacea purpurea) enthält Wirkstoffe, die das Immunsystem stimulieren. Mit Echinazinpräparaten aus der Apotheke lässt sich die Pilztherapie sinnvoll ergänzen.

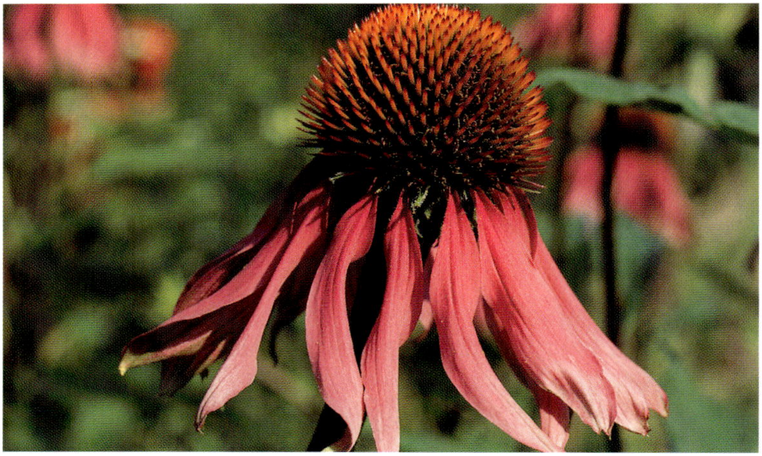

Seit einiger Zeit machen Milchprodukte mit lebenden Kulturen zur Pflege einer gesunden Darmflora Furore. Es ist aber noch nicht erwiesen, ob diese Kulturen tatsächlich im Darm überleben können.

der Körper dort nun beispielsweise ausreichend Immunglobuline vom Typ A (IgA), kann er sich auch wieder besser gegen neu eindringende Pilze wehren. Gutartige, vermehrungsfähige Darmbakterien gibt es von verschiedenen Herstellern als Tabletten oder als Saft. Weil in den einzelnen Darmabschnitten verschiedene Bakterien leben, empfehlen Experten, unterschiedliche Präparate gleichzeitig zu nehmen. Die einen enthalten unter anderem sogenannte Laktobakterien, die sich vornehmlich im Dünndarm tummeln.
Weiter unten, im Dickdarm, leben gerne die Escherichia coli oder auch kurz E. coli genannt. Auch sie gibt es als Kapsel. Ergänzend verschreiben manche Ärzte noch einen Saft, der eine ganze Reihe abgetöteter Darmbakterien und Zellbestandteile enthält. Diese können sich zwar nicht mehr vermehren, fördern aber die Antikörperproduktion an der Darmschleimhaut.

Futter für die guten Bakterien – Milchzucker

Wenn gutartige Darmbakterien gedeihen sollen, kann man sie regelrecht füttern, ohne dass gleichzeitig die Pilze davon profitieren. Milchzucker dient den Bakterien als willkommene Nahrung, krank machende Pilze dagegen können ihn nicht verwerten. Das verschafft den Bakterien einen Wachstumsvorteil, vor allem wenn man ansonsten alle anderen Zucker aus der Nahrung streicht.

Die Stärkung des Immunsystems

Manche Ärzte empfehlen bei einer Pilzinfektion eine Stimulierung des Immunsystems im ganzen Organismus. Dazu stehen etliche Medikamente zur Verfügung, die sehr unterschiedlich wirken.

Immunglobuline

Um den Menschen vor gefährlichen Infektionen zu schützen, kann man dem Immunsystem mit einem Medikament auf die Sprünge helfen, das Zellen der körpereigenen Abwehr enthält. Diese Mixtur aus Immunglobulinen lassen sich beispielsweise Tropenreisende oft als Vorbeugung gegen Gelbsucht spritzen. Auch bei der Behandlung von Pilzinfektionen setzen sie einige Mediziner ein. Experten streiten sich noch darüber, wie effektiv diese Behandlung gegen Pilze ist. In jedem Fall ist das Medikament relativ teuer.

Vitamine, Mineralstoffe und Spurenelemente helfen dem Immunsystem auf die Sprünge. Besser als jeder Vitamincocktail sind jedoch immer eine regelmäßige, ausgewogene Ernährung und genügend Bewegung.

Echinacea

Echinacea ist ein pflanzliches Produkt und wird aus Sonnenhut gewonnen. Der Extrakt besitzt eine immunstimulierende Wirkung. Die Verfechter dieser Therapie meinen außerdem, dass Sonnenhutextrakt direkt gegen Pilze wirkt. Zur unterstützenden Therapie ist dieses Medikament sinnvoll. Der Echinazinextrakt aus der Apotheke hat eine wesentlich stärkere Wirkung als eine Teezubereitung. Arzneimittelspezialisten meinen, dass durch Tee allein die notwendige Dosis nicht zu erreichen ist.

Vitamine, Mineralstoffe und Spurenelemente

Mediziner haben beobachtet, dass die körpereigene Abwehr von Pilzpatienten häufig »lahmt«. Ihr fehlen oft Vitamine, Mineralstoffe und Spurenelemente, um richtig funktionieren zu können. Es hat sich gezeigt, dass Pilzpatienten vor allem das Element Zink fehlt. Der gesunde Mensch braucht am Tag durchschnittlich 15 Milligramm des Spurenelements.

Zink spielt eine wichtige Rolle bei vielen Prozessen, die im Immunsystem ablaufen. Zur unterstützenden Therapie bei Pilzinfektionen verschreiben deshalb manche Ärzte Zinktabletten. Es gibt sie auch frei verkäuflich in der Apotheke.

Gleiches gilt auch für das Spurenelement Selen, dessen immunstärkende Wirkung heute wissenschaftlich gut belegt ist. Zahlreiche Selenpräparate enthalten allerdings gleichzeitig »zahme« Hefen. Viele Pilzinfizierte vertragen selbst gutartige Hefen nicht mehr, so dass sie sich in diesem Fall besser nach einem Selenmedikament umsehen, das ganz sicher keine Hefe enthält. Theoretisch können Ihnen auch alle anderen Vitamine, Mineralstoffe und Spurenelemente fehlen. Ein solcher Mangel lässt sich auch im Blut nachweisen. Allerdings ordnen nur wenige Ärzte eine solche Blutuntersuchung an, obwohl dies die medizinisch sinnvollste Lösung wäre. Denn Sie brauchen keine zusätzlichen Vitamine und Spurenelemente zu schlucken, wenn sie Ihnen nicht fehlen. Eine vernünftige Ernährungsweise reicht im Normalfall völlig aus.

Homöopathische Verfahren

Die Homöopathie funktioniert nach dem Prinzip: »Gleiches wird durch Gleiches geheilt.« Die Verabreichung der Mittel erfolgt in sehr starken Verdünnungen.

Viele naturheilkundliche Ärzte und Heilpraktiker wenden zur Therapie verschiedener Krankheiten Homöopathika an. Das sind Präparate, deren Ursprungssubstanz so stark verdünnt wurde, dass rein rechnerisch nur noch wenige Moleküle davon im Medikament selbst vorhanden sind. Die Wirkungsweise dieser Mittel erklären Homöopathen allerdings ohnehin nicht über die Konzentration des Ausgangsstoffes, sondern über andere Mechanismen. Diese Medikamente sollen vielmehr den ganzen Körper für die Krankheit unempfänglicher machen. Nach wie vor herrscht eine lebhafte Diskussion um diese Form der alternativen Medizin, die wir hier nicht abschließend beurteilen können.

Teebaumöl

Das australische Teebaumöl ist in letzter Zeit sehr zu Ehren gekommen. Auch gegen Pilze empfehlen es einige Therapeuten, der Gedanke an ein so natürliches Anti-Pilz-Mittel begeistert vorrangig die Naturheilkundler. Tatsächlich hat das Teebaumöl eine starke antimikrobielle Potenz, auch gegen Pilze ist seine Wirkung nicht zu verachten. Für eine Behandlung von Darmpilzen ist es aber auf keinen Fall geeignet. Die ätherischen Öle, die im

Teebaumöl stecken und seine Wirkung ausmachen, wirken gleichzeitig auch stark allergen. Die Nachteile gegenüber anderen, natürlichen Anti-Pilz-Mitteln wie etwa Nystatin dürften beim Teebaumöl deutlich überwiegen.

Homöopathische Medikamente

Für eine Anti-Pilz-Therapie in unserem Sinne sind Homöopathika allein ungeeignet. Laborversuche mit homöopathisch verdünntem Nystatin haben gezeigt, dass es in dieser Form keine Wirkung gegen Pilze hat. Bei solchen Versuchen züchtet der Wissenschaftler eine Pilzkultur auf einem Nährboden. In die Mitte stanzt er ein Loch und gibt den zu testenden Wirkstoff hinein. Wenn rings um diesen Wirkstoff die Pilzbesiedelung zurückgeht, heißt das, dass die Substanz die Pilze tötet oder hemmt. Bei homöopathisch verdünntem Nystatin oder anderen verdünnten Anti-Pilz-Mitteln hat sich kein solcher Ring gezeigt. Wir empfehlen deshalb keine Anti-Pilz-Therapie, bei der Sie zugunsten von Homöopathika auf Standardmedikamente völlig verzichten. Homöopathika sind aber in Ordnung, wenn Ihr Therapeut Ihnen solche Mittel noch zusätzlich verordnet, um vielleicht die Behandlung zu unterstützen oder Ihrem Immunsystem zu helfen.

So hilfreich Homöopathika zur Unterstützung der Pilztherapie sein mögen: Lassen Sie sich nicht auf Behandlungen ein, die ausschließlich auf solche Heilmittel bauen. Standardmedikamente sind für einen nachhaltigen Erfolg über die Pilze unumgänglich.

Die Vakzinationstherapie

Anhänger der Vakzinationstherapie verwenden homöopathische Lösungen, die sie ihren Patienten vor allem bei Infektionskrankheiten spritzen. Diese »Nosoden« sind aus infektiösen Substanzen hergestellt und sollen dem Körper helfen, besser mit der Krankheit fertig zu werden. Dieser Therapie liegt die Idee einer Impfung zugrunde, daher auch der Name »Vakzinationstherapie«.

Allerdings hat sie mit einer Impfung im herkömmlichen Sinne nichts mehr zu tun, weil die Krankheitskeime so stark verdünnt sind, dass sie rein rechnerisch kaum mehr in der Lösung vorkommen. Anhänger dieser Methode sagen auch, dass diese Therapie Gifte aus dem Körper ausleiten soll, die der Krankheitskeim hinterlassen hat. Diese Thesen sind bislang wissenschaftlich nicht belegt. Als Ergänzung zur Standardtherapie mag die Nosodentherapie aber ihren Sinn haben.

Elektroakupunktur nach Voll

Etwa 700 Heilpraktiker und naturheilkundliche Ärzte verwenden in der Bundesrepublik die Elektroakupunktur nach Voll (EAV). Sie soll zur Diagnose und Behandlung von Krankheiten dienen. Ihre Anhänger sagen, dass sie damit relativ einfach auch tief im Körper verborgene Krankheitsherde aufspüren können.
Die Wirkung der EAV ist bei Medizinern allerdings sehr umstritten. Daher ist sie zumindest für die Behandlung von Pilzinfektionen nicht nötig. Denn die zur Verfügung stehenden Nachweismethoden sind zuverlässig und schaden Ihnen nicht. Wenn Sie meinen, dass Ihnen eine EAV-Behandlung, etwa zur Stimulierung des Immunsystems, hilft, können Sie sie zusätzlich zur Standarddiagnose und -therapie in Anspruch nehmen.

Vorsicht vor diesen Methoden!

Bei Pilzinfektionen sind viele Behandlungsmethoden noch umstritten, die meisten von ihnen wie etwa die Homöopathika sind als ergänzende Therapie akzeptabel. Es ist auch eine Frage persönlicher Vorlieben, was Sie als hilfreich und unterstützend empfinden.
Auf die folgenden drei Anti-Pilz-Behandlungen sollten Sie sich dagegen auf keinen Fall einlassen!

Wirkungslos gegen Pilze – Schwedenkräuter und Natron

Manche alternative Heilmethode ist nicht nur wirkungslos, sondern auch höchst riskant. So ist es beispielsweise ein Ammenmärchen, dass man mit Schwedenkräutern oder Natron etwas gegen Pilze ausrichten kann.

Einige Bücher über Säuglingspflege empfehlen eine Natronlösung zur Behandlung und Vorbeugung von Pilzinfektionen. Laborversuche haben gezeigt, dass Pilze trotz Natron ungerührt weiterwachsen. Die Autoren behaupten dagegen, Natron sei mindestens ebenso wirksam wie Nystatin oder andere Anti-Pilz-Medikamente. Das ist falsch und gefährlich, wenn Sie deshalb auf andere Medikamente verzichten. Da Natron auch keine unterstützende Heilwirkung hat, ist es bei einer Pilzbehandlung überflüssig.
Das Gleiche gilt auch für die sogenannten Schwedenkräuter, eine Lösung aus Alkohol und elf Kräutern. Auch sie zeigte keine Wirkung gegen Pilze, erst bei hoher Alkoholkonzentration starben einige Pilze ab. Da Schwedenkräuter die Anti-Pilz-Therapie auch sonst nicht unterstützen können, lehnen fachkundige Ärzte diese Flüssigkeit bei Pilzinfektionen ab.

Lebensgefährlich – Bor

Im letzten Jahrhundert verwendete man Bor oder Borsäure zur Desinfektion, auch manche Krankheiten behandelten Ärzte damit. Heute warnen Ärzte eindringlich vor dieser Substanz, denn eine Behandlung mit Borsäure kann tödlich sein. Selbst als Salbe dringt Bor durch die Haut und lagert sich in inneren Organen ab. Borsäurepuder verursacht Nierenschäden.
Pilzexperten beklagen, dass diese Substanz in letzter Zeit dennoch ein Comeback gefeiert hat. Immer wieder berichten Ärzte von Fällen, in denen beispielsweise Scheidenpilzinfektionen mit einem borhaltigen Tampon kuriert werden sollten und die Patientin eine Vergiftung erlitt. Darüber hinaus wirkt Bor noch nicht einmal gegen Pilze: Laborversuche haben gezeigt, dass sich die Schmarotzer trotz relativ hoher Borkonzentrationen gut vermehren.

Endlich pilzfrei? Fallen Sie bloß nicht gleich in alle alten Ernährungssünden zurück, sonst kommen die Plagegeister schnell wieder. Bleiben Sie noch einige Wochen den Anti-Pilz-Rezepten treu, und stellen Sie nur sehr allmählich um!

Wann bin ich wieder gesund?

Ob Sie die Pilze besiegt haben, merken Sie selbst zuerst. Wenn Ihre Beschwerden auf Pilze zurückzuführen waren, sind sie nun endgültig verschwunden. Viele ehemalige Pilzpatienten fühlen sich nach ihrer Behandlung »wie neu geboren«. Doch auch wenn Sie sich pudelwohl fühlen, muss eine Kontrolle beispielsweise einer Stuhlprobe beweisen, dass die Pilze tatsächlich weg sind. Denn es reichen nur einige wenige Keime, die sich wieder innerhalb kürzester Zeit vermehren, und Sie werden erneut krank.
Freuen Sie sich, wenn Ihnen das Labor bestätigt, dass Sie pilzfrei sind. Denn dann haben Sie unglaublich zähe Schmarotzer kleinbekommen, die Ihnen wahrscheinlich schon viele Jahre zu schaffen gemacht haben. Sollten Sie aber nach einiger Zeit spüren, dass die Symptome zurückkehren, seien Sie nicht enttäuscht: Rückfälle kommen leider immer wieder vor. Pilze sind eben sehr hartnäckig. Haben Sie sich aber strikt an die Medikation gehalten, und ihren Ernährungsplan ebenso genau eingehalten, haben Sie die besten Chancen, die Schmarotzer los zu sein.

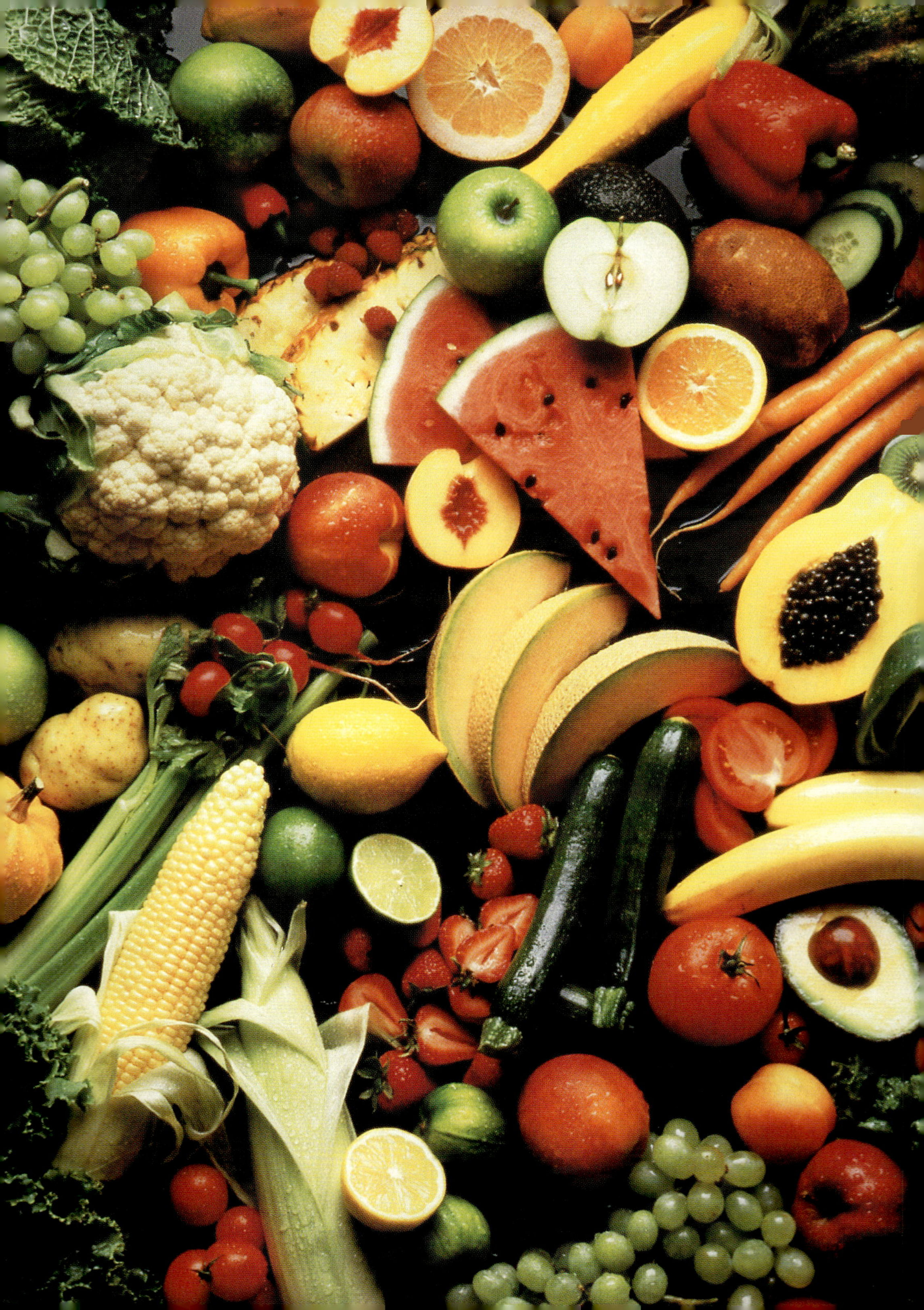

HEILSAMES ESSEN

Über die medizinische Seite einer Pilzinfektion haben Sie bis hierher schon viel erfahren. Nun geht es um einen mindestens ebenso wichtigen Teil der Therapie: um Ihre Ernährung. Mit ihr haben Sie den Schlüssel zu Ihrer Heilung selbst in der Hand.

Warum ist die Diät wichtig?

Sie gewinnen bei einer dauerhaften Umstellung auf gesündere Essgewohnheiten mehr Energie und Lebensfreude, schönere Haut und verminderte Krankheitsanfälligkeit.

Eine akute Pilzinfektion lässt sich zwar sicher nicht durch eine Diät heilen, doch wenn man seinen Verdauungstrakt mit gesunder Ernährung fit macht, kann man erneute Infektionen vermeiden. Und wer sich vernünftig und abwechslungsreich ernährt, stärkt durch lebenswichtige Nährstoffe die körpereigenen Abwehrkräfte. Wichtig ist vor allem, dass man eine solche Ernährungsweise langfristig in den Alltag integrieren kann.
Experten sind sich einig, dass man die unangenehmen »Mitesser« im Darm nur dann auf Dauer los wird, wenn man ihnen den Aufenthalt so unangenehm wie möglich macht. Doch das können Medikamente langfristig nicht allein. Eine darmfreundliche Ernährungsweise gehört zur Behandlung.
Wenn sich bei ungünstiger Ernährung die Pilze im Körper regelrecht mästen, wird es schwer, sie wieder loszuwerden. Theoretisch wäre es also gut, die Schnorrer auszuhungern. Doch das geht nicht! Der Mensch muss essen, und der Pilz isst immer mit. Unser Körper braucht eine stetige Versorgung mit allen lebenswichtigen Nährstoffen, damit er leistungsfähig bleibt und sich gegen Eindringlinge wehren kann. Und nicht zuletzt soll dem Pilzpatienten das Essen weiterhin Spaß machen. Radikale Diäten bringen nichts. Vor allem deshalb nicht, weil sie der Erkrankte voller Frust wieder aufgibt. Eine optimale Diät bei Pilzerkrankungen ist ein Kompromiss zwischen wohlschmeckendem Essen für den Menschen und einer ausgeklügelten Ernährung für den gesunden Darm.

»Mogeln« Sie ruhig ein wenig, wenn Sie Gäste einladen: Ihr eigenes Dessert süßen Sie mit Milchzucker oder Süßstoff statt mit normalem Kristallzucker, und statt Wein und Bier bereiten Sie sich einen Eistee oder verdünnten Fruchtsaft.

Doch keine Panik: Eine vernünftige Ernährungsweise, die die schädlichen Pilze in Schach hält, kann wunderbar schmecken. Auch wenn Sie für Ihre Familie kochen oder oft Gäste haben, brauchen Sie keine langen Gesichter zu befürchten, wenn Sie nach unseren Rezepten kochen. Insbesondere dann nicht, wenn Ihre Angehörigen und Freunde schon Erfahrung mit der Vollwerternährung gemacht haben. Eine günstige Ernährungsweise bei einer Pilzerkrankung unterscheidet sich zwar in wichtigen Punkten von der Vollwertidee, aber kulinarisch sind die Unterschiede nicht groß. Es wird Ihnen also nicht schwer fallen, sich daran zu gewöhnen.

Die richtige Ernährung

- Schränken Sie Zuckerhaltiges ein, und essen Sie bevorzugt stärkereiche Lebensmittel.
- Achten Sie bei allen Mahlzeiten auf einen hohen Ballaststoffgehalt, und bevorzugen Sie Vollkornprodukte.
- Essen Sie frisches Obst – vor allem Zitrusfrüchte und Äpfel, aber verzichten Sie auf gesüßte Fruchtzubereitungen, selbst wenn auf der Verpackung mit dem Wort »zuckerfrei« geworben wird.
- Essen Sie während der Behandlung Ihrer Pilzerkrankung morgens ein ballaststoffreiches Spezialmüsli (Seite 102) anstelle von Brötchen und süßem Aufstrich.
- Halten Sie sich an Gemüse! Mindestens einmal täglich sollte jeweils eine Portion gegartes und rohes Gemüse auf den Tisch kommen.
- Essen Sie möglichst oft Lebensmittel, in denen lebende Laktobazillen enthalten sind. Dazu zählen Naturjoghurts und andere Sauermilchprodukte mit lebenden Kulturen. Ebenso günstig sind frische, also unerhitzte milchsaure Gemüse wie etwa Sauerkraut, Oliven, saure Bohnen.
- Machen Sie einen Bogen um alle alkoholischen Getränke, solange Sie Medikamente gegen Ihre Pilzinfektion bekommen.

Günstige Lebensmittel

Tausende von unterschiedlichen Lebensmitteln stehen uns beim täglichen Einkauf zur Wahl. Zwischen den Waren aus Supermärkten, grünen Läden und Reformhäusern können wir aussuchen, was wir mögen, was uns bekommt und was zu einer gesunden Ernährungsweise passt. Es ist darüber hinaus nicht einfach, sich zwischen den vielen Etiketten und Aufklebern zurechtzufinden, die uns alle »natürliche« oder »biologische« Genüsse versprechen. Die folgende Übersicht soll dabei helfen.

Milchprodukte

- Naturjoghurt mit lebenden Kulturen
- Quark, alle Fettstufen
- Schichtkäse
- Körniger Frischkäse
- Trinkmilch
- Dickmilch
- Kefir
- Buttermilch
- Alle Sorten Sahne und Crème fraîche
- Ungesüßte Molke
- Schnitt-, Schmelz- und Weichkäse

Eier

- Frische Eier in jeder Form
- Eiklar und Eigelb

Gemüse und Obst

- Alle frischen und tiefgefrorenen Gemüse
- Frische Früchte – vor allem Zitrusfrüchte, Äpfel und Beeren
- Vor allem Knoblauch, Zwiebeln, Porree, Rettich, Meerrettich, Garten- und Brunnenkresse
- Hülsenfrüchte, getrocknet oder eventuell auch aus der Dose
- Dauerkonserven, die ohne Zucker eingelegt sind
- Milchsaure Gemüse (z. B. Sauerkraut, Bohnen)
- Ballaststoffflocken aus Zuckerrüben

Getränke

- Diätlimonade mit Süßstoff – ohne Zuckerzusatz
- Colagetränke mit Süßstoff
- Bohnenkaffee oder Landkaffee
- Schwarzer Tee und Kräutertees, besonders auch grüner Tee
- Mineral- und Heilwässer
- Gemüsesäfte ohne Zuckerzusatz
- Fruchtsäfte ohne Zucker, mit Wasser verdünnt

Nährmittel und Kartoffelprodukte

- Alle Getreide als ganzes Korn oder als Schrot, Vollkornmehl oder -grieß
- Hafer-, Weizen-, Roggen- und Hirseflocken
- Hafer- und Weizenkleie
- Kartoffeln
- Pommes frites

Sojaprodukte

- Tofu (Sojaquark)
- Sojamilch (Sojadrink)
- Sojamehl, -granulat und -flocken
- Sojafleisch und -wurst

Günstige Lebensmittel

Suppen

- Klare Brühen und Bouillons
- Klare Suppen
- Fonds aus dem Glas (siehe Rezept Seite 204f.)

Binde- und Würzmittel

- Ketchup
- Essig
- Reines Kakaopulver (ohne Zucker und andere Zusätze)
- Natürliches Zitronenaroma
- Natürliches Mandelaroma
- Gelatine
- Pflanzliche Bindemittel wie beispielsweise Agar-Agar, Biobin oder Nestargel

Brot/Backwaren

- Sauerteig-Roggen-Vollkornbrot
- Mit Ballaststoffen angereicherte Sauerteigbrote, beispielsweise Kleiebrot
- Ungesüßte Vollkornkekse
- Vollkornknäckebrot
- Käsekräcker

Fleisch und Wurstwaren

- Fleisch von Huhn, Gans, Pute, Ente, Tauben und Wachteln
- Wild jeder Art
- Stallkaninchen
- Mageres Fleisch von Hammel und Lamm
- Mageres Rind- und Kalbfleisch
- Mageres Schweinefleisch
- Frischwurst
- Geflügelwurst
- Magerer Schinken

Fisch und Krebstiere

- Alle Meeres- und Süßwasserfische
- Austern und alle anderen Muschelarten (z. B. Venusmuscheln, Miesmuscheln)
- Tintenfisch oder Calamari ohne Panade
- Krabben, Shrimps, Garnelen, Hummer und andere Krebstiere
- Fischkonserven im eigenen Saft und in hochwertigem Öl, z. B. Thunfisch, Sardellen, Hering

Fette und Öle

- Kalt gepresste Pflanzenöle (z. B. Olivenöl, Nussöl, Leinöl)
- Butter, Butterschmalz
- Schweine- und Gänseschmalz
- Raffinierte Pflanzenöle (z. B. Markenöle mit und ohne Sortenangabe)
- Margarine, Halbfettmargarine

Nüsse und Samen

- Erdnüsse
- Haselnüsse
- Walnüsse
- Cashewnüsse
- Paranüsse
- Sonnenblumenkerne
- Sesam
- Leinsamen
- Mohn
- Kürbiskerne
- Kokosflocken
- Nussmus aus dem Reformhaus

Süßes

- Kohlenhydratfreie Süßstoffe wie Saccharin, Cyclamat, Aspartam und Acesulfam
- Milchzucker

Lebensmittel, die Sie möglichst selten essen sollten

Alles, was den Pilzen allzu gut bekommt, sollten Sie für ein bis zwei Wochen nur selten auf den Einkaufszettel schreiben.
Keine Angst – die ausgegrenzten Lebensmittel schränken Ihren Speisezettel nicht so sehr ein, dass es Ihnen an Nährstoffen mangeln könnte. Im Gegenteil: Wer sich an die Liste hält, lebt gesund, entlastet den Körper und tut seinem Gesamtorganismus viel Gutes.

Obst und Fruchtprodukte

- Gezuckerte Säfte
- Fruchtnektare, Sirup und Fruchtsaftgetränke
- Gezuckerte Obstkonserven
- Alle Sorten Konfitüre
- Fruchtjoghurt und ähnliche Milchprodukte mit Zuckerzusatz

Süßes

- Haushaltszucker
- Brauner Zucker, Farin- und Rohrzucker
- Getrockneter Zuckerrohrsaft
- Kandis, Traubenzucker
- Gesüßte Nussprodukte
- Süßwaren wie Bonbons, Schokolade, Marzipan und Riegel
- Lakritz und zuckerhaltige Hustenbonbons
- Zuckerrüben- und Ahornsirup
- Honig
- Instantkakaopulver
- Eiscreme, auch Diabetikereis
- Diätsüßwaren für Diabetiker
- Diabetikerkuchen

Nährmittel und Kartoffelprodukte

- Helles Weizenmehl (Type 405, 550)
- Speisestärke, Sago
- Weißreis
- Hart- und Weichweizengrieß
- Cremesuppen
- Tomatensuppen und -saucen
- Gesüßte Müslimischungen
- Geröstete, gesüßte Kleieprodukte
- Kuchen und Gebäckmischungen
- Dessert- bzw. Puddingpulver

Saucen und Würzen

- Stärkehaltige Saucen in Pulver- oder Pastenform
- Zucker- und/oder stärkehaltiges Ketchup
- Flüssige Fertigsaucen mit Zucker und Stärke
- Sojasaucen
- Hefeextrakt

Fette

- Brat- und Backfette mit hohem Anteil an gesättigten Fettsäuren wie z. B. Kokosfett

Getränke

- Alle Sorten Bier
- Weine
- Aperitifgetränke
- Liköre
- Schnäpse
- Limonaden und Colagetränke mit Zucker
- Gesüßte Milchmischgetränke

Die Verlockung des Süßen

Pilze mögen Zucker

Die Vorliebe für Süßes ist uns angeboren: Bereits Babys lächeln, wenn sie etwas Gezuckertes auf der Zunge haben, und verziehen das Gesicht, wenn der Geschmack sauer oder bitter ist.

Zucker schmeckt uns von Kindesbeinen an köstlich. Seine feinen Kristalle intensivieren den Geschmack anderer Lebensmittel und liefern außerdem schnell Energie. Wer hungrig, todmüde und erschöpft ist, hilft sich nur allzu gern mit etwas Süßem wieder auf die Beine. Kein Wunder, dass wir viel zu viel Zucker essen. Einige Menschen sind regelrecht süchtig nach Süßigkeiten.

Die meisten Ernährungsexperten halten dies für einen Nebeneffekt schlechter Essgewohnheiten und meinen: Die allzu große Menge Zucker bringt den Stoffwechsel insgesamt in Unordnung und verursacht den Wunsch nach mehr. Pilzpatienten machen oft eine deutlich andere Erfahrung: Ihr Heißhunger auf Zuckerhaltiges verschwindet mit den Pilzen. Sie können dann mit Naschereien wieder normal umgehen, d. h. nur hin und wieder eine kleine Menge davon essen und danach für längere Zeit den Gedanken an Süßes nahezu völlig vergessen.

Zucker – ja oder nein?

Der inzwischen verstorbene Mykologe (Pilzforscher) und Mediziner Professor Dr. Hans Rieth, der uns 1993 als Experte bei der ersten Ausgabe dieses Buches zur Seite stand, vertrat den Standpunkt, dass der Verzicht auf Zucker die wesentliche Grundlage einer Diät bei Pilzerkrankungen ist. Heute sind einige Ernährungsexperten und Mediziner anderer Meinung. Sie glauben, ein Verzicht auf Zucker sei unnötig, weil unser Körper den Zucker bereits im Dünndarm aufnimmt und der süße Stoff daher kaum als Nahrung für im Dickdarm angesiedelte Pilze dienen könne. Dies wäre durchaus logisch, wenn infektiöse Pilze ausschließlich im Dickdarm vorkämen. Tatsächlich können sie sich theoretisch jedoch im gesamten Verdauungstrakt von der Mundhöhle bis zum Dickdarm aufhalten und bei einem geschädigten Immunsystem zu wiederkehrenden Infektionen führen.

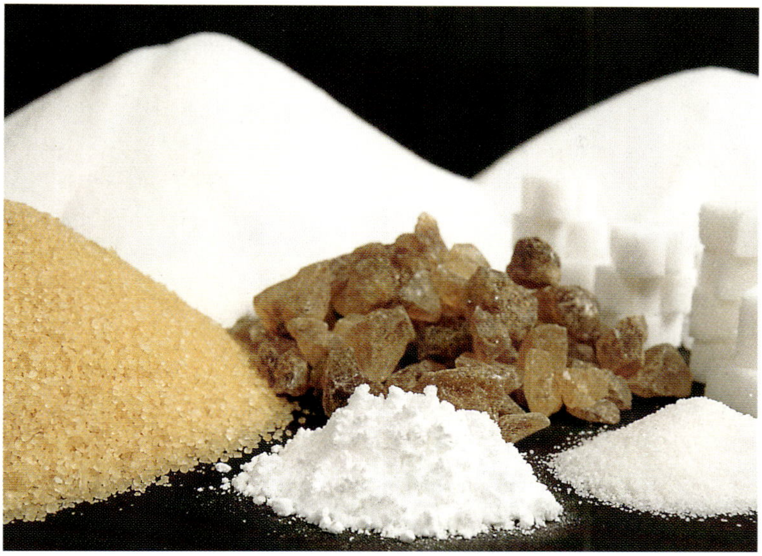

Süßes hat viele Gesichter. Doch ob Rohr-, Kandis-, Würfel-, Hagel- oder Puderzucker: Bei Pilzinfektionen sollte er weitestgehend tabu sein.

Ein wirklich schwer wiegendes Argument gegen den totalen Verzicht auf Zucker kommt jedoch von den Experten für Ernährungsverhalten: Sie befürchten, dass ein so radikaler Eingriff in tief angelegte Essgewohnheiten wie es der Verzicht auf Zucker ist, Essstörungen wie z. B. Bulimie (Ess-Brech-Sucht) auslösen könnte. Solche Verhaltensstörungen sind auch von Diabetikern bekannt, denen bis vor kurzem noch der völlige Verzicht auf Zucker empfohlen wurde. Ein gestörtes Essverhalten schadet dem Patienten im Zweifelsfall jedoch wesentlich mehr als eine Pilzinfektion. So heißt es also in Zukunft: möglichst wenig Zucker essen, aber nicht radikal verzichten!

Ein zu radikaler Verzicht auf Zucker ist auch nicht ratsam – Sie sollten nichts übertreiben.

Ausdauersportler wie Läufer oder Radrennfahrer kennen das: Ihnen hilft etwas Süßes zwar schnell aus dem Leistungstief, ihre Kraft nimmt aber nach kurzer Zeit ab, wenn nicht ein stärkehaltiges Essen für langsamen, kontinuierlichen Energienachschub sorgt.

Anhänger der Vollwerternährung erklärten den Zucker sogar vor einigen Jahren kurzerhand zum Schadstoff. Sie empfahlen im Rahmen der Vollwerternährung natürliche Süßungsmittel wie Honig, Sirupe und Dicksäfte. Pilze und andere Darmbewohner machen

Die Aufschrift »ohne Zucker« besagt häufig nur »ohne Kristallzucker«, nicht aber, dass Pilze das verwendete Süßungsmittel nicht verwerten können. Diese Produkte stellen auch deshalb kaum eine Alternative dar, weil sie in größeren Mengen Durchfall verursachen.

hier keine Unterschiede. Für sie sind auch alternative Süßmittel reine Zuckerlieferanten. Dasselbe gilt für die sogenannten Diabetikerzucker. Sie bestehen aus Zuckerstoffen (Sorbit, Mannit, Xylit), die die meisten krank machenden Pilze ausgezeichnet vertragen. Schauen Sie auch erst einmal gründlich hin, wenn auf einer Packung Bonbons steht: »Ohne Zucker«. Dann ist zwar kein Haushaltszucker enthalten, aber dafür zuckerähnliche Stoffe, die genauso wirken.

Zucker steckt in allen Kohlenhydraten

Bei einer Pilzerkrankung warnen Experten vor zu viel Zucker. Stärkereiche Lebensmittel dagegen empfehlen sie. Dabei bestehen Zucker und Stärke aus den gleichen Bausteinen, aus Zuckermolekülen wie Traubenzucker (Glukose) oder Fruchtzucker (Fruktose). Verbinden sich die zwei, entsteht ein Doppelzucker. Unser Haushaltszucker ist so eine Kombination aus Fruchtzucker und Traubenzucker. Alle bislang erwähnten Sorten schmecken süß. Wird aber die Zuckermolekülkette länger, vergeht der süße Geschmack. Aus einer sehr langen Kette von Zuckern entsteht die Stärke. Sie schmeckt vollkommen neutral. Essen wir stärkereiche Lebensmittel, zerlegen die Verdauungssäfte unseres Körpers die unverdaulichen langen Molekülketten nach und nach in kleine einfache Zuckermoleküle. Schließlich wird daraus wieder Traubenzucker, weil das der Kraftstoff ist, den unser Körper braucht.

Zucker in Maßen

Wenn Sie an einer Pilzinfektion leiden, sollten Sie Ihren Zuckerkonsum drosseln – höchstens zehn Prozent der Kalorien sollten aus Zucker stammen. Ernährungsfachleute raten generell zu weniger Süßigkeiten und zu mehr stärkehaltigen Kohlenhydratlieferanten wie Kartoffeln, Hülsenfrüchten und Brot. Anders als den leicht verdaulichen Zucker nimmt der Körper stärkehaltige Lebensmittel langsamer und kontinuierlicher auf. Das Essen macht länger satt, der Blutzuckerspiegel bleibt stabil, und es gibt keinen Heißhunger auf Süßes.

Wo der Zucker versteckt ist	Menge	Zucker-kalorien	Gesamt-kalorien
Apfelsaft	1 Glas = 200 ml	78	98
Baiser	1 Stück = 10 g	34	36
Banane	1 kleine = 90 g	76	95
Cornflakes	1 Port. = 30 g	16	106
Croissant	1 Stück = 40 g	8	203
Diabetikerschokolade	1 Riegel = 17 g	49	74
Erdbeerkonfitüre	1 EL = 20 g	53	54
Früchtemüsli, ungesüßt	1 Port. = 40 g	21	136
Honig	1 EL = 20 g	60	61
Kokosmakrone	1 Stück = 10 g	18	44
Kondensmilch, 7,5% Fett	1 EL = 10 g	4	13
Löffelbiskuit	1 Stück = 5 g	7	20
Müsliriegel	1 Stück = 30 g	37	112
Nuss-Nougat-Creme	1 EL = 20 g	60	83
Praline	1 Stück = 10 g	35	40
Puddingdessert mit Sahne	1 Becher = 175 g	100	270
Rosinenbrötchen	1 Stück = 45 g	13	115
Rote Bete	1 Port. = 150 g	51	63
Rührkuchen	1 Stück = 50 g	35	180
Schokolade	1 Riegel = 17 g	30	84
Schokomüsli, gesüßt	1 Port. = 40 g	46	156
Shiitakepilze	1 Port. = 150 g	15	63
Tomatenketchup	1 EL = 15 g	14	16
Vanilleeiscreme	1 Kugel = 30 g	21	53
Vollmilchjoghurt mit Fruchtzubereitung	1 Becher = 150 g	86	149
Weizenkeime	1 EL = 10 g	4	31

Kleines Zuckerlexikon

Ob weiß, hellblond oder dunkelbraun – alle Zuckersorten haben eines gemeinsam: Sie liefern Energie und sonst nichts. Ihr mangelnder Nährwert beirrt uns aber wenig in unserer Vorliebe für Süßigkeiten, schließlich verbinden wir mit ihnen von Kind an Angenehmes und Erfreuliches vom Ostereiersuchen über die wohlgefüllte Schultüte bis hin zum Pralinenpräsent.

Zucker liefert Energie. Doch die holen sich Menschen mit Pilzinfekten besser aus Lebensmitteln, die gleichzeitig viele Vitamine, Mineral- und Ballaststoffe bieten.

Wenn Sie beim Einkaufen auf der Suche nach zuckerarmen Lebensmitteln die Packungsaufschriften studieren, begegnen Ihnen sicher viele der folgenden Bezeichnungen. Damit Sie selbst entscheiden können, welche Lebensmittel auf Ihren Speisezettel passen, haben wir hier die wichtigsten Zuckerarten erklärt.

Traubenzucker

besteht aus nur einem Zuckermolekül, ist also ein Einfachzucker und wird auf der Packung oft auch als Glukose oder Dextrose angegeben. Pur ist er für alle pathogenen Pilze ein »gefundenes Fressen« und lässt sie gedeihen.

Fruchtzucker

Auf der Zutatenliste von Fertigprodukten und Säften heißt er oft auch Fruktose. Er zählt zu den Einfachzuckern, ist ein Bestandteil des Haushaltszuckers und trägt seinen Namen, weil er speziell in Früchten besonders reichlich vorhanden ist.

Haushaltszucker

mit seinen weißen oder bräunlichen Kristallen kennen wir alle. Er ist die meistgebrauchte Zuckersorte beim Kochen am heimischen Herd. Auf Etiketten heißt er auch Kristallzucker oder Saccharose. Die Kristalle sind aus je einem Teil Traubenzucker und Fruchtzucker aufgebaut.

Malzzucker

Er wird auf der Zutatenliste häufig auch Maltose genannt und ist ein Zweifachzucker aus zwei Traubenzuckergliedern. Malzzucker kommt reichlich in Backwaren und im Bier vor.

Milchzucker

wird auch Laktose genannt und ist ebenfalls ein Zweifachzucker. Er besteht aus einem Molekül Traubenzucker (Glukose) und einem weiteren Zuckermolekül namens Galaktose und kommt – wie der Name schon sagt – in Milch und Milchprodukten reichlich vor. Für pathogene Hefen ist Milchzucker ungenießbar. Es gelingt ihnen nicht, das Molekül aufzuspalten. Er hat einen zweiten Vorzug: Milchzucker ernährt die natürlichen Feinde der Pilze, die Darmbakterien, er wirkt also »probiotisch« und stärkt die »gute« und lebensnotwendige Darmflora.

Glukosesirup und Maltodextrin

Diese Zutaten finden sich in vielen Fertigprodukten. Sie bestehen aus kurzen und mittleren Traubenzuckerketten.

Stärke

Stärke und Ballaststoffe – eine ideale Kombination für den Darm, denn beide Nährstoffe fördern die gesunde Darmflora.

schmeckt nicht süß und ist auch kein Zucker. Aber sie entsteht aus langen Ketten von Zuckermolekülen. Stärke ist ein Vorratsstoff der Pflanzen und dient auch uns Menschen als wichtigste Energiequelle. Weizen-, Reis-, Mais- oder Kartoffelstärke besteht aus geraden fadenartigen Molekülketten. Die Stärke von Hülsenfrüchten wie beispielsweise Erbsen, Linsen oder Bohnen ist dagegen aus vielfach verknäulten Molekülfäden konstruiert. Pilze können Stärkemoleküle durchaus in »Zuckerstücke« zerlegen und sich dann davon ernähren. Allerdings ist es für sie erheblich mühsamer, als wenn ihnen der Zucker »mundgerecht« angeboten wird. Insbesondere die Knäuel der Hülsenfruchtstärke bieten ihnen Widerstand. Darmpilze müssen sich schon sehr anstrengen, um aus dieser für sie ungenießbaren Stärkeart die begehrten Zuckermoleküle herauszulösen.

Wichtig für die Wirkung auf Pilze ist vor allem die Kombination von Stärke und Ballaststoffen. Ein Teil der Stärke, die sogenannte resistente Stärke, und die meisten Ballaststoffe sind Nahrung für eine gesunde Darmflora. Außerdem rutscht der Nahrungsbrei durch den hohen Gehalt an Ballaststoffen sehr schnell weiter. Die Pilze haben sozusagen das Nachsehen, denn sie können ihren Anteil an Zucker nicht schnell genug aus dem Essen herausfischen.

Ballaststoffe – gut gegen Pilze

Nachdem sich sogar Drei-Sterne-Köche der lange verpönten Hülsenfrüchte und Kohlgemüse annehmen und phantasievolle Gourmetgerichte daraus zaubern, wird die ehemals deftige Hausmannskost auch daheim leicht und köstlich serviert.

Grobe Kost macht fit

Den vielfältigen Wirkungen von Ballaststoffen kam die Wissenschaft erst vor knapp 20 Jahren auf die Spur. Zu Beginn unseres Jahrhunderts galten die unverdaulichen Substanzen buchstäblich als überflüssiger Ballast, von dem man annahm, dass er den Organismus durch zusätzliche Verdauungsarbeit schwäche. Nicht zuletzt deshalb wertete man grobes dunkles Mehl und derbe Gemüsesorten wie Hülsenfrüchte und Kohl als Arme-Leute-Essen ab. Erst nachdem gegen Ende der siebziger Jahre englische Forscher einen Zusammenhang zwischen allzu verfeinerter Nahrung und Zivilisationskrankheiten gefunden hatten, nahmen sich auch die Ernährungsfachleute des Themas an. Sie stellten fest: Eine ballaststoffreiche Ernährung enthält weniger Fett, weniger Cholesterin, weniger gichtfördernde Purine – und weniger Energie, also Kalorien oder Joule. Kurz gesagt: Wer reichlich Ballaststoffe zu sich nimmt, isst vernünftig.

Wie Ballaststoffe auf Pilze wirken

Innerhalb einer Pilzbehandlung haben Ballaststoffe ganz besondere Vorteile: Pathogene Pilze können sie nicht verdauen, also auch nicht von ihnen profitieren. Die unverdaulichen Substanzen spielen für das gute Funktionieren des Darms eine zentrale Rolle.
Quellstoffe beispielsweise können im Darm Flüssigkeit aufnehmen und anschwellen. Sie machen die Menge des Nahrungsbreis größer. Vor allem aber binden sie beim Aufquellen schleimhautreizende, unverträgliche und eventuell auch giftige Stoffe im Darm.
Faserstoffe gehören zu einer zweiten wichtigen Ballaststoffgattung. Sie sorgen dafür, dass mehr Verdauungssäfte fließen und die Nahrungsreste schnellstens aus dem Körper befördert werden. Beide Funktionen der Ballaststoffe sind innerhalb einer Pilzbehandlung natürlich hocherwünscht.

Wechselwirkungen

Gerade in den ersten Tagen der Behandlung ihrer Pilzinfektion geht es vielen Menschen schlecht, weil die durch Medikamente abgestorbenen Pilzzellen und deren Stoffwechselprodukte leichte, vergiftungsähnliche Zustände verursachen. Das kennen Mediziner auch von der Behandlung bakterieller Infektionen durch Antibiotika: Viele Patienten fühlen sich erst einmal matt und angegriffen. Wenn Sie mit dem Beginn Ihrer medizinischen Behandlung reichlich Ballaststoffe zu sich nehmen, binden diese die Problemstoffe im Darm, und Sie bekommen die kurzfristigen, aber unangenehmen Nebeneffekte der Therapie erheblich weniger zu spüren. Eine Ernährungsweise, die reich ist an unverdaulichen Bestandteilen, sorgt zusätzlich dafür, dass die Anti-Pilz-Medikamente besser wirken: Ballaststoffe tragen die Arzneimittel bis in jede Falte des Darms.

Beim Stichwort »Ballaststoffe« denken die meisten von uns vielleicht an Vollkornbrot und Weizenkleie. Tatsächlich sind die Schalenbestandteile der verschiedenen Getreidesorten sehr wirksam und gut verträglich. Der Anteil der Ballaststoffe im Gemüse ist wegen des hohen Wassergehalts der Pflanzen mit ein bis fünf Prozent Ballast recht gering, aber durch die günstige Zusammensetzung trotzdem sehr effektvoll. So massieren die großen Partikel von geraspeltem rohem Gemüse und Getreideschrot die Darmwand und fördern deren Durchblutung und Beweglichkeit. Ballaststoffe haben also neben ihren ernährungsbedingten Vorteilen auch eine mechanische Funktion.

Wer sich ballaststoffreich ernährt, unterstützt die Wirkung der Medikamente bei einer Pilzbehandlung.

Schnelle Beförderung

- Ballaststoffe beschleunigen den Transport der Nahrung durch den Darm. Verfeinerte Speisen mit geringem Gehalt an Unverdaulichem benötigen bis zu 70 Stunden für den Weg durch den Körper. Dagegen ist ein Essen mit viel Ballast schon nach acht Stunden verwertet. Wird der Nahrungsbrei schnell abtransportiert, gelangen nur wenige schädliche Stoffwechselprodukte durch die Darmwand in den Körper.
- Ein guter Test, mit dem man das Verdauungstempo im eigenen Darm messen kann: Essen Sie eine große Portion Rote-Bete-Salat, und merken Sie sich die Uhrzeit. Wenn der Stuhl rötlich gefärbt ist, hat das Gemüse den Darm passiert.

Gründlich waschen reicht: Essen Sie Äpfel ungeschält, um nicht auf wertvolle Ballaststoffe zu verzichten! Um Fruchtzucker zu sparen, können Sie auch zarte junge Kohlrabi knabbern – diese aber natürlich geschält.

Was dem Darm besonders gut tut

Wenn die Darmflora durch vernünftige Ernährung viele günstige Bakterienarten enthält, können Pilze sich nicht festsetzen und schon gar nicht in andere Organe herüberwandern. Essen Sie nur Lebensmittel, die neben Stärke auch viele Ballaststoffe liefern. Dann haben die Pilze auf jeden Fall das Nachsehen. Darüber hinaus haben ballaststoffreiche Lebensmittel den Vorteil, dass sie über einen längeren Zeitraum sättigen. Denn sie sorgen dafür, dass die Nahrung von den Verdauungssäften nur ganz allmählich in einzelne Nährstoffe zerlegt und aufgenommen wird. Hülsenfrüchte wie Erbsen, Bohnen, Linsen, Sojabohnen und Kichererbsen liefern dem Darm fast doppelt so viel unverdauliche Fracht wie Vollkornbrot, nämlich bis zu 20 Prozent. Außerdem führen Sie dem Körper zahlreiche wichtige Vitamine und Aufbaustoffe zu. Viele Landesküchen in Südamerika und Asien bauen auf sie als Grundnahrungsmittel.

Neben dem Quellstoff Pektin und dem Faserstoff Zellulose enthalten Gemüse und Hülsenfrüchte zusätzlich unverdauliche Schleimstoffe und Eiweißkomponenten, Pflanzengummiarten und Mehrfachzucker. Zwar ist ihr Anteil gering, doch haben diese Substanzen große Vorzüge: Pathogene Pilze können ihnen nichts anhaben, den guten Darmbakterien dienen sie als Futter und verbessern die Darmflora. So sind nützliche Mikroben in der Lage, sich gut zu entwickeln und als gesunde Konkurrenz die Ausbreitung der krank machenden Pilze zu hemmen.

Die Darmschleimhaut

Ballaststoffe aus Getreide, Gemüse und Hülsenfrüchten sorgen für einen gesunden Darm. Bis zu 500 verschiedene Mikroorganismen besiedeln unsere Darmschleimhäute, und nur ganz wenige davon sind für uns schädlich. Die verschiedenen unverdaulichen Nahrungsbestandteile verhindern mit einem komplexen Mechanismus Fehlbesetzungen in diesem Bakterienrasen.

Zusätzlich regen sie die Durchblutung des Darms durch Dehnung und mechanische Reize an. So werden die Immunzellen in der Darmschleimhaut besonders gut mit Sauerstoff und Nahrung versorgt. Ist der Darm gut in Form, kann er Pilzinfektionen viel leichter abwehren.

Probiotisch

Als Probiotika bezeichnen Hersteller von Milchprodukten besondere Bakterienstämme, die bei der Herstellung von Joghurt und Sauermilchprodukten verwendet werden. Sie gelten als »pro-biotisch«, wörtlich übersetzt »lebensfreundlich« weil sie den Weg durch das Verdauungssystem lebend überstehen und im Darm dazu beitragen sollen, die Abwehrkräfte zu stärken. Dazu ist bereits viel geforscht worden, doch bleibt es schwierig, in den Darm eines lebenden Menschen hineinzuschauen und so steht der endgültige Beweis noch aus. Immerhin zeigen Studien am Menschen, dass der regelmäßige Verzehr von Lebensmitteln mit lebenden Laktobazillen einen messbaren Einfluss auf das Immunsystem hat. Dies ist auch der Grund, warum in der Joghurtwerbung neuerdings so viel von der Darmflora die Rede ist. Ob allerdings die stark beworbenen Mikroben der Sauermilchfabrikanten wirklich nützlicher sind als andere, muss sich erst noch herausstellen. Von der EU beauftragte Wissenschaftler überprüfen zurzeit immerhin 300 Laktobazillusstämme. Sie wollen u. a. herausfinden, ob einige davon den Cholesterinspiegel senken oder einen besonderen Schutz gegen Krebs verleihen.

Vanille, Mokka, Nuss und alle erdenklichen Fruchtaromen sollen Joghurt noch wohlschmeckender und verführerischer machen. Verkneifen Sie sich diese kalorienreichen Genüsse mindestens für zwei Wochen, und bevorzugen Sie naturreinen, unverfälschten Joghurt.

Wenn Milch Bauchweh macht ...

Wer unter Bauchdrücken, Blähungen, Koliken und Durchfall leidet, muss nicht unbedingt Darmpilze beherbergen. Es könnte ebenso gut sein, dass eine Verdauungsschwäche diese Beschwerden auslöst. Vor allem, wenn der Dünndarm nicht genügend von dem Enzym produziert, dass den Milchzucker aufspaltet (Fachbegriff: Laktasemangelsyndrom), rumort es im Bauch. Experten gehen davon aus, dass 5 bis 15 Prozent der erwachsenen Mittel- und Nordeuropäer an diesem Enzymmangel leiden und deshalb Milch und etliche Milchprodukte schlecht vertragen. Auch der in unseren Rezepten verwendete Milchzucker würde dann zu Beschwerden führen.

Nun könnte man milchhaltigen Produkten einfach aus dem Weg gehen und sich an eine milchfreie Diät halten. Doch das hat Nachteile: Menschen, die weder Milch trinken noch Käse essen, leiden öfter als andere unter Osteoporose (Knochenentkalkung). Der Grund: Milchprodukte sind nicht nur die beste Quelle für den knochenbil-

Wer Milch nicht gut verträgt, sollte auf Joghurt umsteigen. Zum Kochen und Backen eignet sich auch Sojamilch, die heute oft mit Kalzium angereichert wird.

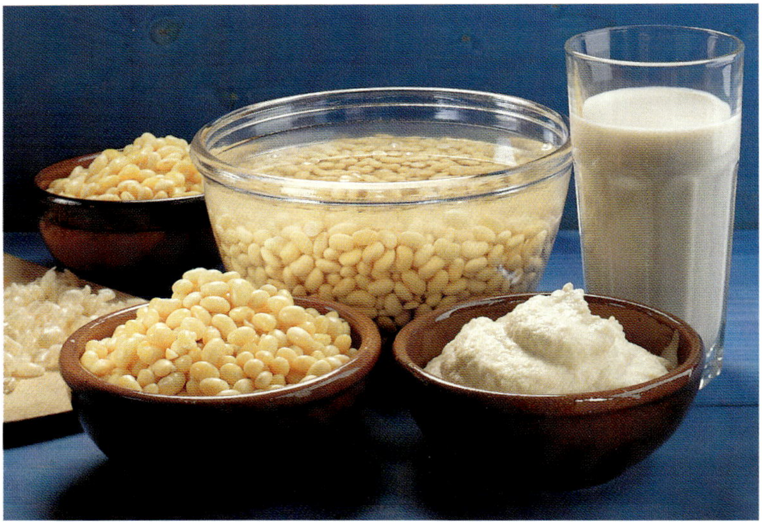

denden Mineralstoff Kalzium, sondern der enthaltene Milchzucker trägt auch dazu bei, dass der Körper das notwendige Kalzium gut verwerten kann. Der Ausweg: Essen Sie regelmäßig Naturjoghurt mit lebenden Kulturen. Gerade bei Menschen, die an Osteoporose leiden (Frauen in den Wechseljahren trifft es besonders häufig), besteht das Problem oft auch darin, dass ihr Körper das Kalzium nicht in die Knochen einlagern kann. Diese werden dann brüchig, was in fortgeschrittenem Stadium der Krankheit zu Deformierungen der Wirbelsäule führen kann, dem sogenannten Witwenbuckel. Diese Verwertungsstörung ist meist hormonanhängig und wird auch entsprechend behandelt, reichliche Kalziumzufuhr ist außerdem unerlässlich. Die meisten Menschen mit einem Mangel an dem milchzuckerabbauenden Enzym Laktase vertragen Joghurt ausgezeichnet, weil die enthaltenen Milchsäurebakterien Enzyme zum Abbau des Milchzuckers mitbringen. Außerdem sollten Menschen mit der Verdauungsschwäche für Milch (Laktasemangel) ihren Knochen zuliebe oft kalziumreiche pflanzliche Lebensmittel wie etwa Sesamsaat (100 g enthalten 800 mg Kalzium), Ölsardinen (330 mg Kalzium), Sojabohnen (200 mg Kalzium) oder Kichererbsen (120 mg Kalzium) einplanen.

Laktasemangelsyndrom: Nehmen Sie es ernst, wenn Ihr Kind die Milch nicht mag, vielleicht verträgt es sie wirklich nicht! Übrigens – bei einem großen Teil der Weltbevölkerung ist diese Mangelerscheinung angeboren, vor allem in Asien und Afrika.

Ballast zum Kaufen

Beim Kochen und Backen können Sie den Ballaststoffgehalt Ihrer Lieblingsgerichte durch die Zugabe von Getreidekleie erhöhen. Sie finden im Lebensmittelregal zwei Sorten mit ganz unterschiedlichen Eigenschaften: die unlösliche faserstoffreiche Weizenkleie und lösliche quellstoffreiche Haferkleieflocken. Probieren Sie, welche Sorte zu welchem Gericht am besten passt. Nicht aus Getreide, sondern aus Rüben stammen Ballaststoffflocken, die etwas langsamer aufquellen und sich in Eintöpfen und beim Backen gut verwenden lassen. Rübenballastflocken eignen sich besonders für Getreideallergiker und sind glutenfrei.
Ganz gleich, welche Sorte Ihnen am besten schmeckt und bekommt – verwenden Sie jeweils nur ein, zwei Teelöffel in einem Gericht. Dann verändert sich der gewohnte Geschmack kaum, und der Körper kommt mit der anderen Zusammensetzung des Essens sehr gut zurecht.

Wer ballaststoffreich isst, sollte viel trinken. Nur dann können Quell- und Faserstoffe genügend Wasser aufnehmen, um ihre volle Wirkung zu tun.

Die Darmflora

- Im Darm des Menschen siedeln Milliarden Bakterien. Sie leben mit uns in einer »Wohngemeinschaft«, von der wir als »Gastgeber« ebenso sehr profitieren wie sie. Der Bakterienrasen auf den Schleimhäuten des Dickdarms, Darmflora genannt, lebt von dem, was von unserer Nahrung für die dort lebenden Mikroben übrig bleibt, also von unverdaulichen Bestandteilen unserer Nahrung, den Ballaststoffen.
- Dreiviertel aller Körperzellen, die Abwehrstoffe bilden, haben ihren Platz im Lymphgewebe der Darmwand. Dieses riesige, hochaktive Organ aktiviert die Immunantwort für alle Schleimhäute des Körpers. Dabei spielen einige der im Darm wohnenden Bakterien die Rolle eines Trainers. Sie halten unsere Abwehrmechanismen wach und aufmerksam. Sind z.B. die Abwehrzellen in der Darmschleimhaut alarmiert, sorgen sie durch biochemische Botschaften dafür, dass auch in den Harnwegen, Bronchien und Mundschleimhäuten Eindringlinge abgefangen werden können.

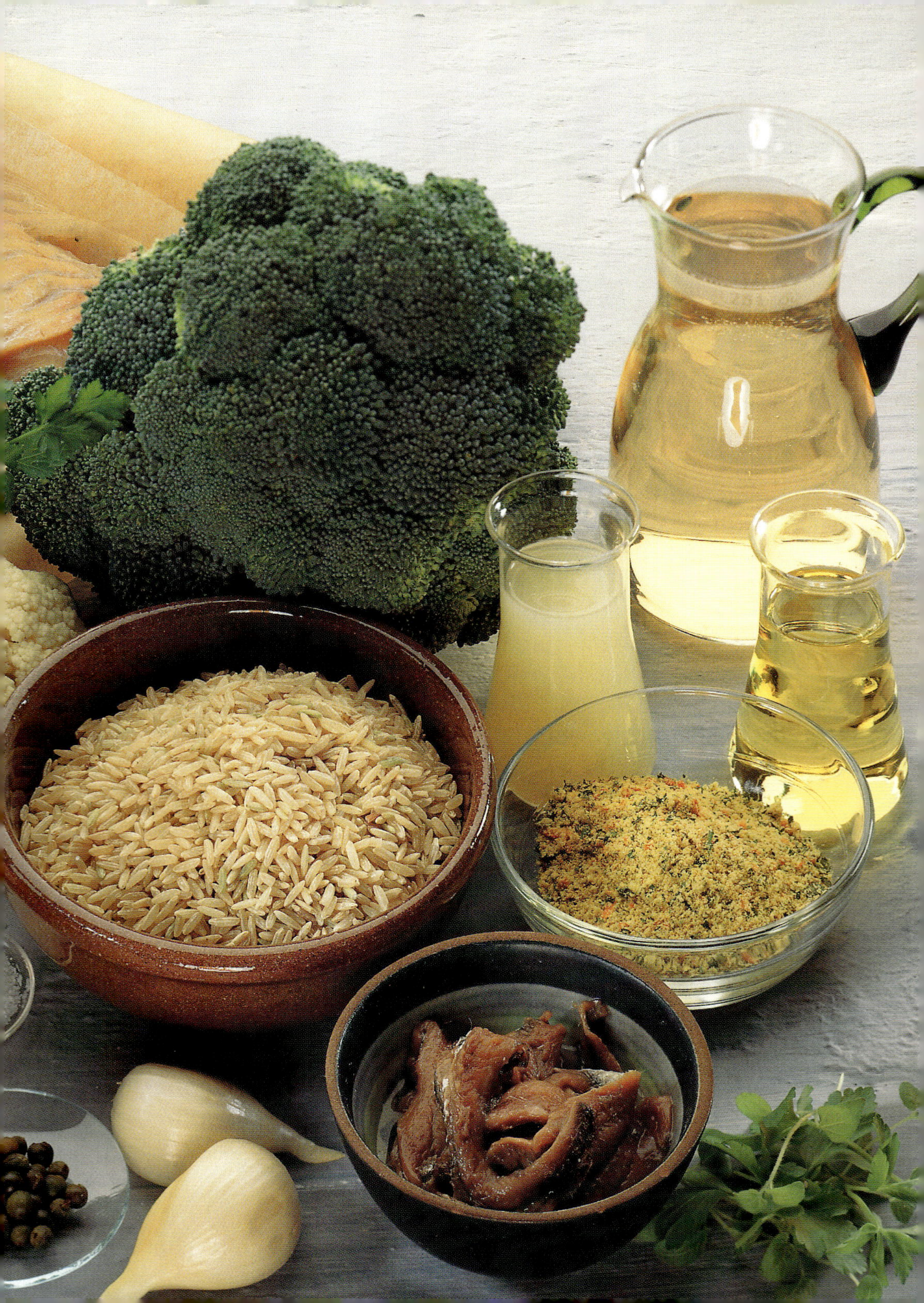

KÖSTLICHE DIÄTREZEPTE

An keiner anderen Mahlzeit halten wir so fest wie an unseren Frühstücksgewohnheiten. Der eine isst gern ein Brot mit Käse oder Wurst. Ein anderer liebt sein Frühstücksei zum Knäckebrot. Es gibt auch durchaus Menschen, die am liebsten täglich Kuchen zum Frühstück verspeisen. Mancher mag den Tag nicht ohne knusprige Brötchen mit Konfitüre oder Honig beginnen. Es ist sicher schwierig, lieb gewonnene Gepflogenheiten zu verändern. Doch geben Sie Ihrem Herzen einen Stoß!

Baguette, Ciabatta, Pitabrot: So köstlich diese knusprigen Weißbrote sind – vom gesundheitlichen Standpunkt aus sind wir mit unseren kernigen Vollkornbroten den Mittelmeerländern voraus.

Gesundes Frühstück

Die meisten von uns essen gern ein belegtes Brot. Es ist in Sekunden zubereitet und lässt sich in der Früh als Frühstück, in der Hektik des Arbeitstages und am Abend vor dem Fernseher bequem nebenher essen. Aber das ist auch gerade sein Nachteil. Wer sich immer nur schnell ein Brot macht, isst selbst dann, wenn er ein gutes Vollkornbrot auswählt, einseitig. Meistens sind Aufstrich und Belag fetthaltiger als man denkt. Einige Vitamine und wichtige Pflanzenstoffe aus Gemüse und Obst fehlen ganz. Besser wäre es, wenn das Brot an die Stelle rücken würde, die es in den Ländern des Mittelmeerraums hat: Franzosen, Italiener, Spanier und Portugiesen essen es zu den Hauptmahlzeiten, allerdings anders als wir. Brot wird dort einfach gebrochen und als Beilage zu Gemüse, Fisch und Fleisch verzehrt. Eigentlich eine gute Idee, oder?

Welche Brotsorte ist richtig?

Essen Sie nur Brote, die mit natürlichem Sauerteig gelockert werden und zu 100 Prozent aus Vollkornmehl oder -schrot bestehen.

Dabei spielt es keine Rolle, ob der Teig fein oder grob ist und ob ganze Körner darin zu sehen sind oder nicht. Aber verzichten Sie auf sehr dunkel aussehende Brote, denn die werden häufig mit zucker- oder malzhaltigem Sirup nachgefärbt und wären deshalb für die Pilze eine erfreuliche Mahlzeit. Bei Phantasienamen fragen Sie sicherheitshalber genau nach, aus welchem Teig das Brot gebacken wurde. Falls die Verkäuferin keine sachliche Auskunft geben kann, bitten Sie sie, sich in der Backstube zu erkundigen. Kaufen Sie erst, wenn klar ist, aus welchen Zutaten das Brot besteht.

Am besten Sauerteig

Zur Nachahmung empfohlen: Eine bekannte süddeutsche Großbäckerei legt in ihren Filialen eine Liste mit den Zutaten ihrer Produkte aus. Vielleicht spricht sich das ja auch bei anderen Bäckern bald herum?

Am besten, Sie nehmen ausschließlich Sauerteigbrot aus Roggenschrot. Je deftiger und grobkörniger die Sorte, desto besser, denn dann sättigt es besonders nachhaltig. Das liegt vor allem an der respektablen Menge an Ballaststoffen. Die kernige Beschaffenheit von Roggenbroten zwingt außerdem zum gründlichen Kauen. Wegen der deftigen Struktur haben die Pilze Mühe, ihren Anteil aus dem Brot herauszulösen, deshalb ist Roggenvollkornbrot innerhalb der Diät von allen Brotsorten die günstigste. Wenn es Natursauerteig enthält, liefert es reichlich Vitamine der B-Gruppe und Mineralstoffe. Diese wichtigen Nährstoffe benötigt der Organismus dringend, um die körpereigene Immunabwehr in Gang zu halten. Es lohnt sich also, nach einem echten Vollkornsauerteigbrot Ausschau zu halten. Wird ein Brot nicht gründlich genug von Natursauerteig gelockert, bleibt viel Phytin darin zurück. Dieser Stoff behindert die Aufnahme von wichtigen Mineralstoffen wie zum Beispiel Eisen, Magnesium, Kalzium und Zink.

Dunkle Brötchen aus hellem Mehl

Viele dunkel aussehende Brötchensorten, die als Roggen-, Schrot-, Körner- oder Vollkornbrötchen über die Theke der Bäcker gehen, bestehen überwiegend aus weißem Weizenmehl. Sie enthalten nur geringe Mengen der namengebenden ballaststoffreichen dunklen Mehle, weil sie sonst viel flacher und so fest wie Brot geraten würden. Abwechslung bringen dagegen gelegentlich Vollkornbrote aus Weizen oder Dinkel. Es gibt sie nicht bei jedem Bäcker, doch die Suche danach lohnt sich.

Ein Müsli am Morgen …

Ein Müsli mit hohem Ballaststoffgehalt versorgt den Körper für lange Zeit mit Energie und hält den Darm fit.

Egal, wie Ihre Frühstücksgewohnheiten bisher aussahen: Wir schlagen Ihnen für die ersten zwei bis drei Wochen Ihrer behandlungsbegleitenden Pilzdiät ein von uns speziell entwickeltes Müsli vor, von dem Sie sich einen Vorrat zusammenstellen können.

Was das Diätmüsli bringt

Wundern Sie sich nicht über die lange Zutatenliste. Die Kombination der verschiedenen Zutaten ist wichtig für die Wirksamkeit. Die Mischung liefert genügend Kohlenhydrate für einen energiegeladenen Start in den Tag. Das Beste daran: Sie bleiben nach dem Frühstück für lange Zeit satt und leistungsfähig, weil die Zutaten erst nach und nach aufgeschlossen werden und so dem Körper über lange Zeit Energie liefern. Außerdem steckt in diesem Müsli eine ausgeklügelte Kombination von unterschiedlich wirkenden Ballaststoffen. Speziell die enthaltenen Schleim- und Quellstoffe nehmen unliebsame Stoffwechselprodukte der Darmpilze auf und befördern sie schnellstens aus dem Körper. Die Kombination dieser Ballaststoffe mit dem für die Pilze unverdaulichen Milchzucker fördert außerdem die natürliche Besiedlung des Darms mit Mikroben, die uns bei der Verdauung und bei der Abwehr von Pilzen nützlich sind. Und weil ein solches Müsli auch den Zähnen etwas zu tun gibt, helfen vermehrter Speichelfluss und gut durchblutetes Zahnfleisch (zusätzlich zu den notwendigen Medikamenten), die Pilze aus der Mundhöhle zu verscheuchen.

Wenn Sie sich trotz aller gesundheitlichen Vorzüge nicht mit der Vorstellung anfreunden können, den Tag mit unserem Müsli zu beginnen, weil Sie kein rohes Getreide vertragen oder weil es Ihnen vor kalter Milch oder Joghurt am Morgen graut, wie wäre es mit dem »Englischen Frühstück«? Der auf den Britischen Inseln immer noch sehr beliebte »Porridge« hat nicht viel gemein mit dem berüchtigten Haferschleim, der früher Kindern gern bei Magenverstimmungen aufgenötigt wurde, außer der Getreidesorte. Man kocht dazu grobe Hafergrütze mit Wasser und einer Prise Salz zu einem herzhaften Brei, der dann je nach Geschmack mit süßer oder saurer Sahne begossen wird. Gar nicht so übel und auch gesund!

Das Fungimüsli

Zutaten für 25–30 Portionen

75 g ungeschälte Mandelkerne • 75 g Cashewkerne
50 g Sonnenblumenkerne • 75 g Kürbiskerne
150 g geröstete Sojakerne • 150 g Weizenkleie
200 g Haferkleie • 150 g geschrotete Leinsaat
100 g Milchzucker • 250 g kernige Haferflocken
100 g Roggenflocken • 150 g Gerstenflocken
200 g Weizenflocken

Mandeln, Cashew-, Sonnenblumen- und Kürbiskerne grob hacken und in eine große Schüssel geben. Sojakerne, Weizen- und Haferkleie, Leinsaat, Milchzucker und alle Flocken zufügen.
Alle Zutaten gut durchmischen und in fest schließende Dosen oder Gefrierbeutel füllen. Das Müsli kühl und dunkel aufheben, damit es nicht an Nährstoffen verliert oder gar ranzig wird.

Tips zum selbst gemischten Müsli

Das Müsli gibt es inzwischen auch fertig gemischt im Reformhaus. Es enthält anstelle von Zucker Milchzucker, den die Pilze nicht mögen, der aber für eine gesunde Darmflora sorgt.

- Falls kein kühler Raum vorhanden ist, lagern Sie größere Müslivorräte im Gemüsefach des Kühlschranks. Eine Portion für die nächsten drei, vier Tage sollten Sie bei Zimmertemperatur aufheben, weil das Müsli dann aromatischer schmeckt.
- Kaufen Sie Müslizutaten entweder im Reformhaus, im grünen Laden oder von einem Markenhersteller im Supermarkt – auch wenn das etwas teurer ist. Nüsse und Samen können Mykotoxine (Pilzgifte) enthalten, wenn sie unsachgemäß behandelt wurden. Angesehene Hersteller und Bioorganisationen kontrollieren auf Pilzgifte und garantieren »saubere« Ware.
- Falls Sie Unverträglichkeiten gegen eine der Nuss- oder Getreidesorten oder gegen Milchzucker haben, können Sie die betreffende Zutat weglassen.
- Essen Sie Ihr Müsli möglichst täglich mit Sauermilchprodukten wie Naturjoghurt, Buttermilch, Quark, Dickmilch oder Kefir. Wer keine Lust zum Selbermischen hat, kann das Müsli auch fertig kaufen. Süßen können Sie das Müsli ganz nach Geschmack mit Flüssigsüßstoff.

Wertvolle Hauptgerichte & Co.

Getreide – die gesunden Körner

Roggen, Weizen, Hafer, Gerste & Co. haben sich in den letzten Jahren einen Platz in unseren Kochtöpfen erobert und bewiesen, dass Körnerkost wirklich vorzüglich schmecken kann. Für die Ernährung bei Pilzerkrankungen sind Vollkorngetreide deshalb so interessant, weil sie reichlich Kohlenhydrate enthalten, die für unsere tägliche Leistungsfähigkeit so wichtig sind. Darüber hinaus massieren die groben Schalenpartikel des Getreides die Darmwand quasi und regen sie zu gesunder Beweglichkeit (Peristaltik) an.

Damit der Darm nicht revoltiert: Beginnen Sie langsam, ganze oder geschrotete Getreide in Ihren Speiseplan einzubauen, wenn Sie bisher ausgemahlene Mehle bevorzugt haben. Ihr Verdauungssystem stellt sich langsam um auf die ungewohnte Mehrarbeit.

Die Vorzüge aufs Korn genommen

Seit Jahrtausenden ist Getreide als Nahrungsmittel gründlich erprobt. Weizen, Roggen, Hirse, Gerste, Hafer & Co. waren für die Menschen immer schon echte Überlebensmittel. Vollkorn hilft, Übergewicht und Diabetes zu vermeiden, denn die enthaltenen Ballaststoffe füllen den Magen und regulieren übergroßen Appetit. Die Nährstoffe werden langsam und kontinuierlich aufgenommen, deshalb gibt es keine großen Schwankungen beim Blutzucker. Bei Magenschleimhautdefekten binden und neutralisieren Getreidegerichte überschüssige Magensäure und helfen so, die Schäden zu heilen. Und nicht zuletzt: Vollkornballaststoffe kräftigen die Darmschleimhaut und verkürzen die Passagezeit des Nahrungsbreis.

Weizen, Dinkel und Grünkern

Alle drei stammen aus derselben Familie. Dinkel ist eine alte Weizensorte, die der moderne ertragreiche Weizen erst am Anfang dieses Jahrhunderts verdrängt hat. Heute besinnt man sich wieder vermehrt auf Dinkel, denn diese robuste alte Sorte gedeiht weitgehend ohne Pflanzenschutzmittel. Die zartgrünen aromatischen Körner des Grünkerns stammen ebenfalls von der Dinkelpflanze. Der Unterschied: Grünkern wird vor der Reife geerntet und in Spezialanlagen geröstet und getrocknet. Deshalb ist er für viele Menschen, die Weizen nicht gut vertragen, günstig.

Roggen

Gerichte mit gekochten Roggenkörnern schmecken kräftig und aromatisch.

Er ist unser wichtigstes Brotgetreide. Soll aus Roggenmehl Brot werden, reicht Hefe allein zur Lockerung des Teigs nicht aus. Nur mit Sauerteig aus wilden Hefen, Essig- und Milchsäurebakterien wird das Brot locker. Für eine ausgewogene Diät ist Roggen sehr günstig. Für Menschen mit einer Hefeunverträglichkeit sind auch Sauerteigbrote nicht zu empfehlen. Aber innerhalb einer immunstärkenden Ernährungsweise sollte Roggen möglichst oft auf den Tisch kommen, denn das herzhafte Getreide besitzt einen besonders hohen Anteil an Eisen, Kalium, Phosphor, Magnesium, Fluor und Ballaststoffen. Roggenkörner erkennt man leicht an der graugrünen Farbe und ihrer länglichen, schmalen Form.

Hafer

Auch für die Schönheit gut: Haferkleie, mit etwas Milch oder Sahne verrührt, ergibt ein sanftes und preiswertes Peeling, das besonders für trockene Haut geeignet ist.

Mit seinem Fettgehalt von fast zehn Prozent und seinem angenehmen nussähnlichen Geschmack ist Hafer nicht nur als Kraftfutter für Mensch und Tier, sondern auch von alters her als Kranken- und Säuglingskost bekannt. Seine Schleimstoffe gelten als magen- und darmfreundlich. Die Haferkleie besitzt einen weiteren Vorteil: Sie nimmt auf dem Weg durch den Darm die Stoffwechselprodukte auf und hilft, sie binnen kurzem herauszutransportieren. Unangenehme Nebeneffekte einer Pilzinfektion im Darm kann Hafer also mildern. Heute kommt meistens Nackt- oder Sprießkornhafer in den Handel. Diese besondere Züchtung hat keine Spelzen und muss deshalb nicht geschält oder enthülst werden. Dabei würden die Körner verletzt, das Fett könnte austreten und ranzig werden. Sprießkornhafer ist also haltbarer und sogar noch keimfähig, wenn man ihn kauft.

Buchweizen

Obwohl Buchweizen botanisch nicht zu den Getreidearten zählt, enthält er doch ganz ähnliche Inhaltsstoffe. Er liefert hauptsächlich Kohlenhydrate und Ballaststoffe. In den kantigen graubraunen Körnern stecken knapp zehn Prozent hochwertiges Eiweiß, mit dem die Pilze im Darm nichts anfangen können. Die Proteinqualität übertrifft die aller anderen Getreidearten. Das bedeutet: Auch ohne Milchprodukte und Eier könnte man von Buchweizen allein eine ganze Weile leben und müsste keinen Eiweißmangel befürchten. Überdurchschnittlich viel Vitamin E steckt außerdem in dem unscheinbaren Korn. Buchweizen ist frei von Gluten, einem Eiweißbestandteil, den einige Menschen nicht vertragen.

Im Jahr 2800 v. Chr. ließ der chinesische Kaiser Shen-Nung die Hirse in die Liste der fünf heiligen Nahrungspflanzen aufnehmen, die an hohen Festtagen verehrt wurden.

Hirse

Hirse hat – nach dem Hafer – von allen Getreidearten die größte Menge an wichtigen Inhaltsstoffen zu bieten: In ihr stecken zwischen fünf und 15 Prozent Eiweiß, Vitamine der B-Gruppe, etwas Beta-Karotin und Vitamin C. Vor allem ist Hirse eine fabelhafte Quelle für alle wichtigen Mineralstoffe und Spurenelemente. Die gelben Körnchen liefern reichlich das zahn- und knochenfreundliche Fluor. Aber: Hirse niemals roh essen, denn sie enthält eiweißschädigende Enzyme, die erst durch Kochen oder Rösten unschädlich gemacht werden. Das Eiweiß der Hirse ist nicht sehr hochwertig. Eine Kombination mit Milchprodukten, Eiern oder Hülsenfrüchten wertet es auf. Wer bei derselben Mahlzeit eine Vitamin-C-haltige Frucht oder Salat mit Paprikaschoten, Kohl oder Zitronensaft isst, hilft dem Körper, das Eisen aus der Hirse besser zu nutzen.

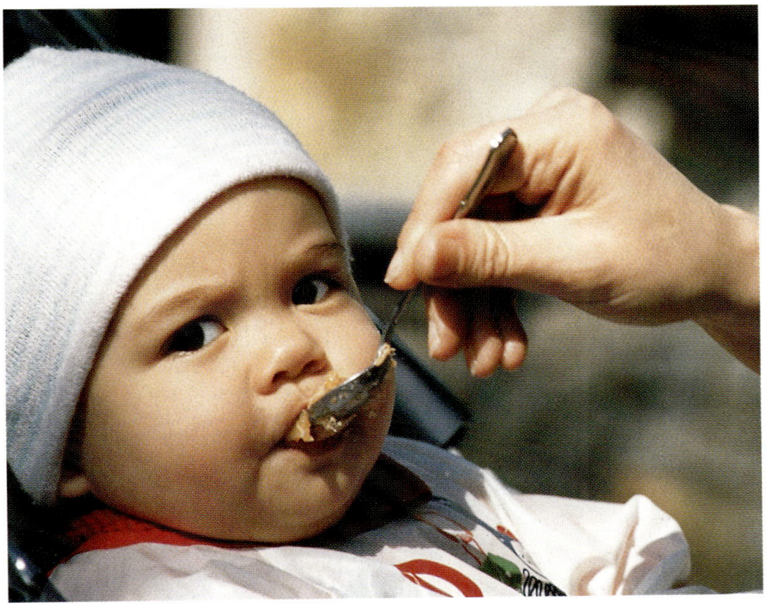

Gestillte Kinder sind durch Inhaltsstoffe aus der Muttermilch vor Darminfektionen weitgehend geschützt. Erst im »Breialter« müssen die Abwehrkräfte des Kindes ohne Hilfe der Mutter auskommen.

Aufbewahrung

Ganze Getreidekörner sind durch kühle, trockene und luftige Lagerung mehrere Jahre haltbar. Achtung: Schimmelpilze und Hefen lieben Wärme und lassen sich auf den Körnern nieder. Bei feuchter Witterung kann es passieren, dass unverpackte Körner auskeimen und schimmeln.

Weizen, Roggen, Hafer – die kennt jeder. Probieren Sie auch einmal die Unbekannteren, wie Quinoa, Hirse und Buchweizen: Die viel kürzeren Garzeiten sind praktisch, wenn es schnell gehen soll.

Gerste

Sie gehört zu den Spelzgetreiden, die durch Schleifen von ihrer harten Hülle befreit werden. Aus geschälten Gerstenkörnern entstehen durch Polieren Graupen. Dadurch gehen eiweiß-, vitamin- und mineralstoffreiche Randschichten verloren. Ebenso wie Hafer ist auch Gerste bei einem empfindlichen Magen und Darm günstig. Vegetarier kombinieren sie für eine gute Eiweißversorgung mit Hülsenfrüchten.

Reis

Reis ist eine der ältesten Kulturpflanzen der Erde. Er enthält sehr viel Kohlenhydrate in leicht verdaulicher Form. Günstig ist auch sein hoher Anteil an Mineralstoffen, vor allem an Kalium, das für den Stoffwechsel wichtig ist. Man unterscheidet zwischen weißem und braunem oder Vollreis. Weißer Reis ist geschält und lange haltbar, enthält aber kaum noch Vitamine und Mineralstoffe. Die stecken nämlich in dem entfernten äußeren Häutchen und dem Keim, die der braune Reis noch hat. Dieser schmeckt viel würziger und hat einen höheren gesundheitlichen Wert. Allerdings hat er eine längere Garzeit und wird schnell ranzig durch das in der Außenhaut enthaltene Fett.

Quinoa

Der südamerikanische Name der hellen runden Körner wird »Kienwa« ausgesprochen. Bemerkenswert an dem Korn ist sein Nährwert: 16 Prozent hochwertiges Eiweiß, 7 Prozent Fett und 64 Prozent Stärke. Daneben enthält es viele Vitamine, Ballast- und Mineralstoffe. Die runden Körnchen kann man wie Reis kochen:

Pro Tasse Körner benötigen Sie zwei Tassen Flüssigkeit. Die gegarten Körner schmecken nussig mit einer etwas bitteren Note.

Hinweise fürs Getreidekochen

Alle Getreidesorten vor dem Verwenden in ein Sieb geben und unter fließendem Wasser gründlich abspülen. Damit entfernen Sie schon eine Menge der auf den Körnern natürlicherweise vorhandenen wilden Hefen. Weichen Sie die Körner ein, dann quellen sie vollständig auf, sind leichter verdaulich und schneller gar. Aber stellen Sie die Körner zum Quellen nicht in die warme Küche, sonst finden die überall vorhandenen Hefe- und Schimmelpilze gleich ein gemütliches Plätzchen darin und vermehren sich gewaltig. Körner zum Quellen immer kalt stellen. Nicht alle Getreidesorten müssen unbedingt vor dem Kochen quellen. Garen Sie sie am besten im geschlossenen Topf bei kleiner Hitze. Körner schmecken besonders gut, wenn sie auf der abgeschalteten Herdplatte noch eine Weile ausquellen können. Dann sind sie auch besser verdaulich. Gekochtes Getreide hält sich im Kühlschrank mindestens vier bis fünf Tage frisch, wenn Sie es nach dem Kochen schnell abkühlen und gleich in eine gut schließende Vorratsdose verpacken.

Ein Tip zur Erleichterung: Weichen Sie das Getreide über Nacht ein, dann können Sie es während des Frühstücks ankochen. Bis zum Abend ist es im geschlossenen Topf – vergessen Sie aber nicht, den Herd abzustellen – perfekt nachgequollen.

Gar- und Quellzeiten auf einen Blick

Sorte	Einweichen (Stunden)	Garzeit (Minuten)
Weizen	8–12 Stunden	50–60
Dinkel	8–12 Stunden	50
Grünkern	2–12 Stunden	40
Roggen	8–12 Stunden	60
Gerste	6–12 Stunden	40
Hafer	2 Stunden	30
Buchweizen	nein	20
Hirse	nein	20
Quinoa	nein	12–15

Vollkornpfannkuchen

Zutaten für 1 Portion

1 gehäufter EL Vollkornmehl • 80–100 ml Milch • 1 Ei • 1 Prise Salz

je 1 Prise Backpulver und Vitamin C (Askorbinsäure)

Öl zum Braten

Pfannkuchenteig wird vom Stehenlassen besser. Nach einer halben Stunde ist das Mehl gut ausgequollen und schmeckt aromatisch.

Mehl, Milch, Ei, Salz, Backpulver und Vitamin C gründlich verquirlen. Nach Möglichkeit etwa 30 Minuten zum Quellen stehen lassen. In einer beschichteten Pfanne etwas Öl erhitzen. Den Teig hineingießen und die Pfanne so schwenken, dass er zu einer dünnen Schicht in der Pfanne verläuft. Den Pfannkuchen auf beiden Seiten hellbraun braten und bis zum Umwenden mit Deckel backen.

Dieses Grundrezept für Vollkornpfannkuchen lässt sich mit Weizenvollkorn-, Gersten-, Roggen- oder Buchweizenmehl zubereiten. Mischungen aus 2 oder 3 Mehlsorten sind ebenfalls köstlich. Wer die Pfannkuchen zum Frühstück essen möchte, rührt den Teig am besten am Abend vorher an.

Tip Vollkornpfannkuchen schmecken gut mit Zimt oder Vanille gewürzt und mit Quark oder Mascarpone gefüllt. Für eine herzhafte Version würzen Sie den Teig mit frischen Kräutern.

Gefüllte Gersteneierkuchen

Zutaten für 2 Portionen

100 g Gerstenmehl • 1/4 l Milch • 2 Eier • 1 Prise Salz

je 1 Prise Natron und Vitamin C • 4 EL Öl zum Braten

2 EL kernige Haferflocken • 2 Tomaten • 2 hart gekochte Eier

1 Bund Basilikum • 200 g körniger Frischkäse

Salz, schwarzer Pfeffer aus der Mühle

Für die Eierkuchen Gerstenmehl, Milch, Eier, Salz, Natron und Vitamin C verquirlen. 30 Minuten quellen lassen.

In einer beschichteten Pfanne jeweils 1 Esslöffel Öl erhitzen. So viel Teig hineingeben, dass der Boden dünn bedeckt ist. Mit Haferflocken bestreuen, wenden und fertig braten. Auf diese Weise weiterarbeiten, bis der Teig verbraucht ist. Tomaten waschen, entkernen und würfeln. Eier und Basilikum hacken und mit dem Frischkäse vermischen. Mit Salz und Pfeffer kräftig würzen. Tomatenwürfel untermischen und auf die Eierkuchen verteilen.

Grünkernbuletten

Zutaten für 8 Stück

250 g Grünkernschrot • 400 ml Brühe • 2 große Eier • 2 EL Sojamehl
100 g Schmelzkäse • 1 Knoblauchzehe • 2 EL Haferflocken
Öl zum Braten

Grünkernschrot in die kalte Brühe geben und langsam zum Kochen bringen. Unter Rühren bei kleiner Hitze zu einem dicken Brei kochen und abkühlen lassen.
Eier, Sojamehl, Schmelzkäse, zerdrückten Knoblauch mit dem Grünkernbrei verkneten. Buletten formen und in Haferflocken wenden. In Öl bei mittlerer Hitze braten. Das dauert etwa 20 Minuten.

Selbst ausgemachte Fleischesser mögen diese vegetarischen Buletten. Sie sind saftig, würzig und schmecken auch kalt vorzüglich.

Weizencurry mit Gemüse

Zutaten für 4 Portionen

125 g Weizenkörner • Salz • 1 Lorbeerblatt • 2 Knoblauchzehen
1 Bund Lauchzwiebeln • 2 Paprikaschoten • 500 g Zucchini
40 g Butter oder Margarine • 1–2 EL Curry • 1/4 l Brühe
150 g Crème fraîche

Den Weizen über Nacht in reichlich Wasser einweichen. Die Körner mit dem Salz, dem Lorbeerblatt und einer Knoblauchzehe etwa 1 Stunde bei kleiner Hitze weich kochen. Den Weizen abgießen und abtropfen lassen. Knoblauchzehe und Lorbeerblatt entfernen.
Lauchzwiebeln, Paprikaschoten und Zucchini waschen, putzen und klein schneiden. Das Fett in einer großen tiefen Pfanne erhitzen, das Gemüse darin 5 Minuten dünsten und salzen. Die zweite Knoblauchzehe zerdrücken und kurz mitbraten. Mit Curry bestäuben und unter Wenden kurz weiterschmoren. Die Brühe dazugießen. Weizen und Crème fraîche zufügen und bei mittlerer Hitze in der offenen Pfanne schmoren, bis die Sauce cremig geworden ist.

Gratinierte Kräuterhirse

Zutaten für 4 Portionen

150 g Hirse • 300 ml Brühe • 3 Eier • 3 Tomaten

2 EL gehackte gemischte Kräuter nach Wahl • 50 g Crème fraîche

3 EL geriebener Käse • Salz, Pfeffer aus der Mühle • 1 EL Butter

Würze auf der Fensterbank: Stellen Sie sich ein paar Kräutertöpfe in Reichweite auf den Balkon oder in die Küche – kaum ein Gericht kommt ohne ein wenig Petersilie, Estragon, Kerbel oder Schnittlauch aus.

Hirse mit Brühe zum Kochen bringen. Im geschlossenen Topf bei kleiner Hitze 20 Minuten ausquellen lassen. Auf der Kochstelle etwas abkühlen lassen. Die Körner mit Eiern, klein geschnittenen Tomaten, Kräutern, Crème fraîche und 1 Esslöffel Käse verrühren. Mit Salz und Pfeffer abschmecken. Die Mischung in eine flache gefettete Form füllen, glattstreichen und mit Butterflöckchen belegen. In den auf 200 °C (Gasherd: Stufe 3/Umluft: 180 °C) vorgeheizten Backofen schieben und in etwa 25 Minuten hellbraun backen. Mit dem restlichen Käse bestreuen und weiterbacken, bis der Käse zerflossen ist.
Vor dem Sevieren zusätzlich mit frischen gehackten Kräutern nach Wahl garnieren.

Buchweizenkascha

Zutaten für 4 Portionen

150 g Buchweizen (ganze Körner) • 2 EL Öl • 3/4 l Brühe

2 EL gehackte Petersilie • Salz, Pfeffer aus der Mühle

Buchweizen in heißem Öl anrösten, bis er zu duften beginnt. Heiße Brühe dazugießen und umrühren.
Den Buchweizen aufkochen, im geschlossenen Topf bei kleiner Hitze 15 Minuten garen. Auf der abgeschalteten Kochstelle 10 Minuten quellen lassen. Petersilie untermischen und den Buchweizen mit Salz und Pfeffer nachwürzen.
Buchweizenkascha schmeckt mit 1 Esslöffel saurer Sahne oder Crème fraîche besonders gut.

Tip Reste von gekochtem Buchweizen mit geriebenem Käse und eventuell tiefgekühltem Spinat mischen, zu flachen Klößen formen, in Ei und Haferflocken wenden und anbraten.

Übrigens Buchweizen ist gegen die meisten Krankheiten und Schädlinge widerstandsfähig. Deshalb müssen wir uns kaum vor Rückständen von Agrarchemikalien fürchten. Düngen und Spritzen lohnen sich beim Anbau von Buchweizen einfach nicht!

Hirserisotto

Zutaten für 4 Portionen

2 Bund Suppengrün • 2 Fleischtomaten • 2 El Öl • 200 g Hirse

1/2 l Brühe • 1 EL Butter oder Margarine • 2 EL Crème fraîche

Suppengrün putzen und fein würfeln. Tomaten waschen und klein schneiden. Suppengrün und Tomaten in Öl andünsten. Hirse zufügen und mit Brühe aufgießen.

Im geschlossenen Topf bei kleiner Hitze 20 Minuten garen. Auf der abgeschalteten Kochstelle weitere 10 Minuten quellen lassen.

Butter oder Margarine untermischen. Auf jede Portion 1 großzügigen Klecks Crème fraîche geben.

Geschmorter Weizen

Zutaten für 4 Portionen

150 g Weizenkörner • Salz • 1 Bund Suppengrün

2 EL Sonnenblumenöl • 150 ml Brühe • 100 g Crème fraîche

Pfeffer aus der Mühle

Weizen auf einem Sieb waschen und in 2 Litern kaltem Wasser über Nacht einweichen. Mit dem Einweichwasser und 1/2 Teelöffel Salz zum Kochen bringen.

Die Körner bei kleiner Hitze im geschlossenen Topf 45 Minuten garen. Auf der abgeschalteten Kochstelle weitere 30 Minuten quellen lassen. Inzwischen das Suppengrün putzen und fein würfeln. In heißem Öl in einer großen Pfanne 5 Minuten dünsten.Weizen auf einem Sieb abtropfen lassen und zum Gemüse geben. Mit Brühe ablöschen. Crème fraîche unterrühren. In der offenen Pfanne bei mittlerer Hitze schmoren, bis die Flüssigkeit fast verdampft ist. Mit Salz und Pfeffer nachwürzen.

Dieses Weizenrezept eignet sich auch gut als Füllung für halbierte Auberginen, Gemüsezwiebeln, Paprika oder Zucchini, die mit Käse bestreut im Ofen gebacken werden.

Vom Korn zum Mehl

Weil Mehl nicht gleich Mehl ist, sollten Sie die für eine Diät geeigneten Sorten kennen. In Reformhäusern und grünen Läden können sich die Kunden ihre Getreidekörner frisch mahlen lassen und unter bis zu zehn Mehlsorten wählen. Auch in Supermärkten gibt es viel Auswahl. Dunkle kleiehaltige Sorten sind günstig für eine ausgewogene Ernährung, denn sie enthalten mehr Ballaststoffe, Vitamine und Mineralstoffe als weißes Kuchenmehl.

Das richtige Mehl verwenden

Frisch gemahlenes Vollkornmehl nicht lange aufheben: Durch Luftsauerstoff, Licht und die beim Mahlen entstehende Reibungswärme zersetzen sich wichtige Inhaltstoffe schnell. Getreide am besten portionsweise mahlen und gleich verwenden.

Eine Typennummer auf der Mehltüte gibt Auskunft über die Backeigenschaften und den gesundheitlichen Wert eines Mehls. Unsere üblichen Kuchenmehle haben auf der Packung die Angabe »Type 405« oder »Type 550«. Müllereifachleute nennen solche weißen Mehle »niedrig« ausgemahlen. Nur der rein weiße Teil des Korns, der sogenannte Mehlkörper, ist darin enthalten.

Nehmen Sie statt dessen Vollkornmehl zum Kochen und Backen, denn es hat nicht nur einen höheren Nährwert, sondern ist auch – dank der enthaltenen Ballaststoffe – für den Darm gut. Auf der Verpackung steht übrigens beim Vollkornmehl – im Gegensatz zu allen anderen Mehlsorten – keine Typenzahl, denn der Müller zerkleinert das komplette Korn zu Mehl.

Ähnliches gilt für Roggenmehle: Auch hier steht eine niedrige Typenzahl für feines Mehl und eine höhere für empfehlenswertes Mehl mit größerem Schalenanteil. Verunreinigungen, wie beispielsweise die schwärzlichen hochgiftigen Mutterkornpilze, aber auch Steinchen, Staub oder Ungeziefer, entfernt ein guter Müller vor dem Mahlen.

Deshalb gilt: Wer auf hygienisch saubere Ware Wert legt, greift am besten zu Markenvollkornmehl.

Mehlsorten

Doppelgriffiges Mehl

Diese Spezialsorte ist in der Körnung etwas gröber als Haushaltsmehl, jedoch genauso weiß und arm an Ballaststoffen.

Instantmehl
Durch ein Spezialverfahren wird weißes Mehl rieselfähig gemacht und klumpt nicht beim Einrühren in Saucen oder Flüssigkeiten.

Roggenmehle enthalten im Durchschnitt mehr Vitamine und Mineralstoffe als Weizenmehle.

Spätzlemehl
Angeboten wird diese Spezialität aus weißem Mehl hauptsächlich im süddeutschen Raum und in großen Supermärkten.

Weizenmehl Type 1700
Es ist eigentlich kein Mehl, sondern ein recht grobkörniger Schrot, also zum Kuchenbacken nicht geeignet. An der hohen Typenzahl erkennt man schon den großen Anteil an ballaststoffreichen Randschichten des Korns. Im Vitamin- und Mineralstoffgehalt kommt die Type 1700 dem Vollkornmehl schon recht nahe.

Vollkornmehl
Es ist die einzige Mehlsorte, die auf der Verpackung keine Typenzahl ausweisen muss, denn in diesem Mehl sind sämtliche Bestandteile des Korns und damit alle gesunden Vitamine, Mineralien und Ballaststoffe enthalten.

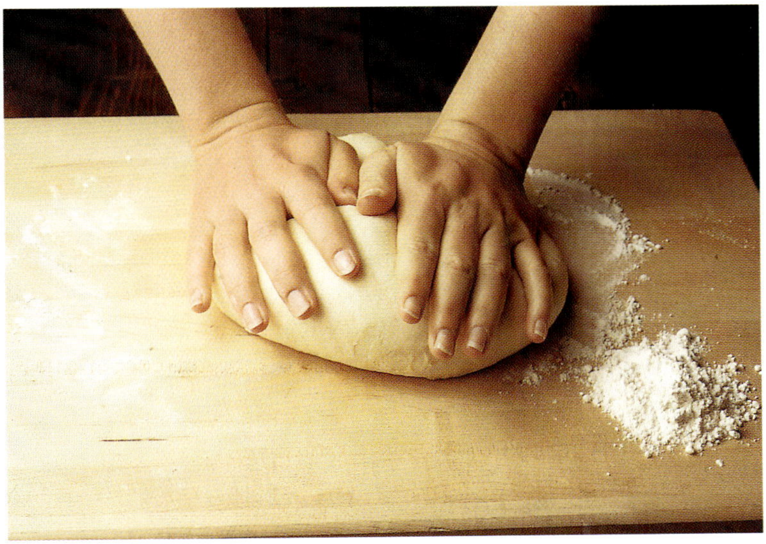

Wer gern selbst backt, sollte möglichst oft gesundes Vollkornmehl verwenden.

Schon einmal Mehlwürmer oder Motten in den Vorräten entdeckt? Jetzt gibt es eine giftfreie Mottenfalle, die die Plagegeister mit ungefährlichen Duftstoffen an sich zieht.

Tips zum Aufbewahren von Mehl

- Vollkornmehl ist aufgrund seines Fettgehalts (Keimöl) nur wenige Monate haltbar. Beachten Sie das Mindesthaltbarkeitsdatum, und kaufen Sie besser nicht zu große Mengen auf einmal. Lagern Sie die Tüten kühl und trocken. Kommt das Mehl nämlich mit Feuchtigkeit in Kontakt, könnte es verderben.
- Wärme begünstigt die Entwicklung von Ungeziefer (Mehlmotten und -würmer). Ihre Vorräte an Nüssen sollten Sie separat lagern, denn Nusskerne ziehen ebenfalls Ungeziefer an, das sich im Mehl festsetzen kann.
- Vollkornmehl sollte nicht luftdicht in Plastiktüten oder -dosen aufgehoben werden; besser eignen sich Papiertüten oder locker schließende Porzellandosen.

Grahammehl

Das Mehl enthält alle Bestandteile des Vollkornmehls, wird jedoch auf spezielle Weise vermahlen und liegt in der Beschaffenheit etwa zwischen dem feinen Vollkornmehl und dem groben Weizenschrot der Type 1700. Innerhalb einer die Pilzbehandlung begleitenden Diät ist es empfehlenswert.

Selbst gemahlen

Wer wegen des frischen nussigen Aromas sein Vollkornmehl gern selbst mahlt, hat bei Getreidemühlen die Qual der Wahl. Wenn Sie für sich alleine kochen, benötigen Sie meist nur eine handbetriebene Mühle, die bis zu 50 Gramm Mehl oder Schrot pro Minute schafft. Elektrogeräte mahlen dagegen bis zu 120 Gramm Getreide pro Minute und lohnen sich nur, wenn alle in der Familie an der Pilzdiät teilnehmen und jemand regelmäßig hefefreies Brot (Rezept Seite 198) backen möchte.

Falls Sie zusätzlich Nüsse oder Samen, wie z.B. Leinsamen oder Mohn, in der Mühle schroten wollen, achten Sie auf das Mahlwerk. Nur Mühlen mit Stahl- oder Keramikmahlwerk zerkleinern Ölsaaten, ohne Schaden zu nehmen.

Gemüse tut gut!

Grünzeug für das Immunsystem

Das ist weithin bekannt: Im Gemüse stecken jede Menge Vitamine und Mineralstoffe. Das Spektrum an Vitaminen ist mindestens so groß wie bei Früchten, die ja als besonders vitaminreich gelten. Allein die üppigen Nährstoffe wären schon ein Grund für Pilzpatienten, möglichst viel Frisches in Grün, Gelb und Rot auf den Tisch zu bringen, denn das Immunsystem ist durch den Befall der Parasiten oft schwer belastet und wird durch die Gemüsenährstoffe optimal versorgt und zur Regeneration angeregt. Darüber hinaus enthalten viele Gemüsesorten, wenn sie roh als Salat gegessen werden, hochinteressante Wirkstoffe.

Vor allem Zwiebeln, Artischocken und Löwenzahn unterstützen durch ihre speziellen Ballaststoffe die nützlichen Bakterien in der Darmflora und stärken so die Abwehrkräfte gegen Pilzinfektionen.

Gesund, heilsam und schmackhaft

Für Menschen mit einer Pilzerkrankung ist die Familie der Liliengewächse besonders wichtig. Ihre Mitglieder Knoblauch, Zwiebel, Porree und Schnittlauch weisen nämlich Stoffe auf – sogenannte Phytozide –, die gegen pathogene Pilze wirken. Von den genannten Gemüsen haben Porree und Schnittlauch die geringste Wirkung und Knoblauch bei weitem die stärkste. Insbesondere der Knoblauchwirkstoff Allizin hilft dem Körper, sich erfolgreich gegen die Angriffe von Pilzen zu wehren. Ähnliches gilt auch für Rettich, Meerrettich und Kresse. Sie wirken durch ihre Senföle sogar gegen hartnäckige Pilzinfektionen. Wen wundert es da, dass sich schon die Erbauer der ägyptischen Pyramiden mit Rohkost aus Rettichen und Zwiebeln stärkten.

Wie viele Knoblauchzehen, Zwiebeln und Rettiche Sie innerhalb der Behandlung Ihrer Pilzerkrankung täglich in den Salat geben oder in Ihrem Gemüse mitkochen sollten, wollen wir Ihnen nicht vorschreiben. In den folgenden Rezepten haben wir diese Gemüse reichlich verwendet. Aber natürlich so, dass das Essen eben auch zum Vergnügen wird. Probieren Sie ruhig Ihre eigenen persönlichen Kompositionen. Wenn Sie den starken Duft von Knoblauch, Zwiebel und Rettich partout nicht ausstehen können, halten Sie sich eben an andere Gemüsesorten. Auch dann tun Sie eine Menge für Ihr Wohlbefinden. Paprikaschoten beispielsweise sind enorm

Rohkost wie Rettich, Meerrettich und Kresse hilft sogar gegen hartnäckige Pilzinfektionen.

reich an Vitamin C, das unserem Immunsystem bei der Arbeit hilft. Spezielle Bitterstoffe, die im Endiviensalat, Chicorée und sogar im Kopfsalat enthalten sind, wirken leicht beruhigend auf das Nervensystem. Bitterstoffe aus Löwenzahn und Artischocke helfen der Leber bei ihrer Entgiftungsarbeit – ein Effekt, der bei Pilzinfektionen sehr willkommen ist. Über die in den letzten Jahren bekannt gewordenen immunwirksamen Inhaltsstoffe der Kohlgemüse staunen Forscher in aller Welt.

Roh oder gekocht?

Damit Ihnen keine Hasenohren wachsen – köstliche Dips aus Joghurt oder Frischkäse mit Gewürzen und bunter Kräutervielfalt bringen Abwechslung und machen die Rohkostplatte vollständiger.

Es macht für den Körper durchaus einen Unterschied, ob Gemüse als Rohkost oder – fein zerkleinert – gekocht auf den Tisch kommt. Weitaus wertvoller als gekochter Gemüsebrei ist grob geraspelte Rohkost, denn die Zellstruktur roher Gemüse stimuliert die Darmschleimhaut. Daher: Sooft wie möglich rohes Gemüse essen, mindestens jedoch einmal am Tag.

Salate nach Saison

Pilzpatienten können sich im Sommer üppige Portionen Blattsalat schmecken lassen. In der kalten Jahreszeit sind Rohkostsalate aus Wintergemüsen günstiger. Besonders gut schmecken geraspelte oder fein geschnittene rohe Karotten, Sellerie, Fenchel, Porree, Weiß- oder Rotkohl. In diesen deftigen und preisgünstigen Gemüsesorten stecken reichlich Ballaststoffe. Außerdem enthalten sie – im Vergleich zu Blattsalaten, die aus dem Treibhaus kommen – mehr anregende ätherische Öle und ein Vielfaches an Vitaminen.

Löwenzahnsalat

Zutaten für 2 Portionen

150 g Löwenzahn (gekauft oder selbst gesammelt)

1 gekochte Kartoffel • Salz, Pfeffer aus der Mühle • 2 EL Zitronensaft

1 Eigelb • 1–2 TL zuckerfreier Senf • 3–4 EL Öl • flüssiger Süßstoff

Den Löwenzahn putzen und in mundgerechte Stücke zupfen. Die Blätter waschen und trocknen. Die Kartoffel fein würfeln. Salz und Pfeffer mit dem frisch gepressten Zitronensaft verrühren. Eigelb

und Senf zufügen. Das Öl mit einem Schneebesen tropfenweise unterschlagen. Mit Süßstoff abschmecken.
Löwenzahn und Kartoffelwürfel mit der Sauce übergießen. Gut durchmischen und auf 2 Tellern anrichten.

Tip Wenn Sie den Löwenzahn für dieses Rezept selbst suchen wollen, achten Sie darauf, ihn nicht auf gedüngten Weiden oder an Straßenrändern zu sammeln!

Brunnenkressesalat

Zutaten für 2 Portionen

150 g Mozzarella • 100 g Brunnenkresse • 200 g Staudensellerie

2 EL Weißweinessig • Salz, Pfeffer aus der Mühle

1/2 TL zuckerfreier Senf • flüssiger Süßstoff • 1 EL Kürbiskernöl

3–4 EL Keimöl

Wenn Sie einen Gartenteich haben, können sie die pikante Brunnenkresse leicht selbst züchten: Säen Sie die Samen am Rand aus – die dunkelgrünen Blättchen sind auch sehr dekorativ!

Mozzarella abtropfen lassen und in dünne Scheiben schneiden. Brunnenkresse putzen, waschen und ebenfalls abtropfen lassen. Staudensellerie putzen und in hauchdünne Scheiben schneiden.
Essig mit Salz und Pfeffer in einer Schüssel verrühren. Senf und 1 Spritzer Süßstoff zufügen. Die Öle tropfenweise unterschlagen. Die Salatzutaten mit der Salatsauce mischen und sofort servieren.

Tip Zum Mischen des Salats immer eine große Schüssel verwenden, damit alle Salatblätter gleichmäßig mit Dressing überzogen werden.

Rote-Bete-Salat mit Meerrettich

Zutaten für 4 Portionen

600 g Rote Bete • 2–3 EL Rotweinessig • Salz, Pfeffer aus der Mühle

flüssiger Süßstoff • 4 EL Keimöl • 1 Stück Meerrettichwurzel

100 g Schlagsahne

Die Rote-Bete-Knollen schälen und waschen. In der Küchenmaschine oder auf dem Gemüsehobel raspeln und in eine Schüssel ge-

ben. Essig mit Salz, Pfeffer und etwas Süßstoff würzen. Öl unterschlagen und über das geraspelte Gemüse geben.
Die Meerrettichwurzel dick schälen und fein reiben. Sahne steif schlagen und mit Meerrettich, Salz und Süßstoff pikant abschmecken. Die Rote-Bete-Rohkost mit je 1 dicken Klecks Meerrettichsahne auf Tellern anrichten.
Schwefelhaltige Substanzen aus dem Meerrettich verscheuchen Darmpilze. Die ätherischen Öle der scharfen Wurzel lassen außerdem die Verdauungssäfte reichlich fließen und fördern so die Durchblutung der Schleimhäute. Auch das hilft gegen Infektionen.

Kohlrabi-Karotten-Rohkost

Zutaten für 3 Portionen

1–2 Kohlrabi (je nach Größe) • 300 g Karotten • 100 g Schlagsahne
1/2 Zitrone • flüssiger Süßstoff • Salz, Pfeffer aus der Mühle
2 EL Haselnussblättchen

Rohkostsalate können Sie auch vorbereiten. Einfach das geraspelte Gemüse mit etwas Zitronensaft vermischen und mit Folie bedeckt für einige Stunden in den Kühlschrank stellen.

Kohlrabi und Karotten schälen, putzen und grob raspeln. Schlagsahne mit Zitronensaft, Süßstoff, Salz und Pfeffer in eine Schüssel geben und mit einem Schneebesen aufschlagen. Die Salatzutaten auf einer Platte anrichten und mit der Sauce übergießen. Mit Haselnussblättchen bestreuen.

Sellerierohkost

Zutaten für 3 Portionen

500 g Knollensellerie • 150 g Naturjoghurt mit lebenden Kulturen
3 EL Schlagsahne • 1/2 Zitrone • flüssiger Süßstoff
Salz, Pfeffer • 1 EL Haselnuss- oder Sonnenblumenkernöl
2 EL Kürbiskerne

Sellerieknolle gründlich schälen und grob raspeln. Joghurt mit Schlagsahne, Zitronensaft, Süßstoff, Salz und Pfeffer in eine Schüssel geben und mit einem Schneebesen aufschlagen. Öl untermischen. Den Sellerie auf einer Platte anrichten und mit der Sauce übergießen. Mit Kürbiskernen bestreuen.

Kresse

Die kleinen Blättchen der Gartenkresse und die größeren runden Blätter der Brunnenkresse (Nasturnium) sind durch ihre Senföle wirkungsvolle Hilfsmittel gegen Pilzinfektionen im Darm. Außerdem stärken Kräuter die Abwehrkräfte.

Wurstsalat mit Rettich

Zutaten für 4 Portionen

200 g Fleischwurst • 1 großer roter oder weißer Rettich
1 Bund Frühlingszwiebeln • 150 g Naturjoghurt mit lebenden Kulturen
1 EL zuckerfreie Mayonnaise • 2 EL Sonnenblumenöl • Salz, Pfeffer

Fleischwurst aus der Pelle lösen, längs halbieren und in Scheiben schneiden. Den Rettich putzen, waschen und in dünne Scheiben schneiden. Frühlingszwiebeln putzen, waschen und in schmale Ringe schneiden. Für die Sauce Joghurt, Mayonnaise und Öl in eine Schüssel geben und verrühren. Mit Salz und Pfeffer würzen.
Die Salatzutaten untermischen und durchziehen lassen.

Zwiebeln sind gut gegen Pilze. Deshalb sollten Sie das aromatische Gemüse oft roh im Salat essen. Aber beim Vorbereiten die Zwiebeln nicht lange zerkleinert herumstehen lassen, sonst zersetzen sich die Wirkstoffe.

Gemischter Wintersalat

Zutaten für 4 Portionen

1 Endiviensalat • 1 Bund Brunnenkresse • 150 g weiße Bohnen aus der Dose • 1 Stück frische Ingwerwurzel • 1 Bund Petersilie • 1 Bund Schnittlauch • 1 Bund Kerbel • 1 EL zuckerfreie Mayonnaise
200 g Naturjoghurt mit lebenden Kulturen • 2–3 EL Öl
2 EL Zitronensaft • flüssiger Süßstoff • Salz, Pfeffer aus der Mühle

Salat und Kresse putzen. Blätter waschen und trocknen. Bohnen abgießen. Ingwerwurzel schälen. Petersilie, Schnittlauch und Kerbel waschen, trocknen und hacken. Mayonnaise mit Joghurt, Kräutern und Öl verrühren. Mit zerdrückter Ingwerwurzel, Zitronensaft, Süßstoff, Salz und Pfeffer würzen. Salat, Kresse und Bohnen in einer Schüssel mischen und die Joghurtsauce darüber geben.

Bohnensalat mit körnigem Frischkäse

Zutaten für 4 Portionen

750 g breite grüne Bohnen • Salz • 1 unbehandelte Zitrone
1/2 TL zuckerfreier Senf • Pfeffer aus der Mühle • 5 EL Olivenöl
2 Frühlingszwiebeln • 1 Bund Petersilie • 200 g körniger Frischkäse
Grober Pfeffer aus der Mühle

Anstelle von körnigem Frischkäse kann man den Bohnensalat mit gewürfeltem Mozzarella anrichten.

Die Bohnen putzen, waschen und in Stücke schneiden. In 1 Liter kochendes Salzwasser geben und 10 Minuten kochen. Sofort in Eiswasser abschrecken, abtropfen lassen und in eine Schüssel geben.
Von der Zitrone 2 Scheiben abschneiden, vom Rest den Saft auspressen und mit Senf, Salz, Pfeffer und Olivenöl verrühren. Die Frühlingszwiebeln in dünne Ringe schneiden. Petersilie grob hacken.
Sauce, Petersilie und Zwiebeln mit den Bohnen vermischen. Mit Zitronenscheiben anrichten. Auf jede Portion 1 großen Löffel Frischkäse häufen und mit grobem Pfeffer bestreuen.

Tip Salat, der nicht sofort verwendet wird, gehört ins Gemüsefach des Kühlschranks. Am besten in eine innen mit Wasser benetzte Plastiktüte stecken oder den Salat in ein feuchtes Küchentuch einschlagen. So bleibt er je nach Sorte zwei bis vier Tage frisch und knackig.

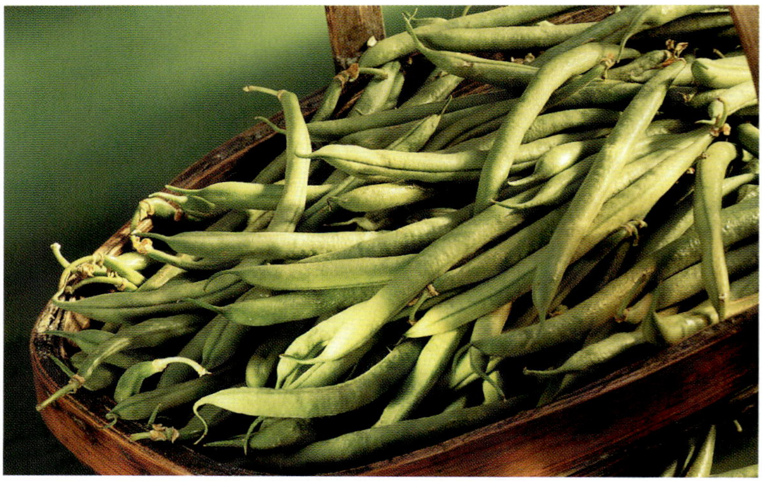

Bohnen sind reich an Eisen, Kalium, Kalzium, Vitamin C und verschiedenen B-Vitaminen. Ihr Gehalt an Ballaststoffen ist außerdem eine Wohltat für den Darm.

Grüne Salatmischung mit Avocado

Zutaten für 4 Portionen

1 Eichblattsalat • 1 kleine Gurke • 2 weiche Avocados • 2–3 EL Essig

Salz, Pfeffer aus der Mühle • 1 EL Keimöl • 1/2 Kästchen Kresse

Eichblattsalat putzen, waschen, abtropfen lassen und in mundgerechte Stücke zupfen. Gurke schälen, längs halbieren und in Scheiben schneiden. Die Avocados schälen, 1 Frucht würfeln, die andere für die Sauce fein pürieren. Das Avocadopüree mit Essig, Salz, Pfeffer und Keimöl verrühren. Eichblattsalat, Gurke und Avocadowürfel auf Tellern fächerförmig anrichten. Die Avocadosauce darauf geben und die Kresse darüber verteilen.

Den Salat können Sie bei Einladungen Ihren Gästen sehr gut als Vorspeise servieren.

Tsatsiki – Gurkensalat mit Joghurt

Zutaten für 4 Portionen

500 g Naturjoghurt mit lebenden Kulturen • 2–3 Knoblauchzehen

Salz, Pfeffer aus der Mühle • 1 Salatgurke

Joghurt mit den zerdrückten Knoblauchzehen, Salz und Pfeffer verrühren. Gurke schälen und grob raspeln oder in kleine Würfel schneiden. Joghurt und Gurke mischen, kurz durchziehen lassen.

Tip: Eine Mischung aus Joghurt und Crème fraîche oder Sahnequark macht den typisch griechischen Salat gehaltvoller.

Bohnengemüse

Zutaten für 4 Portionen

600 g Schnittbohnen • 500 g Fleischtomaten • 1 Zwiebel

2–3 Knoblauchzehen • 2–3 EL Öl • 1 TL getrockneter Thymian

Salz, Pfeffer aus der Mühle • 3 EL Brühe

Bohnen putzen und schräg in 2 cm breite Stücke schneiden. Tomaten klein schneiden. Zwiebel und Knoblauch schälen und fein würfeln. Öl in einem Topf erhitzen. Zwiebel- und Knoblauchwürfel darin glasig dünsten. Bohnen, Tomatenwürfel und Thymian zufügen, mit Salz und Pfeffer würzen. Die Brühe dazugeben.
Das Gemüse im geschlossenen Topf 10 bis 15 Minuten bei milder Hitze schmoren.

Geschmortes Sauerkraut

Zutaten für 6 Portionen

400 g Zwiebeln • 2 EL Gänse- oder Butterschmalz

1 kg frisches Sauerkraut • 150 ml Fleischbrühe • 2 Lorbeerblätter

3 Wacholderbeeren • 3 Pfefferkörner • 1 Kartoffel • Salz

flüssiger Süßstoff

Vitaminbombe: Essen Sie Sauerkraut öfter auch einmal roh als Salat, oder mischen Sie einen Teil fein gehacktes rohes Sauerkraut zum Schluss unter das gegarte Kraut – so bleiben die wertvollen Stoffe besser erhalten.

Zwiebeln schälen und in Scheiben schneiden. Schmalz in einem Topf erhitzen und die Zwiebeln darin bei kleiner Hitze weich und glasig dünsten. Das Sauerkraut zufügen und unter Wenden kurz weiterdünsten. Brühe zugießen. Lorbeer, zerdrückte Wacholderbeeren und Pfefferkörner zum Kraut geben.

Das Kraut im geschlossenen Topf nach Geschmack 20 bis 40 Minuten bei mittlerer Hitze schmoren. Die Kartoffel schälen, roh in das Kraut reiben, durchrühren und einmal aufkochen, damit die Flüssigkeit gebunden wird. Das Sauerkraut mit Salz und etwas Süßstoff abschmecken.

Rotkohl

Zutaten für 4 Portionen

1 kg Rotkohl • 3 Zwiebeln • 50 g Gänseschmalz oder 3 EL Öl

2 unbehandelte Zitronen • 2 Lorbeerblätter • 2 Nelken

3 Pimentkörner • Salz • 1/8 l Brühe • flüssiger Süßstoff

Rotkohl hobeln oder fein schneiden. Zwiebeln würfeln, in heißem Schmalz oder Öl in einem Topf hell andünsten.

Den Rotkohl und den Saft von 1 Zitrone zufügen. Die Schale der Zitrone hauchdünn abschälen und ebenfalls dazugeben. Das Gemüse mit Lorbeer, Nelken, Piment und Salz abschmecken, die Brühe darüber gießen.

Den Kohl zugedeckt bei milder Hitze 1 Stunde dünsten. Mit Salz, dem restlichen Zitronensaft und Süßstoff nachwürzen. 1 Prise Zimt rundet den Geschmack ab.

Tip Rotkohl können Sie bereits am Vortag zubereiten, denn er lässt sich ohne große Nährstoffverluste gut aufwärmen.

Sauerkraut

- Fachleute haben erst kürzlich bewiesen, dass regelmäßiger Sauerkrautgenuss die Bildung von Krebs erregenden Stoffen im Darm bremst. Die Milchsäure des Sauerkrauts scheint an diesem positiven Effekt beteiligt zu sein. Sie lässt im Darm eine gesunde Bakterienflora sprießen und schafft damit auch eine vorzügliche Basis für die Abwehr von Pilzen.
- Die im Sauerkraut ebenfalls reichlich enthaltenen Ballaststoffe sorgen überdies für einen reibungslosen Abtransport unbekömmlicher Stoffwechselprodukte der unerwünschten Darmbewohner.

Gurkengemüse

Zutaten für 4 Portionen

1 kg Schmorgurken (ersatzweise Salatgurken) • 3 Zwiebeln
1 Knoblauchzehe • 2 EL Butter • 3 EL Brühe • Salz
Pfeffer aus der Mühle • 1/2 Zitrone • 100 g Crème fraîche
1 Bund Dill

Gurken von der Blüte zum Stielansatz mit einem Sparschäler schälen. Der Länge nach halbieren, mit einem Löffel entkernen und in gleichmäßige Streifen schneiden. Zwiebeln und Knoblauch schälen, würfeln, in heißer Butter glasig dünsten. Die Gurken zufügen und kurz mitdünsten. Die Brühe dazugießen und alles 2 bis 3 Minuten garen. Mit Salz, Pfeffer und Zitronensaft abschmecken. Im geschlossenen Topf weitere 10 Minuten schmoren. Crème fraîche und fein geschnittenen Dill unterrühren. Wenn Ihnen Crème fraîche zu fett ist, können Sie sie durch saure Sahne ersetzen. Das Gericht darf dann aber nicht mehr kochen, sonst bilden sich Flöckchen.

Für Schmorgurken gilt noch die alte Regel, die Sie bei Salatgurken wegen neuer Züchtungen nicht mehr beachten müssen: Probieren Sie vor der Zubereitung ein Stückchen vom Ende, manchmal sind die Gurken bitter.

Tip Das Küchenkraut Borretsch mit seiner fruchtig-zwiebelähnlichen Note passt besonders gut zu Gurkengemüse. Die hübschen lavendelblauen Blüten können Sie als Dekoration verwenden und mitessen.

Die beliebten mehrstöckigen Keimgeräte sind mit ihren Sieben nicht immer sehr hygienisch. Reinigen Sie sie nach jedem Gebrauch äußerst penibel mit heißem Wasser und einer Bürste, und lassen Sie das Gerät an der Luft gründlich trocknen.

Keimlinge

Sprossen gelten als gesund und vitaminreich, doch der Nährstoffgehalt liegt nicht viel höher als bei den meisten Gemüsesorten.
Es stimmt zwar, dass sich beim Keimen der Vitamin-C-Gehalt der Samenkörner verdoppelt bis verfünffacht, aber die Samenkörner enthalten so wenig von dem Vitamin, dass selbst der Anstieg nicht reicht, um Keimlinge so Vitamin-C-reich zu machen wie etwa Kohl oder Paprikaschoten. Das B-Vitamin Thiamin und der schützende Farbstoff Beta-Karotin nehmen beim Sprießen sogar ab.

Guter Boden für Pilze

Leider tummeln sich auf allen Sprossensorten erhebliche Mengen von Pilzen.
Wen wundert es, denn Wärme und Feuchtigkeit, die der Keim zum Gedeihen braucht, lassen auch die Pilze sprießen. Die Parasiten wachsen oft noch besser als die Keimlinge selbst und werden dann mit dem Salat höchst lebendig konsumiert. Menschen mit bereits geschädigtem Immunsystem können sich auf diese Weise schnell wieder mit pathogenen Pilzen infizieren. Im schlechtesten Fall können sich im häuslichen Keimgerät ansehnliche Mengen Pilzgift bilden.
Fazit: Keimlinge gehören nicht in eine Pilzdiät.

Ausnahme – Kresse

Sie enthält Senföle, mit denen sie beim Auskeimen die Pilze in Schach hält. Trotzdem sollten Sie die kleinen Kressebeete nach dem Kauf in den Kühlschrank stellen.
Noch besser: Sie säen selbst Kresse aus, die Sie dann gleich frisch verbrauchen. Kresse keimt in Rekordgeschwindigkeit ohne Erde auf feucht gehaltenem Küchenpapier.

Erbsen mit Minze

Zutaten für 4 Portionen

400 g tiefgekühlte Erbsen • 1 Zwiebel • 1 EL Öl • 2 EL Brühe
50 g Crème fraîche • etwas abgeriebene Zitronenschale
Salz, Pfeffer aus der Mühle • 1/2 Bund Minze

Erbsen auftauen lassen. Zwiebel schälen, würfeln und in heißem Öl glasig dünsten. Erbsen, Brühe und Crème fraîche zufügen und 5 Minuten bei kleiner Hitze garen. Mit Zitronenschale, Salz und Pfeffer würzen. Mit fein gehackter Minze bestreut servieren.

Empfindliche Menschen können auf die in Erbsen enthaltene Salizylsäure mit Hautausschlägen reagieren. Für Menschen mit einer Veranlagung zu Gicht ist der recht hohe Puringehalt von 85 Milligramm pro 100 Gramm zu beachten.

Geschmorte Frühlingszwiebeln

Zutaten für 4 Portionen

1 kg Frühlingszwiebeln • 2 EL Öl • 1 Knoblauchzehe
Salz, Pfeffer aus der Mühle

Zwiebeln putzen und in etwa 3 Zentimeter breite Stücke schneiden. In einer Pfanne das Öl erhitzen. Erst den zerdrückten Knoblauch, dann die Zwiebeln zufügen und bei mittlerer Hitze andünsten. Das Gemüse häufig wenden. Die Zwiebeln mit Salz und Pfeffer würzen und 5 Minuten bei milder Hitze im geschlossenen Topf schmoren.

Kohlrabi mit Joghurt

Zutaten für 4 Portionen

4–5 Kohlrabi • 2 EL Keimöl • 150 ml Brühe • flüssiger Süßstoff
Salz, Pfeffer aus der Mühle • 150 g Naturjoghurt mit lebenden Kulturen
1 Hand voll Kerbel oder Petersilie

Kohlrabi schälen, holzige Teile entfernen. Das Gemüse klein schneiden. Öl in einem Topf erhitzen und die Kohlrabi darin andünsten. Die Brühe zufügen. Mit Salz, Pfeffer und wenig Süßstoff würzen. Im geschlossenen Topf 10 Minuten garen.
Anschließend den Joghurt zum Gemüse geben und kurz erhitzen. Nicht kochen. Das Ganze dann mit gehacktem Kerbel oder Petersilie servieren.

Geschmorte Schalotten

Zutaten für 4 Portionen

600 g Schalotten • 2 EL Öl • 600 ml Rinder- oder Kalbsfond (auch aus dem Glas) • 1 unbehandelte Zitrone Salz, Pfeffer aus der Mühle • 2 EL Butter

Neben Kresse und der traditionellen Petersilie passen auch eine Reihe anderer Kräuter gut zu Karotten. Besonders raffiniert schmecken Zitronenmelisse, Liebstöckel und Bohnenkraut.

Schalotten schälen. Das geht am einfachsten so: Die Zwiebelchen in kochendem Wasser einmal aufwallen lassen, abgießen, kalt abschrecken und den Wurzelansatz abschneiden. Die Schalotten von der Spitze her aus der Schale drücken.

Öl in einem weiten Topf erhitzen. Fond zufügen. Mit etwas Zitronensaft und -schale, Salz und Pfeffer aus der Mühle würzen. Im geschlossenen Topf bei kleiner Hitze 20 Minuten schmoren. Deckel abnehmen und bei großer Hitze kochen, bis der Fond zur Hälfte eingekocht ist. Butter zufügen, das Gemüse durchschwenken und sofort servieren.

Tip Schalotten, die vornehmen Schwestern der Zwiebel, sind eine vorzügliche Beilage zu allen feinen Braten vom Rind, Kalb oder Lamm.

Karottengemüse

Zutaten für 4 Portionen

750 g Karotten • 2 Zwiebeln • 20 g Butter • abgeriebene Zitronenschale Salz, Pfeffer aus der Mühle • 100 ml Brühe • 1 Kästchen Kresse

Karotten schälen, waschen und in dünne Scheiben schneiden. Zwiebeln schälen und würfeln.

Butter in einem Topf erhitzen, Zwiebelwürfel darin andünsten. Karotten und Zitronenschale dazugeben. Zugedeckt 5 Minuten dünsten. Sparsam salzen und pfeffern. Brühe zugießen. Das Gemüse zugedeckt weitere 15 Minuten bei mittlerer Hitze dünsten. Mit Kresse bestreut servieren.

Tip Die so verlockend aussehenden Karotten mit ihrem Grün welken übrigens beträchtlich schneller als die geputzten!

Rote-Bete-Gemüse

Zutaten für 4 Portionen

2 Zwiebeln • 1 Knoblauchzehe • 3 EL Keimöl • 1 kg Rote Bete

Salz, Pfeffer aus der Mühle • flüssiger Süßstoff • 250 ml Brühe

2 EL Weinessig • 1 Lorbeerblatt • 1 Stück frische Meerrettichwurzel

Zwiebeln und Knoblauch schälen und fein würfeln. Öl in einem Topf erhitzen. Zwiebeln und Knoblauch darin andünsten.

Die Rote-Bete-Knollen schälen und waschen. In der Küchenmaschine oder auf dem Gemüsehobel raspeln und zu den Zwiebeln in den Topf geben. Mit Salz, Pfeffer und etwas Süßstoff würzen.

Brühe, Essig und Lorbeerblatt dazugeben, Topf zudecken, das Gemüse 1 Stunde bei milder Hitze schmoren. Mit Salz, Pfeffer und frisch geriebenem Meerrettich abschmecken.

Tip Ersetzen Sie die Hälfte der Roten Bete durch Steckrüben. Das sieht toll aus und schmeckt gut.

Wirsinggemüse

Zutaten für 4 Portionen

1 kleiner Wirsingkohl • 200 g Doppelrahm-Frischkäse

100 ml Brühe • Salz, Pfeffer aus der Mühle

Wirsing passt gut zu Eierkuchen oder zu gebratenem Fisch, weil er milder ist als andere Kohlsorten.

Wirsing putzen, waschen und in grobe Streifen oder Rauten schneiden. In kochendes Salzwasser legen, einmal aufkochen, auf ein Sieb geben und in eiskaltes Wasser tauchen. Abtropfen lassen und leicht ausdrücken.

Den Wirsing mit Frischkäse und Brühe in einem Topf durchmischen und 5 Minuten schmoren. Mit Salz und Pfeffer würzen.

Tip Wirsing als besonders gesundes und vielseitiges Wintergemüse kann man übrigens auch gut als Rohkost essen, wobei seine zahlreichen Vitamine und Mineralstoffe weitaus besser erhalten bleiben. Probieren Sie doch einmal die Kombination von feinen Wirsingstreifen mit gehobeltem Rettich und geraspelten Karotten in einer Kräuter-Joghurt-Marinade.

Zucchini mit Nuss-Quark-Füllung

Zutaten für 4 Portionen

4 Zucchini • 3 Zwiebeln • 4 EL Keimöl • 1 TL Haferkleieflocken

1 EL geriebene Nüsse oder Mandeln • je 3 EL Milch und Schlagsahne

Salz, Pfeffer aus der Mühle • 2 Eiweiße • 100 g Magerquark

Fett für die Form • 1 EL geriebener Käse

Zu diesem Zucchinigericht passt frische Tomatensauce sehr gut.

Zucchini waschen, längs halbieren, mit einem Löffel aushöhlen. Zucchinihälften für 5 Minuten in kochendes Salzwasser geben. Zwiebeln schälen und würfeln. 2 Esslöffel Öl in einem Topf erhitzen. Zwiebeln und das ausgelöste Zucchinifleisch zugeben, bei schwacher Hitze 5 Minuten dünsten. Haferkleieflocken und geriebene Nüsse darüber stäuben. Milch und Sahne unterrühren, mit Salz und Pfeffer würzen, weitere 5 Minuten garen. Eiweiße steif schlagen. Quark und Eischnee unter die Gemüsemischung heben.

Die Zucchinihälften mit der Mischung füllen, den Käse darauf streuen, mit dem restlichen Öl beträufeln. In den auf 175 bis 200 °C (Gasherd: Stufe 2 bis 3/Umluft: 170 bis 180 °C) vorgeheizten Backofen schieben und in 20 Minuten goldgelb überbacken.

Gefüllte Zwiebeln

Zutaten für 4 Portionen

4 große Zwiebeln • 200 g Rinderhack • 1 EL Magerquark • 1 Ei

je 1 EL Haferflocken, Weizenkleie und Haferkleie

1 TL zuckerfreier Senf • 1 EL Crème fraîche • 1 TL Paprikapulver

Salz, Pfeffer aus der Mühle • 50 g Öl • 300 ml Hühnerbrühe

Zwiebeln schälen und aushöhlen. Das Innere beiseite legen.
Hackfleisch mit Magerquark, Ei, Senf, Haferflocken, Weizen- und Haferkleie sowie Crème fraîche in eine Schüssel geben. Paprika, Salz und Pfeffer zufügen, alles gut durchkneten. 4 kleine Teigkugeln formen, die Zwiebeln damit füllen.

Öl in einer Auflaufform erhitzen, Zwiebeln hineinsetzen, mit der Brühe übergießen. Die ausgelösten Zwiebelstücke zufügen. Die Form in den auf 175 bis 200 °C (Gasherd: Stufe 3/Umluft: 180 °C) vorgeheizten Backofen schieben und 40 bis 60 Minuten garen.

Speisepilze

Wer gegen die Pilze im eigenen Körper kämpft, hat vielleicht keinen Appetit mehr auf die großen Vettern der kleinen Schmarotzer – auch wenn sie nur entfernte Mitglieder der riesigen Familie der Pilze sind. Wenn Sie Champignons, Austernpilze & Co. aus Ihrem Speiseplan streichen, müssen Sie keine Nachteile befürchten. Weder Zucht- noch Wildpilze bieten uns unentbehrliche Nährstoffe, die andere Gemüsesorten nicht liefern. Im Gegenteil, denn Pilze bestehen fast nur aus Wasser, einer speziellen Art von Ballaststoffen und einer kleinen Portion Protein. Vitamine sind in Zuchtpilzen eher rar.

Schwarzwurzeln

Zutaten für 4 Portionen

800 g Schwarzwurzeln • Salz • 3 Zwiebeln • 3 EL Öl • 100 ml Brühe

150 g Crème fraîche • Muskat • Pfeffer aus der Mühle • Zitronenmelisse

Schwarzwurzeln gründlich waschen. In Salzwasser 20 Minuten kochen, mit kaltem Wasser übergießen und die Schalen ablösen.
Zwiebeln schälen, würfeln und in Öl andünsten. Brühe dazugießen und 3 Minuten weiterkochen. Crème fraîche einrühren. Mit Muskat, Salz und Pfeffer würzen.
Alles mit dem Pürierstab fein zerkleinern und aufschäumen. Die Schwarzwurzeln in die Sauce geben, kurz erwärmen, aber nicht kochen. Mit gehackter Zitronenmelisse garnieren.

Auberginenmus

Zutaten für 4 Portionen

500 g Auberginen • 2 Zwiebeln • 3 Knoblauchzehen

6 EL Olivenöl • Salz, Pfeffer aus der Mühle

Auberginenmus ist eine griechische Spezialität und passt zu Roggenbrot und Pellkartoffeln.

Die Auberginen mit einer Gabel mehrfach einstechen. Im vorgeheizten Backofen bei 200 °C (Gasherd: Stufe 3 / Umluft: 180 °C) backen, bis die Früchte weich sind. Das Fruchtfleisch herauslösen.

Fruchtfleisch in der Küchenmaschine pürieren und in eine Schüssel geben. Zwiebeln fein hacken, Knoblauchzehen zerdrücken. Zusammen mit dem Öl zum Auberginenpüree geben und verrühren. Mit Salz und Pfeffer abschmecken. Das Mus für 1 bis 2 Stunden kalt stellen und als Dip servieren.

Gebratene Auberginen

Zutaten für 6 Portionen

300 g Auberginen • Salz • 6 EL Olivenöl • 2–3 Knoblauchzehen

1 EL frische Majoran- oder Thymianblättchen • Weißweinessig

Auberginen in dicke Scheiben schneiden, mit Salz bestreuen und einige Minuten »schwitzen« lassen. Die austretende Feuchtigkeit mit Küchenpapier abtupfen. Olivenöl in einer Pfanne erhitzen. Die Scheiben portionsweise darin braun braten. Zum Abtropfen auf Küchenpapier legen. Knoblauch schälen, in hauchdünne Scheiben schneiden und zusammen mit Majoran- oder Thymianblättchen bei mittlerer Hitze kurz anbraten.

Bei Tisch die heißen Auberginenscheiben mit Essig beträufeln und mit der Knoblauchmischung bestreuen.

Eingelegte Zucchini

Zutaten für 4 Portionen

500 g Zucchini • 2 TL Salz • 1/8 l Weißweinessig • 1/8 l Brühe

1/2 unbehandelte Zitrone • 2 Knoblauchzehen • 1 Bund Petersilie

6 EL Olivenöl

Eingelegte Zucchini passen gut zu gekochten Eiern, gebratenem Fleisch oder zu Grünkernbuletten. Sie halten sich im Kühlschrank bis zu vier Tagen frisch.

Zucchini in Scheiben schneiden. Mit Salz bestreuen, einige Minuten »schwitzen« lassen und abspülen. Essig mit der Brühe aufkochen und die Zucchinischeiben 2 bis 3 Minuten darin kochen. Abgießen und abtropfen lassen. Für die Marinade die Zitrone auspressen und die Schale hauchdünn abreiben. Den Saft mit durchgepresstem Knoblauch, Zitronenschale, gehackter Petersilie und Öl verrühren.

Marinade auf die noch warmen Zucchinischeiben geben, vermischen, 1 Stunde ziehen lassen.

Hülsenfrüchte – kein Pilzfutter

Preiswertes Gemüse mit vielen Vorzügen

Mit Erbsen, Bohnen und Linsen decken Sie Ihren Kohlenhydrat- und Ballaststoffbedarf aufs Beste. Dabei haben die Pilze das Nachsehen, weil sie die verzweigten Stärkestränge der Hülsenfrüchte nur mit großen Schwierigkeiten aufknacken können. Die folgenden schmackhaften Rezepte bringen gesunde Abwechslung in die begleitende Diät einer Pilzbehandlung.

Zubereitungstips

Lassen Sie die trockenen Samen in reichlich Wasser für einige Stunden quellen, und gießen Sie das Einweichwasser weg: So werden die in allen Hülsenfrüchten enthaltenen unbekömmlichen Stoffe entfernt. Kochen Sie die Hülsenfrüchte ohne Salz bei milder Hitze, dann quellen sie am besten aus und sind gut verträglich. Großzügiges Würzen mit Thymian, Bohnenkraut, Rosmarin, Fenchel, Kümmel oder Ingwer hilft zusätzlich beim Verdauen. Falls Sie wenig Zeit zum Kochen haben: Nehmen Sie ruhig eine Dose mit vorgegarten Hülsenfrüchten. Die Konservenindustrie gart das Gemüse meist genauso schonend und ohne Nährstoffverluste.

Ihre Inhaltsstoffe machen Hülsenfrüchte zu einem wertvollen, gut sättigenden Gemüse.

Linsen mit Spinat

Zutaten für 2 Portionen

150 g rote Linsen • 2 Schalotten • 1 rote Paprika • Salz

150 g tiefgekühlter Spinat • 1 Zwiebel • 1 Knoblauchzehe

2 EL Sonnenblumenöl • etwas Apfelessig

Linsen mit geschälten Schalotten und der entkernten und in Streifen geschnittenen Paprika 10 Minuten in kochendes Salzwasser geben. Spinat langsam auftauen lassen.

Zwiebel und Knoblauch schälen und fein würfeln. Beides in heißem Öl in einem Topf goldgelb andünsten. Linsen und Spinat dazugeben, 5 Minuten zugedeckt bei milder Hitze durchziehen lassen, gut umrühren. Mit Salz nachwürzen, eventuell mit Apfelessig abschmecken.

Dicke Bohnen mit Kräutern

Zutaten für 4 Portionen

400 g dicke Bohnen (tiefgekühlt oder aus dem Glas) • 100 g Zwiebeln
2 EL Keimöl • 1 TL Provencekräuter • 100 ml Brühe
2 EL Crème fraîche • Salz, Pfeffer aus der Mühle • 4 Fleischtomaten

Die in Süddeutschland verächtlich »Saubohnen« genannten Hülsenfrüchte waren im Westfälischen so beliebt, dass der Stossseufzer (ursprünglich natürlich in Platt) überliefert ist: »Liebe Dicke-Bohnen-Zeit – Bauch werd mir noch mal so weit!«

Tiefgekühlte Bohnen auftauen und nach Anweisung garen. Konservenbohnen abtropfen lassen. Zwiebeln schälen und würfeln. Öl in einer Pfanne erhitzen. Zwiebeln darin glasig dünsten.
Die Provencekräuter, Brühe und Crème fraîche zufügen, salzen und pfeffern, im geschlossenen Topf 5 Minuten leise köcheln lassen.
Tomaten waschen, würfeln und zu den Bohnen geben. Noch 5 Minuten zugedeckt durchziehen lassen.

Linsen mit Senfsauce

Zutaten für 6 Portionen

1 große Dose Linsen • 2 Zwiebeln • 2 EL Keimöl • 2 EL Crème fraîche
1–2 TL zuckerfreier Senf • Salz, Pfeffer aus der Mühle
flüssiger Süßstoff • 1 EL gehackter Dill

Linsen auf einem Sieb abtropfen lassen. Zwiebeln schälen und würfeln. In heißem Öl glasig dünsten. Crème fraîche, Senf, Salz und Pfeffer hinzufügen. Mit 1 Spritzer Süßstoff abrunden.
Linsen in der Senfsauce erwärmen. Mit Dill bestreut servieren.

Bohneneintopf mit Haferschrot

Zutaten für 4 Portionen

150 g weiße Bohnen • 600 ml Fleisch- oder Gemüsebrühe
3 Knoblauchzehen • Salz, Pfeffer aus der Mühle • 25 g Haferschrot
300 g rote und gelbe Paprikaschoten • 2 Stangen Porree
3 EL Keimöl • 1 EL mildes Paprikapulver

Bohnen mit Wasser bedeckt über Nacht einweichen. Abgießen, mit Brühe bedecken und zum Kochen bringen. Ungeschälte Knoblauchzehen zufügen. Die Bohnen im geschlossenen Topf bei

schwacher Hitze etwa 1 Stunde garen. Die Knoblauchzehen herausnehmen, das weiche Innere herausdrücken und wieder zu den Bohnen geben. Die Suppe mit Salz und Pfeffer kräftig würzen.
Haferschrot zu den Bohnen geben, aufkochen und die Suppe zugedeckt etwa 20 Minuten garen. Paprikaschoten und Porree waschen, putzen und klein schneiden. Das Gemüse in heißem Öl kräftig anbraten. Vom Herd nehmen, Paprikapulver darüber stäuben, gut umrühren und zur Suppe geben. Die Suppe mit Salz und Pfeffer abschmecken.

Tip Falls der Eintopf etwas zu dick gerät, noch etwas Wasser oder Brühe zugießen.

Erbsensuppe mit Sesam

Zutaten für 4 Portionen

200 g grüne Trockenerbsen
etwa 1/2 l Fleisch- oder Gemüsebrühe
150 g Zwiebeln • 500 g Kartoffeln • 1 Bund Suppengrün
2 Knoblauchzehen • 2 EL Keimöl
50 g Sesamsaat • 1 Bund Petersilie
Salz, Pfeffer aus der Mühle

Die Erbsen über Nacht in kaltem Wasser einweichen. Abgießen und mit Brühe bedeckt aufsetzen. Zwiebeln und Kartoffeln schälen und würfeln. Suppengrün putzen und klein schneiden.
Erbsen zugedeckt bei schwacher Hitze 40 Minuten garen. 1 Esslöffel Zwiebeln, die Kartoffeln und das Suppengrün zufügen und weitere 20 Minuten kochen. Mit Salz und Pfeffer abschmecken.
Die restlichen Zwiebeln und den Knoblauch fein hacken. Mit dem Sesam bei schwacher bis mittlerer Hitze im erhitzten Öl etwa 5 Minuten braten und dabei häufig umrühren.
Die Suppe in tiefe Teller füllen und mit der Sesammischung und der fein gehackten Petersilie bestreut servieren.

Hülsenfrüchte wie etwa Erbsen ernähren weltweit Millionen von Menschen, vor allem, weil sie wertvolles pflanzliches Eiweiß, reichlich gut sättigende Kohlenhydrate und bis zu 20 Prozent Ballaststoffe enthalten.

Tip Falls Sie wenig Zeit haben, können Sie guten Gewissens Hülsenfrüchte aus der Dose nehmen.

Weisse Bohnen mit Tomaten und Zwiebeln

Zutaten für 6 Portionen

1 große Dose weiße Bohnen • 2 Zwiebeln • 1–2 Knoblauchzehen
250 g Tomaten • 3 EL Olivenöl • Salz, Pfeffer aus der Mühle

Unzählige Bohnenvariationen kennt die texanische und mexikanische Küche: püriert, gebraten, gebacken, als Füllung – feuriges Chili und milde Maiszubereitungen gehören fast immer dazu.

Die Bohnen auf einem Sieb abtropfen lassen. Zwiebeln und Knoblauch schälen und würfeln.
Tomaten entkernen und würfeln. Öl in einem Topf erhitzen. Zwiebel- und Knoblauchwürfel darin glasig dünsten. Tomaten und abgetropfte Bohnen dazugeben. 5 Minuten durchschmoren. Mit Salz und Pfeffer abschmecken.

Linsensuppe

Zutaten für 4 Portionen

300 g Linsen • Salz • 3 Zwiebeln • 2 Knoblauchzehen
1 Stück Ingwerwurzel (etwa 50 g) • 1 Bund glatte Petersilie
150 g Sellerieknolle • 200 g Karotten • 3 EL Olivenöl
3/4 l Fleisch- oder Geflügelbrühe
1–2 EL Weißweinessig oder Zitronensaft
100 g Schafkäse
Pfeffer aus der Mühle

Die Linsen für einige Stunden in kaltem Wasser einweichen. Abtropfen lassen und in reichlich Salzwasser etwa 15 Minuten garen. Auf ein Sieb geben. Zwiebeln, Knoblauch und Ingwer schälen und fein würfeln oder im Blitzhacker zerkleinern. Petersilie grob hacken. Sellerie und Karotten schälen und in feine Stifte schneiden.
Das Öl in einem Topf erhitzen und das vorbereitete Gemüse darin 5 Minuten bei kleiner Hitze dünsten. Linsen und Brühe dazugeben. Die Suppe etwa 20 Minuten bei kleiner Hitze garen, bis die Linsen gar, aber noch nicht aufgeplatzt sind. Mit Essig oder Zitronensaft, Salz und reichlich Pfeffer abschmecken. Den Schafkäse würfeln und beim Auffüllen auf die Suppe geben.

Tip Die Suppe schmeckt auch sehr gut mit in Streifen geschnittenem Eierkuchen vom Vortag.

Linsengemüse mit Hüttenkäse

Zutaten für 2 Portionen

1 große Dose Linsen • 1 Zwiebel • 2 Knoblauchzehen • 1 Paprikaschote

50 g Butter • 1–2 TL Curry • 100 g Hüttenkäse

eventuell Salz und Pfeffer aus der Mühle

Linsen auf einem Sieb abgießen. Zwiebel und Knoblauchzehen schälen und fein würfeln.
Paprikaschote entkernen und in schmale Streifen schneiden. In einem Topf in heißer Butter 3 Minuten andünsten.
Mit Curry überstäuben, die abgetropften Linsen dazugeben, alles gut umrühren. Den Hüttenkäse unterheben, eventuell salzen und pfeffern.

Das Linsengemüse passt gut zu gekochtem Getreide oder ungeschältem braunem Reis.

Weisse Bohnen mit Sardellen

Zutaten für 6 Portionen

500 g getrocknete weiße Bohnen • 2 TL getrockneter Thymian

1 Lorbeerblatt • 250 g Zwiebeln • 2 Knoblauchzehen • 100 ml Olivenöl

4 Sardellenfilets • 700 g Tomaten • Salz, Pfeffer aus der Mühle

1 EL Kapern

Bohnen über Nacht in kaltem Wasser einweichen. Abgießen und mit kaltem Wasser bedeckt zum Kochen bringen. Thymian und Lorbeerblatt zufügen und etwa 1 Stunde kochen.
Inzwischen Zwiebeln und Knoblauch schälen, würfeln und in heißem Öl andünsten. Klein geschnittene Sardellenfilets und gewürfelte Tomaten kurz mitschmoren.
Die Bohnen abgießen und gut abtropfen lassen. Zur Gemüse-Sardellen-Mischung in den Topf geben, mit Salz und Pfeffer abschmecken. Alles gut umrühren, noch 10 Minuten ziehen lassen. Mit Kapern bestreut servieren.

Tip Das Gemüse schmeckt gut zu gekochten Kartoffeln oder Getreide. Sollten Ihnen die Sardellenfilets zu salzig sein, können Sie es auch mit anderen eingelegten Fischfilets ausprobieren oder die Sardellen vorher gründlich wässern.

Klassisches Erbsenpüree

Zutaten für 4 Portionen

300 g Trockenerbsen • 1 Gewürzzwiebel • 1 Lorbeerblatt • 3 Gewürznelken • 1/4 TL getrockneter Majoran • 1/2 TL getrockneter Thymian
40 g Butter • 2 Eigelbe • Muskat • Salz, Pfeffer aus der Mühle

Wer es gern deftig mag, richtet das klassische Erbsenpüree mit gerösteten Zwiebelringen an und isst Pellkartoffeln dazu.

Erbsen über Nacht in kaltem Wasser einweichen. Die Zwiebel schälen und das Lorbeerblatt mit den Nelken darauf feststecken. Abgetropfte Erbsen, Gewürzzwiebel, Majoran und Thymian in einen großen Topf geben. Mit kaltem Wasser bedecken, nach dem Aufkochen 1 Stunde bei milder Hitze köcheln.
Die Erbsen abtropfen lassen und mit dem Pürierstab oder im Mixer fein pürieren. Kalte Butter stückchenweise einrühren und die Eigelbe zufügen. Das Püree warm halten, aber nicht mehr kochen lassen. Mit Muskat, Salz und Pfeffer abschmecken.

Tip Erbsenpüree ist eine feine und sehr sättigende Beilage zu klassischen Fleisch- oder Wildgerichten. Es passt aber auch gut zu Vollkornpfannkuchen und gebratenen Auberginen.

Kichererbsen-Sesam-Creme

Zutaten für 4 Portionen

300 g gekochte Kichererbsen (auch aus der Dose)
3–5 Knoblauchzehen • 1 Zitrone • Salz, Pfeffer aus der Mühle
4 EL Sesampaste (Dose) • 150 ml Olivenöl • Cayennepfeffer
500 g Gemüse zum Dippen (z. B. Staudensellerie, Karotten, Gurken)

Die abgetropften Kichererbsen mit den abgezogenen Knoblauchzehen, dem Zitronensaft, Salz, Pfeffer und 4 Esslöffeln vom Kochwasser der Kichererbsen pürieren.
Die Sesampaste und 5 Esslöffel Öl unter das Püree mixen. Mit Salz nachwürzen. Die Creme auf flachen Tellern anrichten. Obenauf eine kleine Ölschliere gießen und etwas Cayennepfeffer darüber streuen. Mit Gemüsestücken zum Dippen anrichten.
Dazu passen Pellkartoffeln oder Roggenschrotbrot. Man kann die Creme auch mit Kartoffelchips als Partyimbiss servieren.

Kichererbseneintopf mit Lamm

Zutaten für 4 Portionen

1 kg Lammfleisch • 250 g Karotten • 250 g Zwiebeln • 3 EL Öl • Salz
1 Lorbeerblatt • 2 Knoblauchzehen • 1 Zweig Rosmarin
1/2 l Fleischbrühe • 1 große Dose gekochte Kichererbsen
Pfeffer aus der Mühle • 1 Bund Petersilie • 1 unbehandelte Zitrone

Das Fleisch in gulaschgroße Stücke schneiden, Sehnen dabei entfernen. Karotten schälen und würfeln. Zwiebeln abziehen und vierteln. In der Pfanne 2 Esslöffel Öl erhitzen und das Fleisch darin bei mittlerer Hitze rundherum hellbraun anbraten. Salzen. Lorbeerblatt, 1 zerdrückte Knoblauchzehe und Rosmarin zugeben und kurz anschmoren. Mit Brühe ablöschen. 1 Liter heißes Wasser zufügen. Das Fleisch im geschlossenen Topf bei milder Hitze etwa 50 Minuten kochen.
Inzwischen die vorbereiteten Karotten und Zwiebeln im restlichen Öl anbraten und dann zum Fleisch geben. Die abgetropften Kichererbsen zufügen und weitere 20 Minuten kochen. Den fertigen Eintopf mit Salz und Pfeffer abschmecken. Petersilie hacken. Zitronenschale fein abreiben. Beides mit einer fein gehackten Knoblauchzehe mischen und separat zum Eintopf servieren.

Kichererbsen verwenden Sie besser aus der Dose, denn sie brauchen sonst zwölf Stunden Einweichzeit und nochmal drei Stunden Garzeit – also nichts für eine schnelle Mahlzeit!

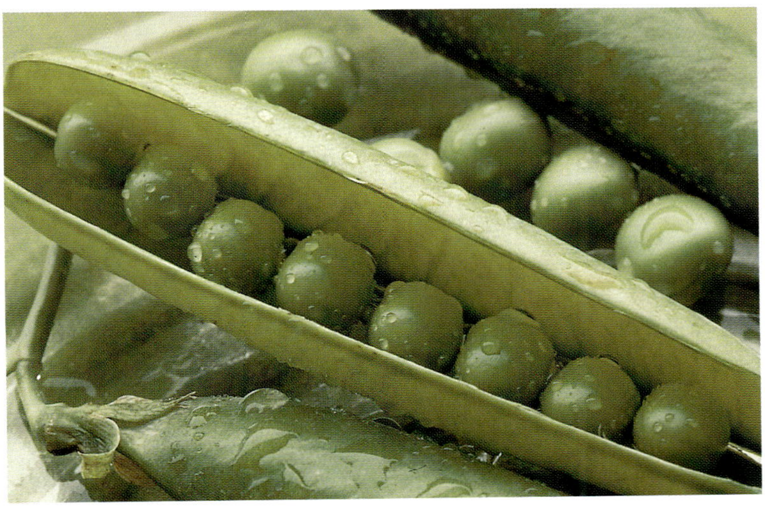

Frische Gemüseerbsen sind saftiger und leichter verdaulich als getrocknete Erbsen. Weil sie in Schoten heranreifen, sind sie auch selten mit Luftschadstoffen wie etwa Blei belastet.

Kartoffeln – die tollen Knollen

Sättigend und nährstoffreich

In den sechziger Jahren waren die braunen Knollen verfemt. Ernährungsexperten glorifizierten eiweißreiche tierische Lebensmittel als Schlankmacher und förderten das Ammenmärchen, Kartoffeln machten dick. Dabei sind Kartoffeln im Gegensatz zu vielen tierischen Nahrungsmitteln echte »Light«-Produkte. Sie liefern wenig Kalorien, kein Fett und sättigen trotzdem angenehm und für lange Zeit. Ihr Eiweiß ist so hochwertig, dass es in Kombination mit Milch oder Eiern den Wert von Fleisch bei weitem übertrifft. Die enthaltenen Ballaststoffe machen die stärkereichen Knollen zu einem günstigen Lebensmittel. Außerdem sind Kartoffeln im Gegensatz zu Vollkorngerichten sehr leicht verdaulich, und es gibt gegen sie seltener Allergien als gegen Getreide. Kartoffeln liefern Vitamin C, ansehnliche Mengen von B-Vitaminen und viel Kalium.

Kartoffel-Käse-Auflauf

Zutaten für 4 Portionen

600 g Kartoffeln • Salz, Pfeffer aus der Mühle

100 g geriebener Emmentaler • 2 Knoblauchzehen

40 g Butter oder Margarine • 250 ml Milch • 250 g Schlagsahne

1 EL Weizenkleie

Lagern Sie Kartoffeln dunkel, und kaufen Sie lichtgeschützte Ware in Papierbeuteln oder aus abgedunkelten Behältern. Kleine grüne Stellen an den Kartoffeln abschneiden, grüne Exemplare wegwerfen.

Kartoffeln schälen, der Länge nach halbieren, mit der Küchenmaschine in 2 bis 3 Millimeter dicke Scheiben schneiden.

Salz und Pfeffer darüber geben, mit 50 Gramm Käse mischen. Knoblauchzehen schälen und zerdrücken. Eine große flache Auflaufform mit etwas Fett ausstreichen und die Hälfte der Kartoffelscheiben hineinschichten. Milch und Sahne mit Knoblauch und Kleie mischen. Die Kartoffeln damit gleichmäßig bedecken.

Die restlichen Kartoffelscheiben einschichten und das verbliebene Milch-Sahne-Gemisch darüber gießen. Den restlichen Käse darüber streuen, die restliche Butter in Flöckchen aufsetzen.

Im auf 200 °C (Gasherd: Stufe 3/Umluft: 180 °C) vorgeheizten Backofen in etwa 1 Stunde goldbraun backen.

Herzoginkartoffeln

Zutaten für 6 Portionen

750 g Kartoffeln • Salz • 3 Eigelbe • 1 Ei • 2 EL Haferkleieflocken
2–4 EL Milch • 30 g Butter oder Margarine • frisch geriebener Muskat

Kartoffeln schälen, in kochendem Salzwasser garen, abgießen. Gut abdämpfen und durch die Kartoffelpresse drücken. Mit 2 Eigelben, dem ganzen Ei, Haferkleieflocken und Milch zu einem dicken Brei verrühren. 20 Gramm Butter oder Margarine und etwas frisch geriebenen Muskat dazugeben. Gut durchmengen.
Das Püree in einen Spritzbeutel mit Sterntülle füllen und regelmäßige Rosetten auf ein gut gefettetes Backblech spritzen.
Die Püreehäufchen mit dem restlichen Eigelb bestreichen. Im vorgeheizten Backofen bei 200 °C (Gasherd: Stufe 3/Umluft: 180 °C) goldbraun überbacken.

Fächerkartoffeln mit Knoblauch

Zutaten für 4 Portionen

1,5 kg ovale Kartoffeln • 2 Knoblauchzehen • 50 g Butter oder Margarine • Salz, Pfeffer aus der Mühle • je 1 kleiner Zweig frischer Rosmarin und Thymian • 50 g geriebener Käse

Aus Fächerkartoffeln wird mit einem Quarkdip oder würzigem Pesto ein vegetarisches Hauptgericht.

Neue Kartoffeln schaben, ältere Kartoffeln schälen und waschen. Die Kartoffeln auf einer Seite in dichten Abständen gleichmäßig so tief einschneiden, dass sie unten gerade noch zusammenhängen.
Die Kartoffeln gut abtrocknen. Knoblauchzehen schälen, zerdrücken und mit der Hälfte der flüssigen Butter oder Margarine mischen. Die Kartoffeln damit rundherum bestreichen. Mit den Einschnitten nach oben nebeneinander in eine ofenfeste Form legen.
Mit Salz, Pfeffer und fein gehackten Rosmarinnadeln und Thymianblättchen bestreuen.
In den vorgeheizten Backofen schieben und bei 220 °C (Gasherd: Stufe 4/Umluft: 200 °C) etwa 40 Minuten backen. Mit dem restlichen flüssigen Fett bestreichen und mit Käse bestreuen. Weitere 15 bis 20 Minuten goldbraun backen. In der Form oder als Beilage zu Lammrücken servieren.

Kartoffelpfannkuchen

Zutaten für 4 Portionen

750 g Kartoffeln • 3 Zwiebeln • 3 Eier • 2 EL Haferkleieflocken
Salz, Pfeffer aus der Mühle • Öl zum Braten

Kartoffeln und Zwiebeln schälen und fein reiben. Mit den Eiern und Haferkleieflocken mischen. Mit Salz und Pfeffer würzen.
In einer beschichteten Pfanne wenig Öl erhitzen. Für jeden Pfannkuchen jeweils 1 Esslöffel Kartoffelmasse hineingeben, rund auseinander streichen und von beiden Seiten goldbraun braten.

Erdäpfel & Co.: Die Kartoffel hat viele verschiedene Namen je nach Region, obwohl die nahrhafte Knolle bei uns nicht heimisch war und erst recht spät aus der Neuen Welt zu uns gekommen ist.

Tip Zu Kartoffelpfannkuchen – auch Reiberdatschi oder Reibekuchen genannt – passt gut grüner Salat.

Kräuterkartoffeln

Zutaten für 6 Portionen

2 Zwiebeln • 40 g Butter oder Margarine • 1 Bund Petersilie
1 Bund Thymian • 2 Bund Schnittlauch • 800 g Kartoffeln
(mehlig kochend) • 2 TL Weizenkleie • Salz, Pfeffer aus der Mühle
400–500 ml Brühe • 50 g frisch geriebener Parmesankäse

Zwiebeln schälen und würfeln, eine flache Auflaufform mit etwas Butter oder Margarine einfetten, die Zwiebeln auf dem Boden verteilen. Alle Kräuter waschen, putzen und hacken. Kartoffeln schälen, waschen, trocknen und der Länge nach halbieren. In 2 bis 3 Millimeter dicke Scheiben schneiden und abwechselnd mit den Kräutern und der Weizenkleie in die Auflaufform schichten. Mit Salz und Pfeffer würzen. Mit Brühe gut bedecken. Parmesan darüber streuen, Butterflöckchen obenauf setzen. Die Auflaufform in den auf 200 °C (Gasherd: Stufe 3/Umluft: 180 °C) vorgeheizten Backofen schieben. So lange garen, bis alle Brühe aufgesogen und das Gratin goldbraun überbacken ist.

Tip Sehr fein und noch vitaminreicher wird das Gericht, wenn Sie auch eine Lage in Streifen geschnittenen und kurz gedünsteten Fenchel oder Lauch mit einschichten.

Kartoffelnudeln mit Leinsamen

Zutaten für 4 Portionen

500 g gekochte Kartoffeln • 2 EL geschroteter Leinsamen
2 Eier • 100 g Hirseflocken • Salz, Pfeffer aus der Mühle
frisch geriebener Muskat • 2–3 EL Vollkornmehl zum Formen
50–60 g Butterschmalz oder 3 EL Keimöl

Kartoffelnudeln sind durch Eier, Hirseflocken und Leinsamen so ausgewogen in den Nährstoffen, dass sie – mit einem frischen Salat dazu – ein gehaltvolles Hauptgericht ergeben.

Die Kartoffeln durch eine Kartoffelpresse drücken und mit Leinsamen, Eiern und Hirseflocken verkneten. Mit Salz, Pfeffer und Muskat abschmecken. Den Kartoffelteig dritteln. Aus jedem Teil eine etwa 2 Zentimeter dicke gleichmäßige Rolle formen.
Von jeder Rolle 3 bis 4 Zentimeter lange Stücke abschneiden. Mit Mehl bestäuben und fingerförmige kurze Rollen formen, die am Ende spitz zulaufen. Wer mag, kann auch flache Plätzchen formen. Butterschmalz oder Öl in einer Pfanne erhitzen. Die Kartoffelnudeln darin rundherum goldbraun braten.

Tip Zu den Kartoffelnudeln schmeckt gemischter Salat oder Linsengemüse.

Kartoffelwürfel mit Sonnenblumenkernen

Zutaten für 4 Portionen

750 g Kartoffeln • 100 ml Öl • Salz, Pfeffer aus der Mühle
2 EL Sonnenblumenkerne

Geschälte Kartoffeln waschen, in etwa 1 Zentimeter große Würfel schneiden. Öl in einer Pfanne erhitzen. Kartoffelwürfel zufügen, bei mittlerer Hitze 10 Minuten unter gelegentlichem Wenden goldbraun braten. Mit dem Schaumlöffel aus der Pfanne heben und warm stellen. Fett abgießen.
Die Sonnenblumenkerne in der heißen Pfanne unter häufigem Wenden leicht bräunen. Kartoffelwürfel zufügen, durchschwenken, salzen, pfeffern und sofort servieren.
Dazu schmeckt Spinat, der auf italienische Art mit etwas Sahne, Knoblauch, Muskat und Parmesan gewürzt wird.

Kartoffelpüree mit Sesam

Zutaten für 4 Portionen

1 kg Kartoffeln • Salz • 300 ml Milch • 1 Prise Muskat • 2 EL Keimöl

2 EL Sesamsaat • 2 TL Haferkleieflocken • 1 EL Weizenkleie

Falls Sie Seelenkummer haben und Trost beim Essen suchen: Kartoffelbrei ist genauso weich und mild wie süßer Pudding, aber frei von Zucker!

Geschälte Kartoffeln in kochendem Salzwasser 25 Minuten garen. Milch mit Muskat erhitzen.
Öl in der Pfanne erhitzen. Sesamsaat und 1 Prise Salz unterrühren. Die Samen bei mittlerer Hitze bräunen, warm stellen. Die gekochten, noch heißen Kartoffeln zerdrücken oder durch eine Kartoffelpresse drücken. Heiße Milch, Haferkleieflocken und Weizenkleie untermischen. Das Püree mit Salz abschmecken. Mit geröstetem Sesam bestreut servieren.

Tip Zutaten für wirklich lockeres Kartoffelpüree nicht mit den Quirlen des Handrührers oder dem Pürierstab, sondern mit einem Schneebesen aufschlagen. Der Brei wird nämlich zäh und glasig, wenn durch zu kräftiges Schlagen die Kartoffelstärke austritt. Zum Püree schmecken Rühreier, Buletten oder Fisch.

Kartoffelkrapfen

Zutaten für 4 Portionen

500 g Kartoffeln (mehlige Sorte) • 100 ml Milch

30 g Butter oder Margarine • Salz, Pfeffer aus der Mühle • Muskat

50 g Weizenvollkornmehl • 4 Eier • Öl zum Ausbacken

Kartoffeln schälen, in Salzwasser etwa 20 Minuten kochen, abgießen. Milch mit Butter, Salz, Pfeffer und Muskat aufkochen. Mehl auf einmal hineinschütten, rühren und aufkochen, bis sich die Masse zu einem Kloß verbunden hat. Eier nach und nach unterrühren. Kartoffeln durch eine Presse drücken und dazumischen.
Von der Masse mit einem Esslöffel ovale Klöße abstechen und portionsweise im heißen Fett schwimmend goldbraun ausbacken. Auf Küchenkrepp abtropfen lassen und mit etwas Salz bestreut servieren. Zu Kartoffelkrapfen passt gut geschmortes Gemüse oder gedünsteter Fisch und Salat.

Bratkartoffeln mit Hüttenkäse

Zutaten für 4 Portionen

750 g gekochte Kartoffeln (am besten Pellkartoffeln) • 2 Zwiebeln
6 EL Öl • Salz, Pfeffer aus der Mühle • 2 Knoblauchzehen
400 g körniger Frischkäse • 2 Kästchen Kresse

Kartoffeln eventuell pellen und in Scheiben schneiden. Zwiebeln schälen und fein würfeln. Öl in einer großen Pfanne erhitzen. Kartoffelscheiben hineingeben, salzen und pfeffern. Zwiebeln und zerdrückte Knoblauchzehen darauf verteilen.
Die Kartoffeln ohne Deckel bei mittlerer Hitze braten und erst wenden, wenn die Scheiben unten goldbraun sind. Die Kartoffeln mit Hüttenkäse und reichlich Kresse anrichten.

Gekochte abgekühlte Kartoffeln enthalten viel resistente Stärke. Das ist ein neu entdeckter Ballaststoff, der die nützlichen Bakterien der Darmflora fördert.

Scharfer Kartoffelauflauf mit Anchovis

Zutaten für 6 Portionen

750 g Tomaten • 2 Gemüsezwiebeln • 3 Knoblauchzehen • 3 Anchovis
6 EL Olivenöl • 1 kg Kartoffeln • Salz • Cayennepfeffer
Fett für die Form

Die Tomaten waschen und hacken. Zwiebeln und Knoblauchzehen abziehen. Zwiebeln in feine Streifen schneiden.
Aus den Anchovis, dem durchgepressten Knoblauch und 2 Esslöffeln Olivenöl im Mörser oder mit dem Blitzhacker eine glatte Paste zubereiten. Die Kartoffeln schälen und in dünne Scheiben schneiden. Das restliche Öl in einer Pfanne erhitzen und die Zwiebeln darin weich dünsten. Die Tomaten dazugeben, salzen und einige Minuten offen schmoren. Die Sauce mit Cayennepfeffer sehr scharf abschmecken.
Eine ofenfeste Form einfetten. Ein Drittel der Tomaten-Zwiebel-Sauce, die Hälfte der Kartoffelscheiben und die Hälfte der Anchovispaste darauf geben. Alles noch einmal wiederholen und mit der Tomaten-Zwiebel-Sauce abschließen.
Die Form in den auf 200 °C (Gasherd: Stufe 3/Umluft: 180 °C) vorgeheizten Backofen schieben. Den Auflauf in 45 bis 60 Minuten goldbraun backen.

Kartoffel-Hafer-Plätzchen

Zutaten für 6 Portionen

1,5 kg Kartoffeln (mehlige Sorte) • Salz • 250 ml Milch
50 g Butter oder Margarine • frisch geriebener Muskat • 2 Eier
200 g kernige Haferflocken • 3 EL Weizenkleie • Öl zum Braten

Zu den Kartoffel-Hafer-Plätzchen schmecken Karotten-, Bohnen- oder Gurkengemüse und eventuell gekochtes Rindfleisch mit Meerrettichsahne.

Kartoffeln schälen, klein schneiden und mit wenig Wasser und etwas Salz gar kochen. Abgießen, abdämpfen lassen und zerstampfen oder durchpressen. Milch erhitzen und nach und nach unter den Kartoffelbrei rühren. Butter oder Margarine zufügen und mit Salz und geriebenem Muskat abschmecken. Die Eier, 3 Esslöffel Haferflocken und 1 Esslöffel Weizenkleie unter den Kartoffelbrei mischen. Plätzchen formen und in den restlichen Haferflocken und der Weizenkleie wenden. Öl erhitzen und die Plätzchen darin goldbraun braten.

Tip Sollte der Kartoffelteig zu weich geraten sein, so viel Haferkleie unterrühren, dass sich der Teig gut formen lässt.

Kräuterrösti mit Käse

Zutaten für 2 Portionen

400 g Kartoffeln • 1/2 Bund glatte Petersilie • 1/2 Bund Schnittlauch
1 Prise getrockneter Thymian • Salz • 1–2 EL Sonnenblumenöl
1 EL gehackte Cashewkerne • 50 g geriebener Käse
grober Pfeffer aus der Mühle

Zum Kräuterrösti passt ein Rohkostsalat aus Steckrüben und Karotten.

Die Kartoffeln schälen, grob raspeln und kurz auf einem Sieb abtropfen lassen. Mit gehackter Petersilie und Schnittlauchröllchen mischen. Den Thymian in der Handfläche zerreiben und unterrühren, leicht salzen. Das Öl in einer großen Pfanne erhitzen und die Kartoffelmischung hineingeben. Mit dem Löffelrücken festdrücken und knusprig braun braten. Die Rösti mit Hilfe eines flachen Topfdeckels wenden und die Unterseite bräunen. Die Oberseite mit Cashewkernen und Käse bestreuen und einen Deckel auflegen. Nach etwa 1 Minute, wenn der Käse geschmolzen ist, die Rösti mit etwas grobem Pfeffer bestreut servieren.

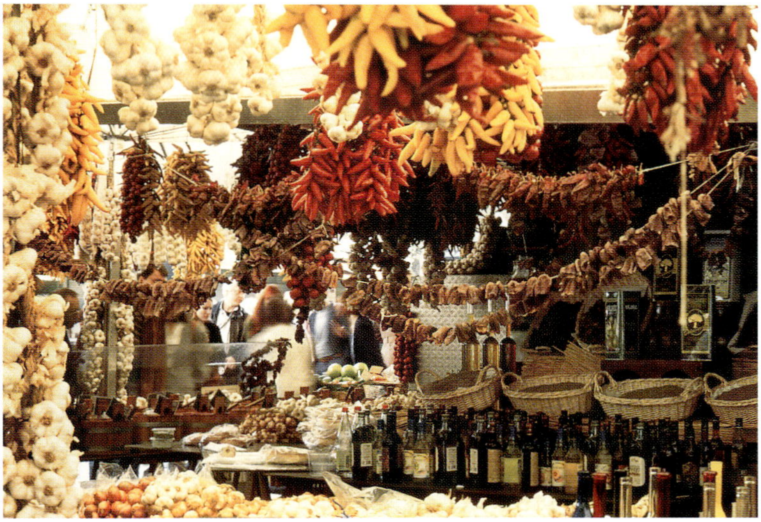

Knoblauch ist wirklich so gesund, wie immer behauptet wird. Allerdings nur, wenn man die abgezogenen Zehen frisch gepresst, am besten sogar roh verwendet.

Kartoffelnocken mit Knoblauchquark

Zutaten für 4 Portionen

1 kg Kartoffeln (mehlige Sorte) • Salz • 400 g Magerquark
3 EL Schlagsahne • 3 EL Milch • 2 Knoblauchzehen • 2 Eigelbe • 1 Ei
60 g ungehärtete Margarine • 100 g feines Vollkornmehl
Muskat • 2 EL Kürbiskernöl

Die Kartoffeln schälen und in Salzwasser garen. Inzwischen den Quark mit Sahne, Milch, zerdrücktem Knoblauch und Salz cremig rühren. Die fertigen Kartoffeln abgießen, gut abdämpfen und durch die Kartoffelpresse drücken. Sofort mit den Eigelben und dem ganzen Ei vermengen. Margarine, Vollkornmehl, Salz und etwas Muskat zufügen und vermengen.
Mit einem Löffel Nocken (ovale Klößchen) abstechen und in leicht siedendem Salzwasser garen, bis sie auf der Oberfläche schwimmen. Die Nocken mit einem Schaumlöffel aus dem Topf heben, gründlich abtropfen lassen, auf eine vorgewärmte Platte geben. Mit leicht erwärmtem Kürbiskernöl übergießen und mit dem Knoblauchquark anrichten.

Kürbiskernöl hat hohen gesundheitlichen Wert und schmeckt nussig-würzig. Die beste Qualität kommt aus dem österreichischen Burgenland.

Fleisch – ein Muss?

Gut essen mit und ohne Fleisch

Ob Sie Fleisch essen wollen oder lieber vegetarisch leben, bleibt Ihre persönliche Entscheidung. Ginge es nur darum, den Pilzen die Nahrungsgrundlage zu entziehen, könnte man sogar eine hundertprozentige Fleischdiät empfehlen.
Doch solch eine Diät hätte gravierende gesundheitliche Nachteile und würde das Allgemeinbefinden so stören, dass Ihr Körper die Pilze vielleicht nicht mehr bekämpfen könnte.

Gesunder Fleischgenuss

Mageres Fleisch ist bei allen Schlachttieren etwa gleich gesund. Es sind die unterschiedlichen Fette, die sich ungünstig auswirken können.

Innerhalb einer ausgewogenen Ernährung sind Fleischgerichte kein Muss. Aber wer bisher Fleisch gegessen hat, kann dies weiterhin tun. Mageres Fleisch liefert günstige Nährstoffe, die dem Pilzpatienten helfen können, leichter mit der Infektion fertig zu werden. Im Durchschnitt enthält schieres Fleisch etwa 20 Prozent hochwertiges Eiweiß.
Noch wichtiger ist das Eisen. Dieses oft knappe Mineral benötigt der Körper für die Blutbildung und kann es aus Fleisch besonders gut aufnehmen. Schweinefleisch und Geflügel liefern etwas weniger Eisen als Rindfleisch, was an der helleren Fleischfarbe deutlich zu sehen ist. Schweinefleisch enthält dafür reichlich B-Vitamine, vor allem das wichtige Vitamin B12, und ist damit für gestresste Pilzpatienten eine gute Vitaminquelle. Auch mageres Rindfleisch hat seine Vorteile. Rumpsteak z. B. liefert nur eine mittlere Menge Kalorien und erheblich weniger Cholesterin als Eier oder Lammfleisch. Es enthält sogar weniger von dem Problemstoff als Geflügel. Übrigens löst Fleisch nur sehr selten Allergien aus. Allergische Reaktionen auf Kuhmilch, Hühnereiweiß, Getreide, Obst und Fisch sind dagegen erheblich häufiger.
Für Leute mit gestörtem Fettstoffwechsel ist fettes Rindfleisch allerdings problematisch, denn Rinderfett ist sehr hart, fast talgartig und besteht zu mehr als der Hälfte aus gesättigten Fettsäuren. Für alle Übrigen gilt: Wenn Sie nur zwei- oder dreimal pro Woche Fleisch essen, nehmen Sie ruhig die Sorte, die Ihnen am besten schmeckt. Schneiden Sie sichtbares Fett auf dem Teller ab, entfet-

ten Sie Saucen und Brühen gründlich, und bringen Sie ansonsten viel rohes und gekochtes Gemüse, Getreide und Hülsenfrüchte auf den Tisch.

BSE – und kein Ende

Kaufen Sie Ihr Rindfleisch am besten in einem guten Fachgeschäft, damit Sie einigermaßen sicher über den Herkunftsort sein können.

Durch die moderne Massentierhaltung können wir aus einem reichlichen und im Vergleich zu früheren Zeiten sehr billigen Fleischangebot auswählen. Doch Geschmack und gesundheitlicher Wert haben durch die hemmungslose industrielle Produktion von Tieren als reine Fleischlieferanten Schaden genommen. Die Rinderseuche BSE entstand Anfang der 80er Jahre in England, weil Tiermäster ihren Kühen anstelle von Gras und anderem Pflanzenfutter Tiermehl aus Schafskadavern verfüttert hatten. Diese Krankheit lehrt uns Verbraucher das Fürchten. Anfang der 90er Jahre waren bereits 20 000 Tiere am »Rinderwahnsinn« erkrankt, für kurze Zeit glaubte man, dass auch die Kälber kranker Mütter angesteckt sind.

Noch schlimmer: BSE ist – obwohl bis vor kurzem das Gegenteil behauptet wurde – auf den Menschen übertragbar. Heute muss jeder um seine Gesundheit bangen, wenn er Innereien und frisches Fleisch von einem Rind isst, dessen genaue Herkunft er nicht kennt. Wer sein Steak mit Appetit genießen möchte, kauft am besten in einem guten Fachgeschäft und lässt sich vom Metzger ausführlich informieren, ob die Tiere aus der Umgebung stammen und der Tierzüchter vertrauenswürdig ist.

Chemie im Fleisch

Wer sich vor Rückständen von Tierarzneimitteln fürchtet, ist mit Lammfleisch am besten bedient. Schafe werden nicht in der Intensivmast gehalten, sondern kommen auf die Weide. Bei Schwein und Huhn greifen die Mäster wohl am häufigsten zu verbotenen Medikamenten. Aber auch Kälber wurden vielfach mit Antibiotika gepäppelt. Erwischt werden solche Mäster selten, denn der analytische Nachweis ist oft nicht möglich, und flächendeckende gründliche Routinekontrollen gibt es bisher nicht.

Allerdings behaupten einige Lebensmittelüberwacher, sie hätten das Problem inzwischen im Griff und kein Übeltäter könne mehr durch das Netz der Kontrollen schlüpfen.

Lockere Buletten ohne Brot

Zutaten für 4 Stück

1 große Zwiebel • 1 Knoblauchzehe • 1 TL Majoran • 3 EL Öl
250 g Hackfleisch (auch von Pute oder Huhn) • 1 Ei • 1 EL Magerquark
1 TL zuckerfreier Senf • je 1 EL Haferflocken, Haferkleie und Weizenkleie • 1 EL Crème fraîche • Salz, Pfeffer aus der Mühle

Fleisch nicht täglich, sondern lieber im Wechsel mit Fisch und vegetarischen Mahlzeiten einplanen.

Zwiebel schälen und würfeln. Knoblauchzehe schälen und zerdrücken. Alles mit Majoran vermischen, bei schwacher Hitze in 1 Esslöffel Öl andünsten, bis die Zwiebelwürfel glasig sind.
Hackfleisch mit Ei, Senf, Quark, Haferflocken, Hafer- und Weizenkleie in eine Schüssel geben. Die angedünstete Zwiebelmischung, Crème fraîche, Salz und Pfeffer zufügen und alles sorgfältig durchmengen. Mit feuchten Händen 4 Buletten formen. Die Fleischplätzchen zuerst in heißem Öl kurz bei hoher Temperatur anbraten, dann bei kleiner Hitze 15 Minuten weiterbraten, zwischendurch gelegentlich wenden.

Tip Sie können aus dem Fleischteig auch einen Hackbraten formen. Legen Sie den geformten Laib in einen Bräter, gießen Sie etwas Wasser dazu, und garen Sie ihn im auf 220 °C vorgeheizten Backofen (Gas: Stufe 4 bis 5 / Umluft: 200 °C) in etwa 30 Minuten. Mit dem Finger draufdrücken und prüfen, ob der Braten gar ist. Fühlt sich der Hackbraten noch elastisch an, muss er zurück in den Backofen.

Fleischragout

Zutaten für 4 Portionen

750 g mageres Puten- oder Schweinefleisch • 4 Tomaten
2 Knoblauchzehen • 1 kg kleine Zwiebeln • 3 EL Olivenöl
1 Lorbeerblatt • 1/4 l Fleischbrühe • Salz, Pfeffer aus der Mühle

Das Fleisch in Würfel schneiden. Die Tomaten waschen und in kleine Stückchen schneiden. Die Knoblauchzehen fein hacken, die Zwiebeln abziehen und grob zerschneiden. Das Öl in einem Topf erhitzen und die Fleischwürfel darin anbraten. Tomatenstücke,

Knoblauch, Zwiebeln und Lorbeerblatt hinzufügen. Topf schließen und das Fleisch bei kleiner Hitze 20 Minuten durchschmoren. Brühe zugießen. Salzen und pfeffern. 1 bis 2 Stunden bei sehr kleiner Hitze schmoren. Mit Salz und Pfeffer nachwürzen.

Tip Zwiebeln und Tomaten binden die würzige Sauce des Fleischragouts. Dann sind Mehl oder Saucenbinder überflüssig, und die Sauce bekommt einen intensiven Geschmack.

Schweinekoteletts mit Senfcreme

Zutaten für 2 Portionen

2 Stielkoteletts à 200 g • Salz, Pfeffer aus der Mühle • 1 EL Öl

2 Zwiebeln • 20 g Butter • 4 EL Brühe • 3 EL Schlagsahne

1 EL Senf • 1 EL Kapern

Koteletts mit Salz und Pfeffer würzen. Von jeder Seite 8 Minuten in heißem Öl bei starker Hitze anbraten. 5 Minuten bei schwacher Hitze weiterbraten. Herausnehmen und zugedeckt warm halten.
Zwiebeln schälen, würfeln und in Butter glasig dünsten. Brühe und Sahne dazugeben. Bei starker Hitze cremig einkochen lassen. Senf zufügen und mit Salz nachwürzen. Koteletts mit der Sauce und den Kapern anrichten.

Schweinefleisch ist heute lange nicht mehr so fett wie früher. Deshalb sind die Kalorienangaben alter Tabellen viel zu hoch.

Raffinierte Öle

Diese sogenannten Speiseöle haben meist keine Sortenbezeichnung, schmecken neutral und können beim Braten und Frittieren hoch erhitzt werden. Die Hersteller extrahieren das Öl und reinigen es dann in einem aufwändigen Prozess, bei dem eine Reihe wertvoller Stoffe verloren gehen können, die Fettsäuren jedoch unversehrt bleiben. So enthält z. B. ein raffiniertes Sonnenblumenöl genauso viele ungesättigte Fettsäuren wie ein kalt gepresstes. Umweltgifte, die nicht selten in importierten Ölfrüchten vorhanden sind, entfernen die Hersteller bei der Raffination.

Schweinerückensteaks mit Zwiebelpüree

Zutaten für 3 Portionen

250 g Zwiebeln • 2 EL Öl • 1 TL Senf
150 ml Milch • Salz • 3 Schweinerückensteaks à 200 g
Pfeffer aus der Mühle • 20 g Butterschmalz • 1 Bund Schnittlauch

Zwiebeln schälen und fein würfeln. In heißem Öl glasig andünsten. Senf und Milch dazugeben und 15 bis 20 Minuten im geschlossenen Topf schmoren. Sparsam salzen und mit dem Pürierstab fein pürieren. Steaks salzen, pfeffern und in heißem Butterschmalz von jeder Seite 4 Minuten braten. Die Pfanne vom Herd nehmen und die Steaks darin 5 Minuten ruhen lassen. Die Steaks mit dem Zwiebelpüree anrichten und mit Schnittlauchröllchen bestreuen.

Rinderfilet in Folie

Zutaten für 3 Portionen

2 EL Öl • 450 g Rinderfilet • 1 Knoblauchzehe
Salz, Pfeffer aus der Mühle • 5 Scheiben fetter Speck
je 1 Zweig Thymian und Rosmarin • 2–3 EL Crème fraîche

Zum Rinderfilet schmecken Kräuter- oder Zitronenbutter, Salat und Kartoffeln.

Ein Stück Aluminiumfolie auf der Arbeitsfläche ausbreiten und mit Öl bestreichen. Rinderfilet mit zerdrücktem Knoblauch einreiben, salzen und pfeffern. Die Speckscheiben auf die Aluminiumfolie legen, Rinderfilet darauf geben. Mit Thymian und Rosmarin belegen. Die Aluminiumfolie fest verschließen. Das Paket in den auf 225 °C (Gasherd: Stufe 4/Umluft: 200 °C) vorgeheizten Backofen schieben und das Fleisch in 25 bis 30 Minuten garen. Herausnehmen und das Fleisch in der ungeöffneten Folie 10 Minuten ruhen lassen. Das Rinderfilet in Scheiben schneiden und anrichten.

Tip Zu dem zarten Fleisch, das durch das schonende Garen in Folie seinen Eigengeschmack behält, passen am besten auch zarte, junge Gemüse wie Fenchel, Brokkoli, Kohlrabi oder Zuckererbsen. Man sollte sie nur knapp gar werden lassen, damit sie ihren knackigen Biss behalten, mit Kräutersalz und Pfeffer würzen und mit etwas Butter verfeinern.

Müssen es kalt gepresste Öle sein?

- Welches Öl besser ist, richtet sich nach dem Verwendungszweck: Je höher der Gehalt an ungesättigten Fettsäuren, desto hitzeempfindlicher das Öl.
- Hochwertige kalt gepresste Oliven-, Sonnenblumen- und Nussöle gehören in den Salat und sind überhaupt für kalte Gerichte ideal.
- Es wäre unvernünftig, kostbare kalt gepresste Öle zum Braten oder Frittieren zu verwenden. Sie verbrennen schnell, und dabei können sogar schädliche Stoffe entstehen.

Rindsrouladen

Zutaten für 4 Portionen

2 große Karotten • Salz • 4 Scheiben Rouladenfleisch à etwa 180 g (aus der Keule) • Pfeffer aus der Mühle • 1 EL Senf
1 Knoblauchzehe • 4 Zwiebeln • 30 g Butterschmalz • 3 Tomaten
350 ml Rinderfond oder -brühe
2 EL Crème fraîche

Die Rouladen schmecken gut zu Kartoffelnudeln mit Leinsamen. Bei der Zubereitung soll nur noch ein geringer Bodensatz von Flüssigkeit da sein.

Karotten schälen, der Länge nach halbieren und in kochendem Salzwasser 10 Minuten garen. Rouladenfleisch salzen, pfeffern und mit Senf einstreichen. Knoblauch und Zwiebeln schälen, hacken und auf dem Fleisch verteilen. Auf jede Roulade eine Karottenhälfte legen. Die Rouladen aufrollen, mit Küchengarn binden.
Butterschmalz in einem Bräter erhitzen und die Rouladen darin anbraten. Wenn sie gut gebräunt sind, die Hitze reduzieren und die klein geschnittenen Tomaten zugeben. Mit Fond oder Brühe ablöschen und kräftig einkochen lassen, als Gemüse passen Wirsing oder Rotkohl. Den Topf schließen und die Rouladen bei kleinster Hitze 60 bis 70 Minuten schmoren.
Das Fleisch aus der Sauce heben. Küchengarn abnehmen und die Rouladen warm stellen.
Die Bratenflüssigkeit – falls nötig – etwas einkochen lassen. Mit Crème fraîche verrühren und mit Salz und Pfeffer nachwürzen.

Roastbeef in Salzteig

Zutaten für 6 Portionen

3 Tassen Mehl (Sorte unwichtig) • 2 Tassen grobkörniges Salz

5 EL Öl • 1,5 kg Roastbeef • Pfeffer aus der Mühle • 1 Knoblauchzehe

Dazu schmecken gebackene Kartoffeln mit saurer Sahne. Ebenfalls gut zu diesem festlichen Braten: scharfe Mandelsauce (Seite 176) oder Kräuterbutter (Seite 175) und Salat.

Mehl und Salz mit etwas Wasser zu einem festen Teig verkneten. 20 Minuten ruhen lassen. Den Backofen auf 225 bis 250 °C (Gasherd: Stufe 5 / Umluft: 200 °C) vorheizen. Die Saftpfanne des Backofens mit Öl einpinseln. Den Salzteig etwa 1 Zentimeter dick ausrollen. Das Roastbeef pfeffern, mit zerdrücktem Knoblauch einreiben und in den Teig einwickeln. Teigenden über dem Braten verschließen, zusammendrücken. Mehrfach mit einer Gabel einstechen, damit der Dampf gut entweichen kann. Das Paket auf die Saftpfanne legen, im vorgeheizten Ofen 45 Minuten garen. Die Temperatur auf 180 °C (Gasherd: Stufe 3 / Umluft: 180 °C) zurückschalten und weitere 15 Minuten garen. Dann aus dem Ofen holen, einige Minuten ruhen lassen. Salzkruste entfernen und den Braten auf eine vorgewärmte Platte geben.

Tip Dieses feine Gericht eignet sich besonders gut als Hauptgang eines Festmenüs.

Putenpfeffersteak

Zutaten für 1 Portion:

Je 1/2 TL weiße und schwarze Pfefferkörner

1 Putensteak, etwa 150 g • 1 EL Öl • Salz • 1 EL Crème fraîche

Beide Pfeffersorten im Mörser grob zerstoßen, auf eine Arbeitsfläche geben, das Putensteak darauf legen und mit den Händen kräftig andrücken, damit der Pfeffer haften bleibt. Wenden und die zweite Steakseite genauso mit einer Pfefferkruste versehen.

Das Öl in der Pfanne erhitzen. Das Steak darin bei starker Hitze 2 Minuten braten. Die Hitze zurücknehmen. Steak vorsichtig wenden, damit der Pfeffer nicht abfällt. Weitere 3 bis 5 Minuten braten. Steak aus der Pfanne heben und warm stellen. Den Bratensatz mit 1 Esslöffel Wasser ablöschen. Crème fraîche unterrühren und auf-

Fleisch richtig aufheben

Stellen Sie Ihren Kühlschrank auf eine niedrige Temperatur, wenn Sie Fleisch darin aufheben wollen. Es verdirbt nämlich bei 5 °C doppelt so schnell, bei 10 °C fünfmal und bei 20 °C zehnmal so schnell wie bei 0 °C. Rindfleisch können Sie bei 0 bis 1 °C etwa 2 Wochen im Kühlschrank aufheben.

kochen. Das Steak je nach Geschmack salzen und mit der Sauce hübsch anrichten.

Steaks mit Spiegelei

Zutaten für 4 Portionen

1 EL Öl • 4 kleine Putensteaks à 150 g • Salz, Pfeffer aus der Mühle

4 Eier • 30 g Butter oder Margarine • 4 Salatblätter

Öl in einer Pfanne erhitzen, die Steaks bei starker Hitze 3 Minuten von jeder Seite braten. Mit Salz und Pfeffer würzen. Unter Aluminiumfolie warm halten. Inzwischen die Eier in einer zweiten Pfanne in heißem Fett zu Spiegeleiern braten. Die Steaks auf vorgewärmten Tellern mit je 1 Spiegelei und Salatblatt anrichten.

Gegrillte Lammkoteletts

Zutaten für 2 Portionen

2 Knoblauchzehen • 1 Lorbeerblatt • 1 Zweig Rosmarin

1 EL grüner Pfeffer • 4 EL Olivenöl • 4 Lammkoteletts • Salz

Zu Lammkoteletts passen geschmortes Gemüse oder eine große Schüssel Salat.

Knoblauchzehen schälen und fein hacken. Lorbeerblatt und abgezupfte Rosmarinnadeln hacken, grünen Pfeffer zerdrücken. Alles mit dem Olivenöl verrühren. Die Lammkoteletts mit der Marinade bestreichen und 30 Minuten zugedeckt stehen lassen. Die Koteletts aus der Marinade nehmen, abtropfen lassen. Auf den vorgeheizten Grill legen und auf jeder Seite 3 bis 4 Minuten grillen. Salzen und sofort servieren.

Fleischcurry mit Kokosraspel

Zutaten für 4 Portionen

750 g Lamm- oder Schweinefleisch • 500 g Tomaten • 200 g Zwiebeln
2 Knoblauchzehen • 3 EL Öl • Salz • 1–2 EL Curry
300 ml Fleischbrühe • 1/2 Zitrone • 2 EL Kokosraspel

Fleisch in Würfel schneiden. Tomaten waschen, Zwiebeln und Knoblauch schälen, alles fein würfeln.
Öl in einem Topf erhitzen, die Fleischwürfel darin braun anbraten. Klein geschnittene Tomaten, Zwiebeln und Knoblauch zufügen und andünsten. Mit Salz würzen, Curry darunter rühren, bis die Mischung Farbe annimmt.
Brühe dazugießen und 30 Minuten leise schmoren lassen. Mit Salz und Zitronensaft abschmecken. Kokosraspel einstreuen und 3 Minuten ziehen lassen, bis die Sauce gebunden ist. Sofort servieren.

Tip Wer Kokos nicht mag, ersetzt die Flocken durch gehackte Nusskerne.

Gebratene Rumpsteakstreifen

Zum Rumpsteak können Sie Bohnensalat, Linsengemüse oder Erbsenpüree servieren.

Zutaten für 2 Portionen

350 g Rumpsteak • 100 g Schalotten • 50 g Oliven • 1 Chilischote
2 kleine Tomaten • 2 EL Öl • Salz

Das Fleisch zuerst in 1/2 Zentimeter dicke Scheiben, dann in Streifen schneiden. Schalotten schälen und würfeln, Oliven entsteinen. Die Chilischote halbieren, entkernen und in Streifen schneiden. Tomaten waschen und klein schneiden. Öl in einer Pfanne stark erhitzen. Fleischstreifen darin 4 Minuten scharf anbraten. Salzen. Herausnehmen und warm halten.
Die Schalotten im Bratfett glasig dünsten. Oliven, Tomatenstücke und Chilistreifen zufügen und vermischen. Das Fleisch zurück in die Pfanne geben, kurz erwärmen und servieren.

Tip Fragen Sie nach gut abgehangenem Fleisch. Es wird beim Braten zarter.

Lammkeule mit Rosmarin

Zutaten für 6 Portionen

1,5 kg Lammkeule • Salz, Pfeffer aus der Mühle • 3 EL Öl

300 ml Fleischbrühe • 1 TL getrockneter Rosmarin

3 Knoblauchzehen • 200 g Zwiebeln

Die Keule salzen, pfeffern und im heißen Öl von allen Seiten kräftig braun anbraten. Am besten bei mittlerer Temperatur arbeiten, damit die Kruste gleichmäßig und nicht zu dunkel gebräunt wird. Das Bratfett weggießen.

Mit Brühe ablöschen. Rosmarin und abgezogenen Knoblauch zugeben. Das Fleisch im geschlossenen Topf in den auf 180 °C (Gasherd: Stufe 2 bis 3/Umluft: 170 °C) vorgeheizten Backofen schieben und 30 Minuten schmoren.

Inzwischen die Zwiebeln abziehen, gob würfeln und zum Fleisch geben. Die Lammkeule im offenen Topf bei 160 °C (Gasherd: Stufe 1 bis 2/Umluft: 140 °C) eine weitere Stunde schmoren. Dabei hin und wieder mit Bratensud begießen. Eventuell noch etwas mehr Brühe zufügen.

Die fertige Lammkeule aus dem Topf nehmen. Falls nötig, das Fett vom Schmorsud abschöpfen. Den Bratenfond mit Salz und Pfeffer abschmecken. Fleisch mit frischen Thymian- oder Rosmarinzweiglein dekorieren und auf einer vorgewärmten Platte anrichten. Erst beim Servieren tranchieren.

Fett von einer heißen Sauce abschöpfen: Dazu packen Sie Eiswürfel in ein Küchentuch und fahren damit vorsichtig über die Oberfläche der Sauce – das Fett erstarrt sofort und bleibt als Schicht im Tuch hängen.

Welches Fett ist richtig?

- Wenn Sie keine hohen Blutfettwerte und kein Übergewicht haben, können Sie auch tierische Fette wie Butter und Schmalz mit Genuss essen.
- Vorsicht ist für Menschen geboten, die aus einer Herzinfarkt gefährdeten Familie stammen. Sie sollten harte tierische Fette meiden und sich dafür an Öle und spezielle Margarinesorten mit vielen ungesättigten Fettsäuren halten.
- Für uns alle gilt: Wenn wir insgesamt fettarm essen, kommt es auf die Sorte gar nicht so an.

Fisch – immer eine gute Alternative

Mager, eiweiß- und vitaminreich

Wunderbar, wenn Sie gern Fischgerichte essen. Denn für den pilzgeschädigten Organismus bietet Fisch mit seinen gesunden Inhaltsstoffen viele Vorteile.

Freitags Fisch: Die alte Sitte ist ziemlich aus der Mode gekommen, aber immer noch finden Sie an diesem Wochentag ein besonders reichhaltiges Angebot an frischem Meer- und Süßwasserfisch bei Ihrem Händler.

Salzwasserfische und Meeresfrüchte sind mager und eiweißreich. Hering, Lach und Makrele helfen, Herz- und Gefäßkrankheiten vorzubeugen. Außerdem gehören Salzwasserfische zu den wenigen Lebensmitteln, die viel Jod liefern. Der maritime Mineralstoff ist unentbehrlich für die Funktion der Schilddrüse. Seelachs und Schellfisch gehören mit über 200 Mikrogramm pro 100 Gramm zu den Spitzenlieferanten.

Viele Meeresfische sind außerdem eine gute Quelle für Selen. Dieses Spurenelement spielt im Körper vermutlich die Rolle eines vielseitigen Helfers gegen Zivilisationskrankheiten. Es gilt als eine Schutzsubstanz des Immunsystems. Auch beim zahn- und knochenfreundlichen Spurenelement Fluor liegen Meeresfische weit vorn. Gute Vitaminquellen sind Fische außerdem. Sehr interessant sind hier vitaminähnliche Substanzen (Ubiquinone), von denen Forscher in Japan und den USA heute vermuten, dass sie günstig auf das Immunsystem wirken und Allergien dämpfen können.

Übrigens: Meeresfische sind ideal für die Diät bei Pilzinfektionen. Süßwasserfische bieten bei weitem nicht so viel Omega-3-Fettsäuren, Jod und Selen.

Wer Fisch nicht mag …

… den überzeugen allerdings auch die besten Argumente nicht. Immerhin verabscheuen ihn etwa 20 Prozent unserer Landsleute. Falls Sie dazugehören, ist es gut, wenn Sie Ihren Jodbedarf wenigstens notdürftig mit jodiertem Speisesalz decken, beim Kochen pflanzliche Öle verwenden und oft mit frischem Knoblauch würzen.

Wenn Sie doch noch einen Versuch wagen wollen: Probieren Sie es einmal mit frischem Thunfisch, den die meisten nur in Öl eingelegt oder naturell als Konserve kennen. Das dunkelrote, feste Fleisch des Fischs eignet sich ausgezeichnet für gegrillte oder gebratene Steaks und schmeckt ausgesprochen »un-fischig«.

Fischkoteletts in Senfsauce

Zutaten für 4 Portionen

4 Fischkoteletts à etwa 200 g • 1 EL Öl • Salz, Pfeffer aus der Mühle

3 EL Senf • 150 g Crème fraîche • etwas Zitronensaft

Fisch waschen und mit Küchenkrepp trockentupfen. Mit Öl bestreichen, salzen und pfeffern. Mit 1 Esslöffel Senf bestreichen. Die Fischstücke auf den Rost des vorgeheizten Grills legen und von jeder Seite 5 Minuten grillen.

Crème fraîche erwärmen und den restlichen Senf zufügen. Mit Zitronensaft, wenig Salz und Pfeffer abschmecken. Die Sauce zum Fisch servieren.

Fischfilet in der Eihülle

Zutaten für 2 Portionen

2 Kabeljau-, Seelachs- oder Rotbarschfilets à etwa 160 g

Salz, Pfeffer aus der Mühle • 1 EL Haferkleieflocken

1 Ei • 1 EL Crème fraîche • 30 g Butter oder Margarine

Fisch nicht panieren oder in einer mehlhaltigen Sauce servieren – sonst gehen seine Vorteile für die Diät wieder verloren!

Fischfilets waschen, abtrocknen, mit Salz und Pfeffer würzen und in Haferkleieflocken wenden.

Das Ei mit Crème fraîche verrühren und die Fischfilets darin wenden. Butter oder Margarine in der Pfanne erhitzen und die Fischstücke darin von jeder Seite 3 Minuten braten.

Gedünsteter Fisch mit Gemüse

Zutaten für 3 Portionen

300 g Zwiebeln • 500 g Kartoffeln • 200 g Karotten • 2 Tomaten

30 g Butter oder Margarine • 3 Fischfilets à etwa 200 g

Salz, Pfeffer aus der Mühle • 2 Lorbeerblätter • 1/2 l Gemüsebrühe

Zwiebeln schälen und in Scheiben schneiden. Kartoffeln und Karotten putzen, waschen und in feine Würfel schneiden. Tomaten vierteln. Fett in einem Bräter erhitzen. Zwiebeln, Kartoffeln und Karotten darin 10 Minuten bei kleiner Hitze braten.

Die Fischscheiben auf das Gemüse legen, salzen und pfeffern. Die beiden Lorbeerblätter zufügen. Brühe in den Bräter gießen. Zugedeckt bei milder Hitze etwa 30 Minuten garen. Im Bräter servieren.

Thunfischschnitzel

Zutaten für 2 Portionen

2 Thunfischsteaks à etwa 200 g • 1 Knoblauchzehe • 2 EL Olivenöl
Salz, Pfeffer aus der Mühle • 4 EL Zitronensaft • 2 EL Crème fraîche
1/2 Bund Petersilie

Fisch kalt abspülen und trocknen. Knoblauch schälen, zerdrücken und in heißem Öl andünsten. Den Fisch leicht salzen und pfeffern, mit etwas Zitronensaft beträufeln, von jeder Seite 6 bis 8 Minuten in der Pfanne braten. Herausnehmen und warm stellen.
Den restlichen Zitronensaft in der Pfanne erwärmen. Salz, Pfeffer und Crème fraîche unterrühren. Den Fisch mit der Sauce und mit gehackter Petersilie servieren.

Fischauflauf mit Fenchel

Zutaten für 2 Portionen

4 dünne Fischfilets à 150 g • 2 EL Zitronensaft
Salz, Pfeffer aus der Mühle • 2 Fenchelknollen
30 g Butter oder Margarine • 2 EL Crème fraîche

Sie können den Fischauflauf auch mit anderen Gemüsen variieren, wenn Sie den etwas »medizinischen« Geschmack von Fenchel nicht mögen.

Fisch mit etwas Zitronensaft beträufeln, mit Salz und Pfeffer würzen. Fenchel waschen, in hauchdünne Streifen schneiden und für 2 Minuten in kochendes Wasser geben. Herausnehmen und abtropfen lassen. Fischfilets in eine gefettete ofenfeste Form legen und mit Fenchel bedecken. Salzen und pfeffern. Fettflöckchen obenauf geben und den restlichen Zitronensaft darüber träufeln.
Den Fisch im vorgeheizten Backofen bei 200 °C (Gasherd: Stufe 3/ Umluft: 180 °C) etwa 25 Minuten garen. Die Garflüssigkeit abgießen, mit Crème fraîche verrühren und mit Salz abschmecken. Die Sauce auf vorgewärmte Teller geben. Filets und Fenchel darauf anrichten und sofort servieren.

Gegrillte Heringe

Zutaten für 2 Portionen

4 küchenfertige Heringe (etwa 600 g) • Salz, Pfeffer aus der Mühle
2 EL Öl • 2 EL Zitronensaft

Heringe waschen, trocknen, sparsam salzen und pfeffern. Mit Öl einpinseln und im vorgeheizten Grill von jeder Seite 5 Minuten grillen. Die Fische auf eine vorgewärmte Platte legen, mit Zitronensaft beträufeln und sofort servieren.

Dazu schmeckt Kartoffelsalat sehr gut. Als leichtes Sommeressen im Freien serviert ein Hochgenuss.

Makrelen auf Porreegemüse

Zutaten für 2 Portionen

2 Makrelen à 375 g • 1/4 l Brühe • 1 Prise getrockneter Estragon
400 g Porree • 20 g Butter oder Margarine • 2 EL Crème fraîche
Salz, Pfeffer aus der Mühle • 1 EL gehackter Dill

Ausgenommene Makrelen säubern. Brühe mit Estragon zum Kochen bringen. Die Fische hineingeben und im geschlossenen Topf etwa 15 Minuten dünsten, dabei einmal wenden. Porree putzen und in feine Streifen schneiden. In einer Pfanne in heißem Fett andünsten. Crème fraîche einrühren, mit Salz und Pfeffer würzen, 3 bis 5 Minuten im geschlossenen Topf schmoren. Die Makrelen auf das Gemüse legen und mit Dill bestreut servieren.

Fisch braucht milde Hitze, sonst wird er trocken und zäh. Die Kochflüssigkeit soll nur leise sieden.

Lachsröllchen

Zutaten für 2 Portionen

2 EL Sahnequark • 1 EL Crème fraîche
1 EL frisch geriebener Meerrettich • flüssiger Süßstoff • Salz, Pfeffer
aus der Mühle • 200 g Räucherlachs in dünnen Scheiben • 1/2 Zitrone

In einer Schüssel Quark, Crème fraîche und Meerrettich verrühren. Mit Süßstoff, Salz und Pfeffer würzen. Lachsscheiben mit der Meerrettichfüllung bestreichen und vorsichtig aufrollen. Auf einer Servierplatte mit Zitronenscheiben anrichten. Raffiniert dazu sind gebutterte Pumpernickeltaler.

Überbackene Sardinen

Zutaten für 4 Portionen

700 g küchenfertige Sardinen • 2 unbehandelte Zitronen

Fett für die Form • 1 TL getrockneter Thymian

Salz, Pfeffer aus der Mühle • 200 ml Brühe • 2 EL Olivenöl

2 EL Haferflocken • 2 EL gehackte Petersilie

Spinat schmeckt sehr gut als Beilage zum Lachsgericht – probieren Sie auch mal gedünsteten Mangold als Alternative.

Die Sardinen waschen und gut trocknen. Mit dem Saft einer Zitrone beträufeln.
Die zweite Zitrone in Scheiben schneiden und auf den Boden einer gefetteten flachen Form legen. Mit zerriebenem Thymian bestreuen. Sardinen darauf legen, großzügig mit Salz und Pfeffer würzen. Brühe und Öl darüber gießen. Die Fische mit Haferflocken und Petersilie bestreuen. Im vorgeheizten Backofen bei 200 °C (Gasherd: Stufe 3/Umluft: 180 °C) etwa 30 Minuten garen. Zwischendurch eventuell Flüssigkeit nachgießen.

Lachs in Folie

Zutaten für 2 Portionen

2 Lachsfilets • 4 Knoblauchzehen • Rosmarin

2 Zitronen • Olivenöl • Salz, Pfeffer • Alufolie

Fischfilets salzen und pfeffern, mit Zitronensaft beträufeln und Olivenöl darüber geben. Knoblauch in Scheiben schneiden, auf dem Fisch verteilen und mit Rosmarin garnieren. Packen Sie die Filets einzeln in Alufolie. Bei 200 °C (Gasherd: Stufe 3/Umluft: 180 °C) zirka 20 bis 30 Minuten garen.

Gegrillter Thunfisch

Zutaten für 2 Portionen

2 Scheiben Thunfisch à 180 g • 2 EL Zitronensaft • 3 EL Olivenöl

Salz, Pfeffer aus der Mühle • Provencekräuter

Thunfisch abspülen und abtrocknen. Den Grill vorheizen. Den Fisch mit 1 Esslöffel Zitronensaft beträufeln und mit Öl bestreichen. Salzen, pfeffern und mit den Provencekräutern würzen. Den Thunfisch 6 bis 7 Minuten von jeder Seite grillen, noch etwas Zitrone darüber träufeln und sofort servieren.

Forelle blau mit Ingwerbutter

Zutaten für 4 Portionen

4 küchenfertige Bach- oder Seeforellen • 2 Zwiebeln • 1 Karotte

100 g Sellerieknolle • 1 Stück Ingwerwurzel (etwa 40 g)

400 ml Weißweinessig • 1 Lorbeerblatt • 1 Nelke • 1 Süßstofftablette

Salz, Pfeffer aus der Mühle • 100 g Butter • 1 unbehandelte Zitrone

Forellen innen und außen kalt abspülen. Darauf achten, dass die Schleimschicht auf der Haut nicht weggewaschen wird. Sie gibt dem Fisch später den blauen Schimmer.

Zwiebeln schälen und in Scheiben schneiden. Karotte, Sellerie und die Hälfte der Ingwerwurzel putzen und fein würfeln. In einem ovalen Topf den Essig mit 1 1/2 Liter Wasser mischen.

Zwiebeln, Gemüse- und Ingwerwürfel, Lorbeerblatt, Nelke und Süßstoff zufügen. Mit Salz und Pfeffer kräftig würzen, aufkochen und 5 Minuten ziehen lassen. Die Forellen in den Sud legen und 8 bis 10 Minuten bei kleinster Hitze ziehen, aber nicht kochen lassen. Die Temperatur ist richtig, wenn winzige Blasen langsam an die Oberfläche steigen. Der Sud darf nicht sprudeln! Die Butter zerlassen. Die restliche Ingwerwurzel schälen und durch die Knoblauchpresse in die Butter drücken. Aufschäumen lassen, mit Salz und etwas abgeriebener Zitronenschale würzen.

Die fertigen Forellen aus dem Kochsud heben und auf einer vorgewärmten Platte mit Zitronenspalten anrichten. Die heiße Ingwerbutter dazu servieren.

Zu Forelle passen Pellkartoffeln und Chicoréesalat, die den zarten Geschmack des Fischfilets nicht mit starken Aromen überdecken.

Tip Außer Bach- und Seeforellen unterscheidet man auch noch Regenbogen-, Gebirgs- und Lachsforellen. Die Seeforellen sind nur als Jungtiere schmackhaft, Lachsforellen haben rosafarbenes, besonders feines Fleisch. Gebirgsforellen gehören zu den Bachforellen und werden von Feinschmeckern am höchsten geschätzt. Regenbogenforellen kommen vor allem aus Zuchtteichen.

Hühnereier

Perfekte Lebensmittel

Ballaststoffreiche Ernährung ist bei hohem Blutfettspiegel wichtiger, als cholesterinhaltige Lebensmittel zu meiden.

Eier gehören zu den empfehlenswerten Lebensmitteln. Zum einen, weil sie wegen ihrer emulgierenden und lockernden Eigenschaften beim Kochen und Backen kaum zu ersetzen sind. Zum anderen – und dies ist für eine vollwertige Ernährung bei Pilzinfekten wichtig – bieten sie dem Körper das hochwertigste Protein. Die Grundbausteine des Eierproteins, die Aminosäuren, sind für den Körper in der Zusammensetzung günstiger als die jedes anderen Nahrungsmittels, ausgenommen Muttermilch.
Daher hat man Eier zur Messlatte für den Wert von Nahrungseiweiß (Protein) gemacht: Das Hühnerei bekam die Kennzahl 100, Rindfleisch liegt nur bei 92 und Kuhmilch bei 90. Eier sind außerdem eine vorzügliche Quelle für die Mineralstoffe Kalzium und Eisen und dazu noch reich an den Vitaminen A, D, E und der Gruppe der B-Vitamine.

Eier und Cholesterin

Viele Menschen meinen inzwischen – dank einer unsachlich geführten Debatte in den Medien –, Eier seien grundsätzlich schädlich. Tatsächlich ist der Dotter recht fetthaltig und enthält reichlich Cholesterin. Ein mittelgroßes Ei von 60 Gramm Gewicht (früher Gewichtsklasse 3, heute Größe M) liefert etwa 270 Milligramm des Fettbegleitstoffs. Doch selbst bei gefährdeten Menschen mit gestörtem Fettstoffwechsel und einem hohen Cholesterinspiegel kommt es darauf an, was außer Eiern sonst noch auf dem Speisezettel steht.
Die in diesem Buch vorgeschlagene Ernährungsmethode beispielsweise ist so reich an Ballaststoffen, die den Cholesterinspiegel regulieren helfen, dass es auf ein Ei mehr oder weniger nicht ankommt. Wer wenig Fleisch isst, selten Wurst oder fetten Käse aufs Brot legt und hauptsächlich von Getreide, Gemüse, Fisch, Pflanzenöl und Hülsenfrüchten lebt, muss sich um seinen Eierkonsum nicht wirklich sorgen.
Dann schöpfen die Ballaststoffe aus Gemüse und Vollkorngetreide Gallensäure ab, und der Körper benützt das überschüssige Chole-

sterin, um Nachschub für die Galle herzustellen. Auch die aktiven Omega-Fettsäuren aus Fisch und die ungesättigten Fettsäuren aus Pflanzenölen regulieren den Fettstoffwechsel. Diese günstigen Stoffe senken den Cholesterinspiegel wirksamer, als es die Vermeidung von cholesterinreichen Lebensmitteln kann.

Deshalb der Hinweis für alle Fettempfindlichen: Essen Sie sich täglich an pflanzlichen Lebensmitteln satt, dann können Sie durchaus mit gutem Gewissen ab und an ein Frühstücksei und ein dickes Omelett genießen.

Ist Ihre Ernährung reich an pflanzlichen Lebensmitteln? Dann brauchen Sie keine Angst davor zu haben, ab und zu ein Ei oder Eierspeisen zu genießen.

Vorsicht vor Salmonellen!

Seit Jahrzehnten ist die Salmonellose in der Massentierhaltung als Dauerproblem bekannt. Aber ein neuer, wohl aus dem Ausland importierter Typ des alten Durchfallerregers quält immer mehr Menschen mit erheblich stärkeren Symptomen als früher. Sind unsere Eier deshalb ungenießbar geworden? Nein. Die Ansteckungsfälle entstanden vor allem, weil das Küchenpersonal in Kantinen, Heimen und Pflegeanstalten bei warmer Witterung Gerichte mit rohen Eiern so lange gelagert hatte, dass die Salmonellen regelrecht ausgebrütet wurden. Damit Sie Eier weiterhin mit Appetit essen können:

- Eiervorräte im Kühlschrank aufheben
- Für Gerichte, die mit rohem Eigelb oder Eischnee zubereitet werden, ausschließlich Eier verwenden, die nicht älter sind als fünf Tage
- Legedatum beachten
- Speisen mit rohen Eiern nie über Nacht aufheben
- Ältere Eier oder Eier, deren Frische Sie nicht beurteilen können, hart kochen oder als Zutat beim Kochen und Backen verwenden
- Werden Eier gründlich erhitzt, haben Salmonellen keine Chance. Dann kann nichts passieren
- Auch ein weich gekochtes Ei birgt keine Gefahren, solange es nicht vorher wochenlang warm gelagert wurde

Kräuteromelett

Zutaten für 2 Portionen

4 Eier • 2 EL Crème fraîche • Salz, Pfeffer aus der Mühle
1 EL Petersilie • 1 EL Schnittlauchröllchen
1/2 TL getrockneter Estragon • 40 g Butter oder Margarine
2 Zwiebeln • 3 Knoblauchzehen

Eier gehören in die pilzfeindliche Ernährung, denn sie sind reich an wichtigen Nährstoffen.

Die Eier mit Crème fraîche, etwas Salz und Pfeffer verschlagen. Gehackte Petersilie, Schnittlauch und Estragon untermischen.
In einer Pfanne das Fett erhitzen. Geschälte, gewürfelte Zwiebeln und zerdrückten Knoblauch darin glasig dünsten. Die Eier hineingeben. Wenn die untere Seite goldbraun gebacken ist, die Kräuter darüber streuen. Das Omelett auf eine Platte gleiten lassen.

Wachsweiche Eier auf Kerbel-Kartoffel-Püree

Zutaten für 4 Portionen

3 mehlige Kartoffeln • Salz • 8 Eier • 4–5 EL geschnittener Kerbel
100 g Crème fraîche • Pfeffer aus der Mühle

Dazu schmeckt Tomaten- oder Karottensalat mit Kräuterdressing, der auch farblich dem Gericht Pep gibt.

Kartoffeln schälen, in Stücke schneiden und in Salzwasser in 20 Minuten gar kochen. Eier in kochendes Wasser geben, 5 Minuten garen. Herausnehmen, die Schale ringsherum anknicken. Die Eier für 2 Minuten in kaltes Wasser legen und vorsichtig abschälen. Warm halten. Kartoffeln abtropfen lassen und durch die Kartoffelpresse drücken. Kerbel und Crème fraîche mit den zerdrückten Kartoffeln mischen. Mit Salz und Pfeffer abschmecken. Die halbierten Eier auf dem Püree anrichten.

Gekochte Eier auf Sardellen-Knoblauch-Paste

Zutaten für 2 Portionen

4 Eier • Essig • Pfeffer aus der Mühle • 1 EL Keimöl • 50 g Sardellen
2 Knoblauchzehen • 1 EL Petersilie • 2 EL Kapern

Eier in etwa 8 Minuten hart kochen. Essig, Pfeffer, Öl und Sardellen mit dem Pürierstab mischen. Knoblauch und gehackte Petersilie zufügen und alles pürieren, bis eine glatte, geschmeidige Paste entstanden ist. Kalt stellen. Die Schale der hart gekochten Eier ringsherum anknicken, die Eier für 5 Minuten in kaltes Wasser legen, vorsichtig abschälen. Die Sardellen-Knoblauch-Paste auf einen Teller häufen. Die lauwarmen Eier in Viertel schneiden und rundherum anrichten. Mit Kapern garnieren.

Omelett mit Avocado-Curry-Creme

Zutaten für 2 Portionen

2 weiche Avocados • 2 Knoblauchzehen • 200 g Naturjoghurt mit lebenden Kulturen • Salz, Pfeffer aus der Mühle • 4 Eier
4 EL Schlagsahne • 1 EL Weizenkleie • 2 TL Currypulver • 20 g Butter oder Margarine • Brunnen- oder Gartenkresse zum Anrichten
2 Tomaten

Buchweizengrütze oder gekochter Weizen passen gut dazu und runden zu einer vollwertigen Mahlzeit ab.

Avocados halbieren, die Kerne herauslösen und das Fruchtfleisch schälen. Mit Knoblauch und Joghurt im Mixer pürieren. Mit Salz und Pfeffer abschmecken. Eier mit Sahne, Weizenkleie und Currypulver verschlagen. Butter oder Margarine teilen und in zwei beschichteten Pfannen schmelzen. Je die Hälfte der verquirlten Eier hineingeben und bei mittlerer Hitze stocken lassen. Die Omeletts auf vorgewärmte Teller gleiten lassen. Mit Avocadocreme, Brunnen- oder Gartenkresse und halbierten Tomaten anrichten.

Karotteneierkuchen mit Senfsahne

Zutaten für 6 Stück

5 Eier • 200 g feines Vollkornmehl • 1 EL Haferkleieflocken
1/2 l Milch • je 1 Prise Natron und Vitamin C • 1/2 TL Salz, Pfeffer aus der Mühle • 200 g Karotten • Öl zum Braten • 200 g Crème fraîche
2 EL Senf • flüssiger Süßstoff • 2 Kästchen Kresse

Übrig gebliebene Eierkuchen sind eine leckere Suppeneinlage, wenn man sie in feine Streifen schneidet.

Eier trennen. Vollkornmehl und Haferkleieflocken mit Milch, Eigelbe, Natron, Vitamin C, Salz und Pfeffer verquirlen. Den Eierkuchenteig 30 Minuten quellen lassen. Karotten schälen, raspeln und unter den Teig mischen. Eiweiße zu steifem Schnee schlagen und unter den Teig heben. In einer beschichteten Pfanne in heißem Öl 6 dicke Eierkuchen backen und warm stellen. Crème fraîche mit Senf verrühren. Mit Süßstoff und Salz kräftig abschmecken. Die Karotteneierkuchen mit Senfsahne und Kresse anrichten.

Eierkuchen mit Sesam

Zutaten für 2 Portionen

250 ml Milch • 40 g Butter oder Margarine • 3 Eier

80 g Dinkel- oder Weizenvollkornmehl • 1 TL Weizenkleie

1 EL Haferkleieflocken • 1 EL Sesamsaat • 1–2 EL salzige Sojasauce

1 EL Petersilie • Öl zum Braten

Zu den Sesameierkuchen können Sie Zwiebelgemüse oder Spinat zubereiten und sie damit füllen.

Milch, flüssiges Fett, Eier, Mehl, Weizenkleie und Haferkleieflocken im Mixer oder mit dem Pürierstab zu einem glatten Pfannkuchenteig aufschäumen. 30 Minuten zum Quellen beiseite stellen.
Sesam, Sojasauce und gehackte Petersilie unterrühren. Öl in einer beschichteten Pfanne erhitzen. Mit einer Kelle etwas vom Teig in die Pfanne geben und so schwenken, dass er dünn auseinander läuft. Die Pfannkuchen goldbraun backen und übereinander legen, damit sie nicht austrocknen. Eventuell im Backofen bei 75 °C warm halten.

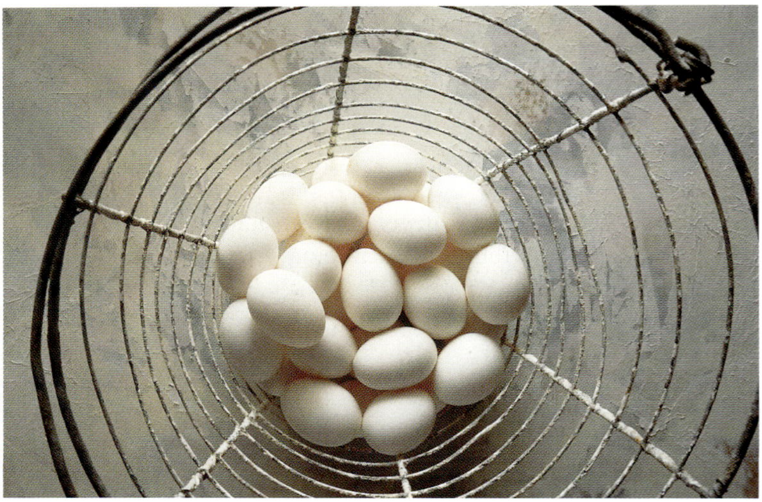

Hühnereier sind wegen ihrer emulgierenden und lockernden Eigenschaften beim Kochen und Backen nur schwer zu ersetzen. Vorräte wegen der Salmonellengefahr im Kühlschrank aufheben.

Eierkuchen mit Kräuterpesto

Zutaten für 4 Portionen

200 g Hirse • 1/2 l Brühe • 2 Bund glatte Petersilie
1 Bund Schnittlauch • 1/2 TL getrockneter Thymian • Salz
50 g Mandeln • 80 g frisch geriebener Parmesankäse
150 ml Kürbiskern- oder kalt gepresstes Sonnenblumenöl • Salz
100 g Schlagsahne • 4 EL passierte Tomaten (aus der Dose)
3 Eier • Öl zum Braten

Hirse mit der Brühe aufkochen. Bei sehr milder Hitze 20 Minuten quellen lassen, von der Kochstelle nehmen. Im geschlossenen Topf 15 Minuten quellen lassen. Für das Pesto die Petersilienblättchen abzupfen. Schnittlauch in Röllchen schneiden. Mit Thymian, Salz, Mandeln, 50 Gramm Käse und Öl im Mixer zu einer Paste pürieren. Mit Salz nachwürzen. Sahne, passierte Tomaten, Eier und restlichen Käse mit der Hirse mischen. Öl in der Pfanne erhitzen und je 2 Esslöffel der Mischung zu flachen Eierkuchen verstreichen und hellbraun braten. Die Eierkuchen mit dem Kräuterpesto anrichten.

Rühreier mit Lachs und Kaviar

Zutaten für 2 Portionen

4 Eier • 4 EL Schlagsahne • 1 EL Haferkleie
50 g Butter oder Margarine • Pfeffer aus der Mühle
100 g Räucherlachs in Scheiben • 1 EL Crème fraîche
25 g Lachs- oder Forellenkaviar

Wenn es Kaviar sein muss, darf es natürlich auch echter vom Stör sein.

Eier in einer Schüssel aufschlagen. Schlagsahne und Haferkleie zufügen und kräftig verrühren. Fett in einer Pfanne schmelzen, Eier hineingeben. Mit Pfeffer würzen. Lachsscheiben in Streifen schneiden. Rühreier mit Crème fraîche, Lachsstreifen und Kaviarhäufchen anrichten.

Tip Wenn die Eiermasse in der Pfanne zu stocken anfängt, muss man sie mit dem Pfannheber immer wieder vorsichtig vom Pfannenboden ablösen.

Rühreier mit Krabben-Zwiebel-Sauce

Zutaten für 4 Portionen

3 Zwiebeln • 200 ml Fleisch- oder Gemüsebrühe

Salz, Pfeffer aus der Mühle • 75 g Butter • 250 g Krabbenfleisch

6 Eier • 1 EL Haferkleieflocken • 1 Bund Dill

Zwiebeln schälen und fein würfeln. Mit der Brühe in einen Topf geben. Bei kleiner Hitze kochen lassen, bis die Flüssigkeit fast verdampft ist und die Zwiebeln gar sind. Die Zwiebelsauce mit Salz und Pfeffer sparsam würzen und die Hälfte der Butter in Flöckchen unterrühren. Das Krabbenfleisch zugeben und in der Zwiebelsauce warm halten. Die Eier mit Haferkleieflocken und 2 Esslöffeln Wasser verquirlen, salzen und pfeffern. Restliche Butter in einer beschichteten Pfanne schmelzen. Die Eier hineingießen. Wenn die Masse zu stocken anfängt, mit dem Pfannheber immer wieder vom Pfannenboden lösen.

Die Rühreier auf eine vorgewärmte Platte geben, mit der Krabbensauce übergießen, mit fein geschnittenem Dill bestreuen. Sofort servieren.

Rühreier mit Sauerampfer

Zutaten für 2 Portionen

250 g Sauerampfer • 100 ml Schlagsahne • Salz, Pfeffer aus der Mühle

3 Eier • 1 EL Crème fraîche • 1 EL Haferkleieflocken

30 g Butter oder Margarine

Sauerampfer findet man nur selten beim Gemüsehändler. Er wächst auf feuchten, lehmigen Wiesen, wo man ihn am besten in den Monaten April und Mai sammelt – später werden die Blätter grob und ledrig.

Sauerampferblättchen abzupfen, waschen und tropfnass bei großer Hitze in einem Topf unter Rühren zusammenfallen lassen. Die Schlagsahne einrühren, mit Salz und Pfeffer würzen. Warm stellen. Eier in einer Schüssel aufschlagen, mit etwas Pfeffer, Crème fraîche und Haferkleieflocken kräftig verrühren. Fett in einer beschichteten Pfanne zerlassen. Die Eier hineingeben. Wenn die Masse zu stocken anfängt, mit dem Pfannheber immer wieder vom Pfannenboden lösen. Sauerampfer auf zwei Teller verteilen. In die Mitte die Rühreier geben.

Dazu passt ein kräftiges Roggenschrotbrot.

Käseomelett

Zutaten für 4 Portionen

6 Eier • 3 EL Crème fraîche • Salz, Pfeffer aus der Mühle

100 g geriebener Käse • 1 EL gehackte Petersilie

30 g Butter oder Margarine

Zum Käseomelett schmeckt Zwiebelgemüse oder Gemüserisotto. Sehr pikant ist es auch mit zerbröckeltem Feta aus Schafsmilch.

Eier trennen, Eiweiße kalt stellen. Eigelbe, Crème fraîche, Salz und Pfeffer gut verrühren. Die Eiweiße zu Schnee schlagen. Erst den Eischnee, dann den Käse und die Petersilie unter die Eigelbmasse heben. Fett in einer Pfanne erhitzen, die Eiermischung hineingießen und den Deckel auflegen.
Hitze verringern, das Omelett von der Unterseite hellgelb backen. Das Omelett zusammenklappen, auf eine vorgewärmte Platte gleiten lassen, sofort servieren.

Gefüllte Eier mit Thunfisch

Zutaten für 4 Portionen

6 Eier • 80 g Salatmayonnaise

100 g Thunfisch aus der Dose

1 EL Petersilie • 1/2 EL Zitronensaft

Salz, Pfeffer aus der Mühle • 1/2 Kopf Eisbergsalat • 4 Tomaten

8 Sardellenfilets • 100 g Oliven

Die Eier in etwa 8 Minuten hart kochen, die Schale ringsherum anknicken, für 5 Minuten in kaltes Wasser legen.
Die Eier schälen, längs halbieren und die Dotter vorsichtig herauslösen. Mayonnaise und Thunfisch mit dem Pürierstab zu einer glatten Creme pürieren. Gehackte Petersilie und Zitronensaft dazugeben, mit Salz und Pfeffer würzen. Die Mischung mit einem Löffel in die Eihälften füllen.
Den Eisbergsalat waschen, trocknen und in feine Streifen schneiden. Auf eine Servierplatte legen und die gefüllten Eier darauf anrichten. Tomaten waschen, vierteln und auf die Platte geben.
Die ausgelösten Eidotter durch ein Sieb oder die Knoblauchpresse direkt auf die gefüllten Eihälften drücken. Den Salat mit Sardellenfilets und Oliven garnieren.

Eierhaber

Zutaten für 4 Portionen

200 g Weizenvollkornmehl • 50 g Hirseflocken • 1/2 TL Salz
4 Eier • 1/4 l Milch • 1 EL Schnittlauchröllchen • 2 EL Petersilie
Keimöl zum Braten • 20 g Butter oder Margarine

Zum Eierhaber schmecken Salat und gebratenes Fleisch oder Spinat: Er ist die würzige Variante des beliebten Kaiserschmarrens!

Mehl, Hirseflocken, Salz, Eier und Milch mit so viel Wasser verrühren, dass ein dicker Eierkuchenteig entsteht. Schnittlauch und gehackte Petersilie untermischen. 20 Minuten quellen lassen.
Den Backofen auf 200 °C (Gasherd: Stufe 3 / Umluft: 180 °C) vorheizen. Öl in einer beschichteten Pfanne auf der Kochplatte erhitzen. So viel Teig hineingeben, dass der Pfannenboden etwa 1 Zentimeter hoch bedeckt ist.
Den Eierkuchen bei mittlerer Hitze braten, bis die Unterseite hellbraun ist. Mit 2 Gabeln in kleine Stücke zerreißen. Etwas Butter oder Margarine zugeben und die Pfanne in den Ofen schieben. Den Eierhaber goldbraun überbacken.

Soleier

Zutaten für 6 Portionen

100 g Salz • 2 Lorbeerblätter • 2 EL Senfkörner • 2 Nelken
2 Pimentkörner • 12 Eier

Etwa 1 1/2 Liter Wasser mit Salz, Lorbeerblättern, Senfkörnern, Nelken und Piment zum Kochen bringen und auf der Kochstelle erkalten lassen. Die Eier mit einer Nadel am stumpfen Ende einstechen, damit sie nicht platzen. In kochendem Wasser 10 Minuten hart kochen.
Die Eierschalen ringsherum mehrfach anknicken. Eier in ein hohes Gefäß legen und mit der Gewürz-Salz-Lake bedecken. Mindestens 2 Tage durchziehen lassen. Zugedeckt kühl aufbewahren.

Tip Die Soleier halten sich etwa 14 Tage und können für den kleinen Hunger zwischendurch bereitstehen. Soleier schmecken sehr gut zu gemischten Salaten oder einfach mit Senf zu gutem Sauerteig-Roggenschrotbrot mit Butter.

Köstliche Saucen

Dressings, Dips und Tunken

Gute, intensiv schmeckende Saucen sind bei fast jedem Gericht das Tüpfelchen auf dem i. Wer langfristig gesund und gleichzeitig gut essen möchte, kann mit einer köstlichen Sauce jedes noch so einfache Gemüse- oder Getreidegericht zu einem Genuss machen.

Mayonnaise

Zutaten für etwa 6 Portionen

2 Eidotter von ganz frischen Eiern • Salz, Pfeffer aus der Mühle

1/4 l Keimöl • Essig oder Zitronensaft • flüssiger Süßstoff

Mayonnaise selbst zu machen ist keine Kunst mehr – seit es Handrührgeräte gibt.

Eidotter mit Salz und Pfeffer in eine Schüssel geben und mit den Quirlen des Handrührgeräts kurz verrühren.

Das Öl in dünnem Strahl dazugießen und dabei schlagen, bis eine dicke helle Creme entstanden ist. Mit Essig oder Zitronensaft, Süßstoff, Pfeffer und Salz würzen.

Zitronensauce

Zutaten für 4 Portionen

4 Eigelbe • 1 Ei • Salz • 5 EL Zitronensaft • Pfeffer aus der Mühle

eventuell 1–2 EL Brühe

Zitronensauce passt zu Gemüsegerichten ebenso gut wie zu Fisch und Fleisch.

Die Eigelbe und das Ei in einen Topf geben, auf die Kochplatte setzen und die kleinste Stufe einstellen. Beim Gasherd den Topf ins heiße Wasserbad setzen, denn Eier gerinnen bei zu großer Hitze sofort. Die Eier mit einer Prise Salz schaumig schlagen und dabei löffelweise Zitronensaft zugeben. So lange schlagen, bis der Schaum feinporig und dicklich wird. Sollte sich am Topfboden eine Schicht bilden, den Topf auf die benachbarte kalte Kochplatte ziehen und eine Weile weiterschlagen.

Die Sauce mit Salz und Pfeffer kräftig würzen und servieren, wenn sie cremig geworden ist. Sollte sie zu fest geraten, etwas Brühe oder heißes Wasser unterrühren.

Tip Zitronensauce schmeckt vorzüglich zu gekochten Karotten, Blumenkohl, Kohlrabi, Spinat und Rosenkohl. Sie ist auch gut zu Räucherlachs und Pellkartoffeln, gedünstetem Fisch, Krustentieren oder Geflügelfleisch.

Zitronenbutter

Zutaten für 4 Portionen

80 g Butter • 1 kleines Bund Basilikum

1 unbehandelte Zitrone (oder Limette) • Salz, Pfeffer aus der Mühle

Die weiche Butter mit einem Schneebesen cremig schlagen. 2/3 des Basilikums fein hacken. 1/4 Teelöffel Zitronenschale fein abreiben und 1/2 Zitrone auspressen.
Die Butter mit Basilikum, der Zitronenschale, 2 Teelöffeln Zitronensaft, Salz und Pfeffer verrühren. Die Mischung auf ein Stück Alufolie häufen.
Mit Hilfe der Folie zu einer Rolle formen und kalt stellen. Die Butter in Scheiben schneiden und mit den restlichen Basilikumblättern anrichten.

Estragonsauce

Zutaten für 3 Portionen

300 ml Rinderbrühe • 1 unbehandelte Zitrone

1 Zwiebel • 1/2 Bund frischer Estragon

50 g Butter (gut gekühlt)

Salz, Pfeffer aus der Mühle

Diese helle, cremige Sauce passt gut zu gekochtem Fleisch oder Fisch, zu Krebstieren und zu allen hellen Gemüsesorten.

Brühe mit etwas Zitronenschale und gewürfelter Zwiebel in einem weiten Topf oder einer Pfanne aufkochen. Dabei etwa 1/3 der Flüssigkeit verdampfen lassen.
Fein geschnittenen Estragon, Salz und Pfeffer zufügen und etwa 5 Minuten bei kleiner Hitze köcheln. Durch ein Haarsieb gießen und wieder zum Kochen bringen. Die kalte Butter stückchenweise mit einem Schneebesen unterschlagen. Mit Zitronensaft, Salz und Pfeffer nachwürzen.

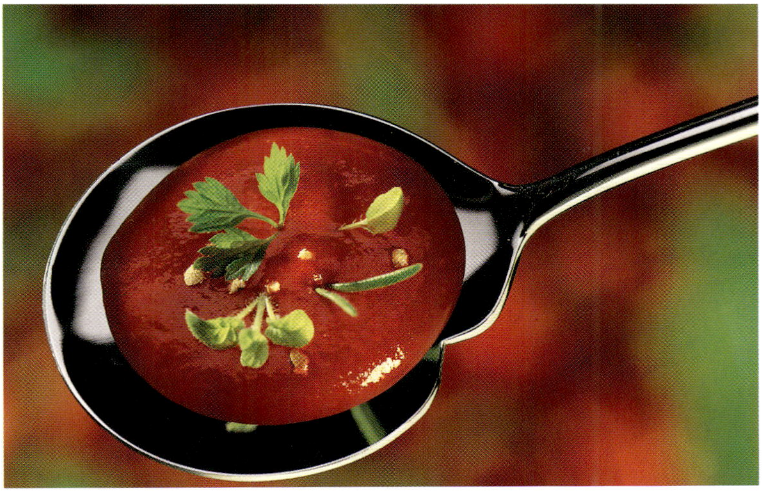

Frische Tomatensauce schmeckt gut zu gebratenem Fisch, zu Auberginen oder zu Zucchini.

Frische Tomatensauce

Zutaten für 2 Portionen

400 g Fleischtomaten • 1 TL Zitronensaft • Salz, Pfeffer aus der Mühle

120 ml Olivenöl • 1 Messerspitze Biobin (Reformhaus, Apotheke)

1 Stiel Basilikum

Tomaten vierteln, entkernen und im Mixer pürieren. Zitronensaft, Salz und Pfeffer zugeben. Weitermixen und das Öl tropfenweise zufügen. Wenn nötig, die Sauce zum Andicken mit Biobin verrühren. Die Sauce bei kleiner Hitze erwärmen. Nicht kochen. Mit geschnittenem Basilikum anrichten.

Sauce hollandaise

Zutaten für 4 Portionen

1 Zwiebel • 150 g Butter • 3 Eigelbe • Salz, Pfeffer aus der Mühle

100 ml Kalbsfond (aus dem Glas) • 1/2 Zitrone

Sehr gehaltvoll zu gekochtem Gemüse mit Pellkartoffeln oder zu Fisch.

Zwiebel schälen und würfeln. Butter in einer kleinen Kasserolle zerlassen. Eigelbe in einer hitzefesten Schüssel mit Salz und Pfeffer verrühren. Kalbsfond und Zitronensaft mit Zwiebelwürfeln zum Kochen bringen. Im offenen Topf bis auf etwa ein Drittel einkochen und durch ein Haarsieb gießen. Die heiße Flüssigkeit unter ständigem Rühren zum Eigelb in die Schüssel gießen. Die Schüssel in ein heißes Wasserbad setzen und schlagen, bis die Mischung dicklich wird. Die flüssige Butter tropfenweise unter ständigem Rühren dazugeben. Bis zum Servieren im Wasserbad warm halten.

Senf-Sahne-Sauce

Zutaten für 4 Portionen

3 Zwiebeln • 120 ml Fleischbrühe • 1–2 EL Senf
200 g Schlagsahne • Salz, Pfeffer aus der Mühle • flüssiger Süßstoff

Zu gekochtem Fisch, Eiern und Pellkartoffeln schmeckt die Senf-Sahne-Sauce am besten.

Zwiebeln schälen und würfeln. Mit Brühe kochen, bis die Zwiebeln gar sind und die Flüssigkeit fast verdampft ist.
Senf und Sahne zufügen und wiederum etwas einkochen lassen. Mit Salz, Pfeffer und Süßstoff würzen.

Frankfurter Grüne Sauce

Zutaten für 4 Portionen

3 hart gekochte Eier • 6 EL Öl • 150–200 g frische Kräuter (z. B. Dill, Kresse, Kerbel, Borretsch, Schnittlauch, Sauerampfer, Petersilie, Pimpernelle, Estragon) • 150 g saure Sahne oder 1 Becher Naturjoghurt mit lebenden Kulturen • 2 EL Zitronensaft
1 TL Senf • Salz, Pfeffer aus der Mühle • flüssiger Süßstoff

Eier schälen und halbieren. Die Dotter herauslösen, durch ein Sieb streichen und mit dem Öl cremig rühren. Alle Kräuter waschen, trocknen, hacken. Mit saurer Sahne oder Joghurt unter die Sauce rühren. Die Sauce mit Zitronensaft, Senf, Salz, Pfeffer und etwas flüssigem Süßstoff abschmecken.

Tip Frankfurter Grüne Sauce gehört als klassische Beilage zu gekochtem Rindfleisch. Vegetarier essen sie gern zu Pellkartoffeln, gekochten Karotten und Fenchel.

Persillade

Zutaten für 4 Portionen

1 Bund glatte Petersilie • 2 Knoblauchzehen

1/2 unbehandelte Zitrone • Salz

Petersilie mittelfein und Knoblauch sehr fein hacken. Die Zitronenschale fein abreiben. Alles vermischen, eventuell salzen und bei Tisch über das fertige Gericht streuen.

Tip Diese würzige Kräutermischung ergänzt Gemüsesuppen und Eintöpfe, Fisch- und helle Fleischgerichte vorzüglich.

Kräuterbutter

Zutaten für etwa 15 Portionen

250 g weiche Butter • 1 Knoblauchzehe • 2 Zwiebeln

5 EL Kräuter (z. B. Petersilie, Kerbel, Dill, Schnittlauch)

Salz, Pfeffer aus der Mühle

Etwas Butter in einer Pfanne schmelzen. Zerdrückten Knoblauch und fein gewürfelte Zwiebeln darin glasig dünsten und abkühlen lassen. Die restliche weiche Butter mit gehackten Kräutern, Knoblauch und Zwiebelwürfeln mischen, mit Salz und Pfeffer würzen. Eine Rolle formen, in Pergamentpapier wickeln, kalt stellen und zum Servieren in Scheiben schneiden.

Kräuter- und Petersilienbutter sind gut für den Vorrat, halten sich eine Woche im Kühlschrank und lassen sich auch einfrieren. Haltbarkeit: drei Monate.

Petersilienbutter

Zutaten für etwa 6–8 Portionen

125 g weiche Butter • 1 Bund glatte Petersilie

1 unbehandelte Zitrone • Salz, Pfeffer aus der Mühle

Die Butter mit den Quirlen des Handrührers cremig rühren. Petersilie fein hacken. Zusammen mit der abgeriebenen Schale einer Zitrone unter die Butter rühren. Mit Salz und Pfeffer abschmecken. Die Butter mit dem Pürierstab aufschlagen, dabei so viel Zitronensaft dazugeben, bis eine glatte, luftige Creme entstanden ist.

Scharfe Mandelsauce

Zutaten für 4 Portionen

50 g Mandeln • 1 Tomate • 2 Knoblauchzehen • Cayennepfeffer
1/2 TL Salz • 3 EL Zitronensaft • 120 ml Olivenöl
Pfeffer aus der Mühle • eventuell 1 Spritzer flüssiger Süßstoff

Mandelsauce passt gut zu Fisch und Muscheln, aber auch zu Pellkartoffeln und gekochtem Weißkohl oder Wirsing.

Die Mandeln grob hacken, in einer Pfanne ohne Fett kurz anrösten und im Mixer fein mahlen. Die Tomate entkernen, zufügen und kurz durchpürieren. Die zerdrückten Knoblauchzehen, 1 kräftige Prise Cayennepfeffer, Salz und Zitronensaft untermischen.
Das Öl mit einem Schneebesen in feinem Strahl einlaufen lassen und dabei weitermixen. Die cremige Sauce mit Salz, Pfeffer und eventuell einem Hauch Süßstoff abschmecken.

Walnusssauce

Zutaten für 6 Portionen

100 g Walnusskerne • 3 Sardellenfilets • 150 ml Olivenöl
etwa 3 EL Zitronensaft • Pfeffer aus der Mühle

Walnusssauce schmeckt zu gedünstetem Fisch, zu gekochtem Getreide und zu Kartoffeln. Auch macht sie sich besonders gut zu gebratenen Paprikaschoten oder Auberginen.

Die Walnusskerne und die Sardellenfilets im Mörser zu einer Paste zerstoßen oder im Mixer fein pürieren. Das Öl mit der Hälfte des Zitronensafts verquirlen und unterrühren. Die Sauce mit dem restlichen Zitronensaft und Pfeffer abschmecken.

Scharfe Knoblauchsauce

Zutaten für 4 Portionen

6 Knoblauchzehen • 1 Chilischote • 1 Bund glatte Petersilie
1/2 TL abgeriebene Zitronenschale • 100 ml Olivenöl • Salz

Knoblauchzehen schälen. Petersilie waschen, trockentupfen und hacken. Die Chilischote halbieren, entkernen. Das Öl erhitzen und den Knoblauch darin bei kleiner Hitze braten. Die Knoblauchzehen herausheben und fein zerdrücken. Chili hacken, mit gehackter Petersilie, Zitronenschale und dem Knoblauchmus in das heiße Öl geben. Gut verrühren, mit wenig Salz würzen und sofort servieren.

Pesto

Zutaten für 6 Portionen
20 g geschälte Mandeln (ersatzweise Pinien- oder Cashewkerne)
75 g Basilikum • 1/2 TL Salz • 3 Knoblauchzehen
75 g frisch geriebener Parmesankäse • 4–6 EL Olivenöl
Pfeffer aus der Mühle

Die Nusskerne in einer trockenen Pfanne leicht anrösten. Die Basilikumblätter von den Stielen zupfen, waschen und in einer Salatschleuder trockenschleudern. Salz, geschälte Knoblauchzehen, die grob zerschnittenen Basilikumblätter und die Nusskerne in einen Mörser oder einen Mixer geben. Die Zutaten entweder mit dem Stößel im Mörser oder im Mixer zu einer gleichmäßigen Paste zerstoßen. Parmesankäse untermischen. Die Paste in eine Schüssel umfüllen. Das Öl unterrühren und die Sauce mit Salz und Pfeffer abschmecken.

Ein Löffel der cremigen Paste verfeinert gekochtes Gemüse und Fisch. Pesto verleiht auch gekochtem Getreide einen Hauch italienisches Flair.

Tip Pesto ist mit Öl bedeckt ohne weiteres bis zu 14 Tage im Kühlschrank haltbar.

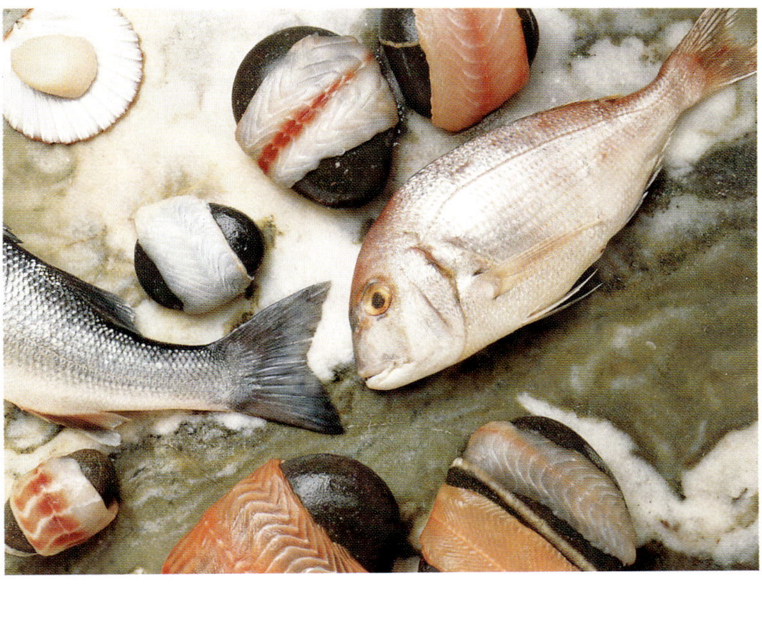

Frischer Fisch ist ein Hochgenuss – und die Zubereitung macht wenig Mühe. Fischstücke in heißem Fett oder mit Lorbeerblatt und Zitrone in wenig Wasser dünsten, fertig. Dazu passen alle Saucen ab Seite 171.

Milchprodukte

Ist Milch gut für Pilzkranke?

Manche Menschen leiden nach dem Genuss von Milch unter Durchfällen. Ihnen fehlt ein spezielles Enzym zur Verdauung. Sie müssen auf den Verzehr von Milch verzichten.

Milch besteht zwar mit 87 Prozent hauptsächlich aus Wasser, hat aber eine Menge hochinteressanter Nährstoffe zu bieten, die für Menschen mit einer Pilzerkrankung nützlich sein können. Neben den Vitaminen A, Beta-Karotin, C, D, E, K und einem fast vollzähligen Satz der B-Vitamine stecken nahezu alle wichtigen Mineralstoffe und Spurenelemente in der Flüssigkeit. Außerdem enthält Milch hochwertiges Eiweiß und drei bis fünf Prozent Fett. Der enthaltene Milchzucker hilft dem Körper, das für die Knochen so wichtige Kalzium besser zu nutzen. Und schließlich schafft er im Darm ein günstiges Klima für die erwünschten »guten« Mikroben und verdrängt so krank machende Pilze aus der Darmflora. Milch ist also ein hochwertiges Lebensmittel in flüssiger Form, das Sie in Ihren täglichen Speisezettel einbauen sollten. Nur gegen den Durst trinken Sie besser Mineralwasser!

Ist Joghurt günstig?

Das säuerliche Milchprodukt enthält – ebenso wie Milch – knochenstärkendes Kalzium und hochwertiges Eiweiß.

Seine Milchsäure schützt unsere Darmflora vor schädlichen Veränderungen. Die günstige Wirkung auf die Darmflora ist jedoch nur bei zuckerfreiem Naturjoghurt mit lebenden Bakterienkulturen garantiert.

Probiotics

Fermentierte Milchprodukte mit lebenden Milchsäurebakterien wie etwa Joghurts und Milchdrinks sind bei uns in fast jedem Kühlregal zu finden.

Ob sie so nützlich sind wie japanische Experten nach 20 Jahren Erfahrung mit solchen Produkten glauben, ist noch nicht bewiesen. Doch schaden können sie jedenfalls auch nicht. Deutsche Experten meinen, selbst wenn man regelmäßig große Mengen solcher Milchprodukte äße, blieben nicht so viele dieser Keime in aktivem Zustand übrig, dass sich die Verhältnisse im Darm grundlegend verändern würden.

Sauermilchprodukte

Spezialitäten aus gesäuerter Milch wie Dickmilch, Quark, Buttermilch und Kefir sind in einer ausgewogenen Ernährung sehr erwünscht. Im Gegensatz zur Trinkmilch kommen Unverträglichkeiten und Verdauungsprobleme bei Sauermilchprodukten selten vor. Die Milchsäure trägt sogar zum reibungslosen Funktionieren des Darms bei und sorgt für eine gesunde Darmflora: Sie schafft im Verdauungskanal ein saures Milieu, das »gute« Darmbakterien gerne mögen. Diese Bakterien stimulieren das Immunsystem an der Darmschleimhaut. So können Bakterien und körpereigene Abwehrkräfte die Pilze zurückdrängen.

Schlagsahne

Auch wenn Sie kalorienbewusst essen, ist ein Löffel Sahne hin und wieder durchaus erlaubt. Weil die Vitamine A und D ausschließlich im Fett der Milch stecken, ist die fettreiche Sahne dafür eine besonders gute Quelle. Aber übertreiben sollten Sie Ihre Lust auf cremige Saucen und sahnige Desserts nicht, denn das Milchfett ist ungünstig zusammengesetzt. Es besteht zu mehr als zwei Dritteln aus gesättigten Fettsäuren.

Die wertvollen, mehrfach ungesättigten Fettsäuren kommen in der Sahne nur in Spuren vor. Wenn Sie einen gesunden Stoffwechsel haben und nicht zu dick sind, gönnen Sie sich ruhig einen Schuss Sahne, aber sorgen Sie für Ausgleich: Bereiten Sie Gemüse und Salat mit hochwertigen Pflanzenölen zu.

Meiden Sie fette Wurst und Käse. Wer unter einem gestörten Fettstoffwechsel leidet, sollte möglichst selten mit fetter Sahne kochen.

Sojamilch ist als Milchersatz nicht geeignet. Verwenden Sie sie nur nach Absprache mit einem Arzt, wenn Sie allergisch auf Inhaltsstoffe der Milch reagieren.

Gehört Käse in die Diät?

Es kommt darauf an, ob Sie neben Käse auch noch bei anderen tierischen Lebensmitteln reichlich zugreifen. In älteren amerikanischen Veröffentlichungen über eine günstige Ernährungsweise bei Pilzerkrankungen waren oft alle Kohlenhydrate kompromisslos verboten. So kam es geradezu automatisch zu einer sehr eiweiß- und fettreichen Ernährungsweise mit großen Mengen Fleisch, Wurst – und natürlich Käse. Heute lehnen alle führenden Ernährungsexperten eine solche einseitige Diät ab. Wenn Sie Quark und Käse gern essen und als Ihre

Hauptlieferanten für Eiweiß in die Diät einplanen, verzichten Sie dafür besser auf andere tierische Lebensmittel wie Fleisch und Wurst. Dann ist Ihre Ernährung ausgewogen.

Eingelegter Mozzarella

Zutaten für 6 Portionen

500 g Mozzarellakäse • 1 rote Chilischote

je 1 Zweig frischer Rosmarin und Thymian • 3–4 Knoblauchzehen

etwa 1/4 l Öl

Den Mozzarella abtropfen lassen und auf Küchenpapier zum Trocknen ausbreiten. Die Chilischote entkernen und das Fruchtfleisch in hauchdünne Streifen schneiden. Die Rosmarinnadeln abzupfen und fein hacken. Den Knoblauch abziehen und in Scheiben schneiden. Mozzarella in ein enges Gefäß schichten, dabei Chili, Rosmarin und Knoblauch zwischen die Kugeln streuen. Mit so viel Öl übergießen, dass der Käse bedeckt ist. Über Nacht durchziehen lassen. Der Käse schmeckt gut zu einer Rohkostplatte und Pellkartoffeln oder zu Getreidegerichten. Er hält sich im Kühlschrank etwa 5 Tage.

Quarkgnocchi

Zutaten für 5 Portionen

400 g Speisequark (10 Prozent Fett) • 300 g Kartoffeln • 1 Ei • Salz

Muskat • 1 EL Sojamehl • eventuell 2 EL Haferkleieflocken

Butterschmalz oder Öl zum Braten

Zu Quarkgnocchi bieten sich als Beilage geschmorte Schalotten, Paprikagemüse oder Wirsinggemüse an.

Den Quark in einem Sieb 1 bis 2 Stunden abtropfen lassen. Die Kartoffeln in der Schale kochen, noch heiß abziehen und durch eine Kartoffelpresse drücken. Kartoffeln mit Quark, Ei, Salz und 1 Prise Muskat verrühren. Den Teig 10 Minuten ruhen lassen. Falls er sich dann noch sehr klebrig anfühlt, etwas Haferkleie unterkneten. Butterschmalz oder Öl in einer beschichteten Pfanne erhitzen. Aus dem Quarkteig kleine längliche Klöße formen und bei mittlerer Hitze von jeder Seite 3 Minuten braten.

Obst essen erlaubt

Bis vor kurzem galt neben dem Verzicht auf Zucker und andere Süßigkeiten auch zuckerhaltiges Obst während der Behandlung mit Anti-Pilz-Medikamenten als ungünstig. Nun schadet es sicher nicht, wenn man vorübergehend auf zuckerhaltige Früchte verzichtet, denn den Bedarf an Nährstoffen kann man durch mehr Gemüse problemlos ausgleichen. Unter dem Strich spricht jedoch einiges dafür, bei Pilzerkrankungen keinen radikalen Zuckerverzicht mehr zu empfehlen – auch wenn bisher keine wissenschaftliche Studie in der Streitfrage »Zucker« Klarheit schafft. Deshalb: Essen Sie frisches Obst, aber verzichten Sie lieber für ein, zwei Wochen auf gesüßte Fruchtprodukte wie etwa Konfitüre oder Fruchtjoghurt.

Joghurteis

Zutaten für 4 Portionen

300 g Naturjoghurt mit lebenden Kulturen • 1 Messerspitze gemahlene Vanille oder einige Tropfen Zitronenaroma • 2 EL Mascarpone (italienischer Frischkäse) • 100 g Schlagsahne • flüssiger Süßstoff 2 Eigelbe • Salz • 1/2 unbehandelte Zitrone

Achten Sie auf Qualität bei Obst und Fruchtsäften: Kaufen Sie unbehandelte Früchte und naturreine Säfte, keine »Nektare« oder »Fruchtsaftgetränke«, die jede Menge Wasser und Zucker enthalten.

Joghurt mit Mascarpone und mit der Vanille oder dem Zitronenaroma glatt rühren. Sahne mit etwas flüssigem Süßstoff steif schlagen. Eigelbe mit 1 Prise Salz und 1 Esslöffel Wasser im Wasserbad mit den Quirlen des Handrührgeräts zu cremiger Konsistenz aufschlagen. Aus dem Wasserbad nehmen.

Die Eicreme mit abgeriebener Zitronenschale, einigen Tropfen Zitronensaft, Joghurt und der steif geschlagenen Schlagsahne vermengen. Die Creme mit Süßstoff abschmecken. In eine Form füllen und für mindestens 3 Stunden ins Gefriergerät stellen.

Das Eis etwa 20 Minuten vor dem Servieren aus dem Gerät nehmen und im Kühlschrank antauen lassen.

Tip Verfeinern oder variieren Sie das Joghurteis mit Beerenfrüchten. Sollten Sie keine frischen Früchte bekommen, scheuen Sie sich nicht, auch tiefgekühlte zu verwenden.

Aspartam verträgt nicht jeder

Für eine kleine Gruppe von Menschen ist das an sich günstige Aspartam ungesund. Die Aminosäure Phenylalanin, ein Bestandteil des Süßstoffs und vieler eiweißreicher Lebensmittel, können Menschen mit der angeborenen Stoffwechselkrankheit Phenylketonurie nicht verarbeiten. Ein Hinweis darauf steht auf jeder Aspartampackung und auf allen mit Aspartam gesüßten Lebensmitteln.

Avocado-Joghurt-Creme

Zutaten für 4 Portionen

2 reife Avocados (etwa 400 g) • 1 Zitrone • 300 g Naturjoghurt mit lebenden Kulturen • 1 EL Crème fraîche • flüssiger Süßstoff

Avocados halbieren, die Kerne herauslösen und das Fruchtfleisch aus der Schale lösen. Mit Zitronensaft, Joghurt und Crème fraîche im Mixer pürieren. Mit Süßstoff abschmecken.

Tip Eignet sich gut als Füllung für Windbeutel und Pfannkuchen.

Sahnig-mild und nussig: Der Geschmack von Avocados harmoniert sowohl mit süßen als auch salzigen Zutaten. Es gibt verschiedene Sorten auf dem Markt, für Süßspeisen sind besonders die runzligen, violettschwarzen Früchte geeignet, die noch etwas cremiger sind als die grünen.

Gewürzcreme

Zutaten für 4 Portionen

1 Vanilleschote • 3 Zimtstangen • 2 Nelken • 2 Pimentkörner
weißer Pfeffer aus der Mühle • gemahlener Ingwer
250 g Schlagsahne • 3 Blatt Gelatine • 3 Eier • Salz
flüssiger Süßstoff • 30 g Kokosflocken

Vanilleschote der Länge nach aufschlitzen und mit Zimtstangen, Nelken, Piment und je 1 Prise Pfeffer und Ingwer bei milder Hitze 10 Minuten in der Sahne ziehen lassen. Gelatine in kaltem Wasser einweichen. Eier trennen. Eigelbe mit 1 Prise Salz und 1 Esslöffel Wasser schaumig schlagen. Die Sahne durch ein Sieb gießen, die

Gewürze entfernen. Ausgedrückte Gelatine in der heißen Sahne auflösen. Die Eigelbe unterrühren. Mit flüssigem Süßstoff abschmecken. Die Creme für 15 Minuten in den Kühlschrank stellen. Wenn sie zu gelieren beginnt, die zu steifem Schnee geschlagenen Eiweiße unterheben, nochmals für 2 Stunden im Kühlschrank fest werden lassen. Mit Kokosraspeln garnieren und am selben Tag servieren. Reste darf man wegen des Eischaums nicht aufheben!

Minzeis

Zutaten für 4 Portionen

2 Eier • Salz • 200 g Schlagsahne • 200 g Naturjoghurt mit lebenden Kulturen • flüssiger Süßstoff • einige Tropfen Minzöl (Apotheke)

Minzeis mögen Kinder besonders gern, wenn die Masse in lustigen Eisformen eingefroren wird.

Eier trennen. Eigelbe mit 1 Prise Salz und 1 Esslöffel Wasser kräftig zu einer cremigen Masse aufschlagen. Eiweiße und Sahne getrennt steif schlagen. Eischnee, Sahne, Joghurt und Eigelbe mischen. Mit Süßstoff abschmecken. Tropfenweise mit Minzöl aromatisieren. Die Creme für etwa 3 Stunden ins Tiefkühlgerät stellen. 20 Minuten vor dem Servieren aus dem Gerät nehmen und im Kühlschrank antauen lassen.

Schokoladenpfannkuchen

Zutaten für 6 – 8 Stück

80 g Weizenvollkornmehl • 2 TL Sojamehl • 1 TL Haferkleieflocken
2 TL Kakao • 150 ml Milch • 4 Eier • 1 Prise Salz • 1 Prise gemahlene Vanille (Reformhaus) • einige Spritzer flüssiger Süßstoff
4 EL Öl zum Braten

Mehl, Sojamehl, Haferkleieflocken und Kakao mischen. Mit Milch, Eiern, Salz, Vanille und Süßstoff zu einem glatten Teig verrühren. 30 Minuten zum Quellen stehen lassen.
Öl in einer beschichteten Pfanne erhitzen. So viel Teig in der Pfanne verlaufen lassen, dass ein dünner Pfannkuchen entsteht. Von beiden Seiten braun braten. Die Pfannkuchen aus der Pfanne nehmen, aufrollen und schräg in 3 Stücke schneiden.

Nussquark

Zutaten für 4 Portionen

250 g Magerquark • 1 Becher Naturjoghurt mit lebenden Kulturen
3–4 EL Milch • 2–3 EL ungesüßtes Nussmus (Reformhaus)
flüssiger Süßstoff

Den Quark mit Joghurt und Milch cremig rühren. Das Nussmus untermischen und die Creme mit Süßstoff abschmecken.

Tip: Wer den Nussquark zum Füllen von Pfannkuchen oder Gebäck verwendet, kann einen halben Messlöffel (liegt der Packung bei) kohlenhydratfreies Bindemittel (z.B. Biobin) unterrühren.

Vollkornwaffeln

Zutaten für 4 Portionen

250 g Weizenvollkornmehl • 1/4 TL Backpulver
1 EL Haferkleieflocken • Salz • flüssiger Süßstoff • 1/4 l Milch
100 g Crème fraîche • 2 Eier • 75 g Sonnenblumenkerne
Fett für das Waffeleisen • 100 g Schlagsahne

Für den Waffelteig Vollkornmehl, Backpulver und Haferkleie mit Salz, einigen Spritzern Süßstoff, Milch, 3 Esslöffeln Wasser, Crème fraîche und Eiern verquirlen. Sonnenblumenkerne fein hacken und darunter mischen. Den Teig 10 Minuten quellen lassen.
Das Waffeleisen fetten. Jeweils etwas Teig hineingeben, das Eisen schließen und jede Waffel etwa 3 Minuten goldbraun backen. Die Sahne mit flüssigem Süßstoff süßen und zu den Waffeln servieren.

Frischkäsemousse

Zutaten für 3 Portionen

1 Ei • 75 g Doppelrahm-Frischkäse • 1 EL Crème fraîche
1–2 EL Milch • abgeriebene Schale von 1/2 unbehandelten Orange
1–2 TL Zitronensaft • flüssiger Süßstoff • 1 EL gehackte Pistazien

Das Ei trennen. Eigelb mit 1 Teelöffel Wasser und einigen Spritzern Süßstoff schaumig schlagen. Das Eiweiß zu sehr festem Schnee schlagen. Frischkäse mit Crème fraîche, Milch und Orangenschale verrühren, mit dem Eigelb mischen. Eischnee vorsichtig unterheben. 2 Stunden kühlen. Mit Pistazien bestreut servieren.

Schokoladenflan

Zutaten für 3 Portionen

1 TL Kakaopulver • 1/4 l Milch • 1/2 Vanilleschote • flüssiger Süßstoff Salz • 2 Eier (Gewichtsklasse 3) • Butter für die Formen

Der Schokoladenflan kann variiert werden: Er schmeckt auch gut als Mokkaflan – mit einer kräftigen Prise Instantkaffee gewürzt.

Kakao mit 2 Esslöffeln Milch verrühren. Restliche Milch mit der aufgeschlitzten Vanilleschote aufkochen und mit Süßstoff und 1 Prise Salz abschmecken. Den angerührten Kakao unter Rühren hineingießen, von der Kochplatte ziehen und 1 bis 2 Minuten stehen lassen. Vanilleschote entfernen. Backofen auf 180 °C (Gasherd: Stufe 1 bis 2 / Umluft: 160 °C) vorheizen. Eier gut verquirlen, unter Rühren in die heiße Kakaomilch geben.

3 kleine Auflauf- oder Flanformen (zur Not gehen auch Tassen) buttern. Die Eiermilch in die Formen gießen und in die Fettpfanne des Backofens stellen. So viel heißes Wasser in die Fettpfanne gießen, dass die Formen etwa zu 1/3 im Wasser stehen. Den Flan in etwa 40 Minuten stocken lassen. Gut gekühlt servieren.

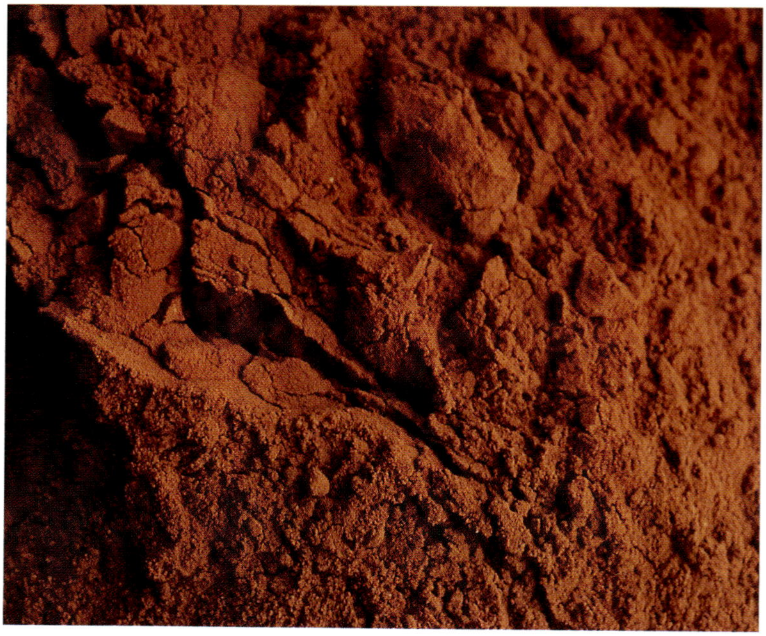

Das Naturprodukt Kakao ist leider ein bisschen aus der Mode gekommen, seit die mit viel Zucker versetzten Instantschokoladengetränke stark beworben werden. Dabei liefert auch in den süßen Pulvermischungen einzig und allein der Kakao das Aroma.

Mokkacreme

Zutaten für 6 Portionen

4 Blatt weiße Gelatine • 2 TL Kakaopulver • 200 ml Milch

2–3 TL Instantkaffee- oder Espressopulver • flüssiger Süßstoff

200 g Schlagsahne • 1 EL Mandelblättchen oder gehackte Pistazien

Die Gelatineblätter in kaltem Wasser einweichen. Das Kakaopulver mit 1 bis 2 Esslöffeln Milch glatt rühren. Restliche Milch erhitzen, den Kakao einrühren und den Kaffee löffelweise darin auflösen, bis der gewünschte Geschmack erreicht ist. Die Gelatine ausdrücken und in der heißen Kaffeemilch auflösen. Die Mischung mit Süßstoff abschmecken und kalt stellen. Die Sahne steif schlagen und mit einem Schneebesen unter die gelierte Creme heben. In Portionsschalen füllen und mit Mandelblättchen oder Pistazien verzieren.

Süsse Mascarponecreme

Zutaten für 4 Portionen

150 g Mascarpone • 200 g Naturjoghurt mit lebenden Kulturen

1/2 unbehandelte Zitrone • 1 EL ungesüßtes Sanddornfruchtmark

(Reformhaus) • 1 Eigelb • flüssiger Süßstoff • 4 Stiele frische Minze

1 EL gehackte Pistazien

Sie können die Mascarponecreme auch mit Früchten der jeweiligen Jahreszeit variieren.

Mascarpone, Joghurt, etwas abgeriebene Zitronenschale, Sanddornfruchtmark, 1 Teelöffel Zitronensaft und das Eigelb in einer Schüssel cremig rühren. Mit Süßstoff abschmecken und die Creme für 30 Minuten kalt stellen. Mit Minze und Pistazien garnieren.

Schaumomelett

Zutaten für 2 Portionen

3 Eier • 1/4 TL abgeriebene Zitronenschale • Mark von 1 Vanilleschote

Salz • flüssiger Süßstoff • 1 EL Haferkleieflocken • 1 EL Butter

20 g Mandelblättchen

Eier trennen. Eigelbe, Zitronenschale und Vanillemark verrühren. Eiweiße mit 1 Prise Salz und 1 Spritzer Süßstoff zu festem Schnee

schlagen. Eigelbe zum Eischnee geben und vorsichtig unterziehen. Haferkleie darüber stäuben und untermischen.
Butter in der Pfanne schmelzen, die Omelettmasse hineingießen und bei milder Hitze auf dem Herd backen, bis die Unterseite leicht gebräunt ist.
Mit Mandeln bestreuen und einen Deckel auflegen. Bei kleinster Hitze fertig backen. Aus der Pfanne auf Teller gleiten lassen und zusammenklappen.

Tip Zum Schaumomelett passen beispielsweise Zitronen- oder Nussquark sehr gut.

Limettencreme

Zutaten für 4 Portionen

1 Limette • 5 Blatt Gelatine • 4 Eier • flüssiger Süßstoff

100 ml frisch gepresster Limettensaft • Salz • 150 g Schlagsahne

250 g Vollmilchjoghurt • 1 Limette

Die kleinen dunkelgrünen Limetten sind zwar etwas teurer als Zitronen, machen das aber durch ihr feines Aroma und ihre größere Saftmenge wett. Außerdem ist die dünne Schale in der Regel unbehandelt.

Gelatine in kaltem Wasser einweichen. Eier trennen. Eigelbe mit 1 Esslöffel Wasser und etwas Süßstoff schlagen, bis eine helle Creme entstanden ist. Ausgedrückte Gelatine in 3 Esslöffeln kochend heißem Wasser auflösen. Den kühlen Limettensaft nach und nach unterrühren. Die Gelatine-Saft-Mischung vorsichtig in die Eicreme rühren.
Die Creme kalt stellen, bis sie zu gelieren beginnt und beim Hindurchziehen eines Löffels eine »Straße« sichtbar bleibt. Eiweiße mit 1 Prise Salz und Sahne mit etwas Süßstoff getrennt steif schlagen. Zusammen mit dem Joghurt auf die leicht gelierte Creme geben und mit einem Schneebesen locker unterheben. Mit Süßstoff nach Belieben abschmecken.
Die Creme in Portionsschalen verteilen. Limette schälen und in hauchdünne Scheiben schneiden. Die Creme damit garnieren und kalt stellen.

Tip Die Limettencreme eignet sich hervorragend als Nachtisch für ein Festtagsmenü.

Trinken Sie sich gesund

Ernährungsexperten raten selbst dem Gesunden, zwei bis drei Liter Flüssigkeit pro Tag zu trinken, damit der Wasserhaushalt des Körpers im Lot bleibt.
Wer besonders viele Ballaststoffe zu sich nimmt, sollte zur Vorsicht niemals weniger als drei Liter pro Tag trinken. Ausreichende Mengen Flüssigkeit sind wichtig, damit die Ballaststoffe optimal aufquellen und die Verdauung funktioniert.

Wie viel soll ich trinken?

Reichlich trinken, dann haben es die Nieren leichter, und die Verdauung klappt bestens.

Wer nicht genug trinkt, riskiert Verdauungsprobleme. Reichlich Flüssigkeit erleichtert den Nieren ihre wichtige Arbeit, weil sie als Ausscheidungsorgane durch eine Pilzinfektion zusätzlich belastet werden. Wichtig ist es auch, rechtzeitig zu trinken. Unser Durstempfinden hinkt dem Bedarf oft hinterher. Gerade wenn wir abgelenkt sind, bemerken wir den Durst erst, wenn uns bereits Flüssigkeit fehlt. Wird der Organismus zu »trocken«, fühlen wir uns schwach, sind reizbar und können deutlich langsamer reagieren. Falls Sie sonst nicht viel trinken, stellen Sie sich in der ersten Zeit Ihrer pilzfeindlichen Diät die zusätzliche Wasser- oder Kräuterteeration deutlich sichtbar bereit. Das erinnert Sie daran, öfter mal einen Schluck zu nehmen.

Was darf ich trinken?

Pure Obstsäfte sollten Sie wegen des hohen Zuckergehalts nicht als Durstlöscher trinken. Neben dem natürlichen Fruchtzucker der verwendeten Obstsorten darf selbst hochwertigem Fruchtsaft zusätzlich Zucker beigemengt werden, deshalb ist es besser, ihn mit Wasser zu verdünnen.
Dagegen können Sie sich Mineralwasser und Kräutertees ohne Limit schmecken lassen. Wer gern süße Getränke mag, findet eine Auswahl an süßstoffgesüßten Cola-, Bitter- und Zitronenlimonaden im Handel. Es lohnt sich, nach Lightgetränken zu schauen. Aber Vorsicht: Einige sind zusätzlich zum Süßstoff mit Fruktose, Sorbit oder anderen Zuckerarten gesüßt. Außerdem verhindern sie, dass sich unser Geschmack auf »weniger süß ist süß genug« umstellt.

Mineralwasser

Alle Mineralwasser sind gut gegen den Durst. Trinken Sie deshalb ruhig eine Sorte, die Ihnen schmeckt. Frauen ab 45 können ihren Knochen zuliebe kalziumreiche Mineralwässer wählen. Die Menge der Mineralstoffe ist auf der Flasche angegeben. Günstig sind Wässer mit über 400 Milligramm Kalzium pro Liter.

Kräutertees

Die Liste der Heilkräuter ist lang. Die ihrer guten Wirkungen noch länger. Im Übermaß getrunken, kehren sich manche positiven Wirkungen der Kräutertees aber ins Gegenteil. Oder es zeigen sich bei hohem Dauerkonsum unerwünschte Nebeneffekte. Wer innerhalb der Diät bei einer Pilzinfektion sehr große Mengen trinkt, sollte deshalb öfter mal die Teesorte wechseln, damit keine störenden Nebenwirkungen auftreten.

Kaffee

Muntermacher Koffein: Wer Kaffee nicht gut verträgt, aber auf die anregende Wirkung nicht verzichten mag, sollte es mit grünem Tee versuchen. Sein Koffein entfaltet schonender und langsamer seine Wirkung, die aber dafür länger anhält.

Wer gern Kaffee trinkt, kann das auch während der Diät tun. Zum Glück mögen pathogene Pilze keinen Kaffee, er wirkt auf sie sogar leicht giftig. Schwangere sollten Kaffee allerdings nur in Maßen trinken, denn das Koffein gelangt auch in den Stoffwechsel des Ungeborenen. Der schwarze Muntermacher ist für alle übrigen Menschen nicht schädlich, wenn sie ihn in normalen Mengen von drei bis vier Tassen pro Tag trinken. Dann ist er eine harmlose Droge: Das enthaltene Koffein regt an, macht fit und leistungsfähig. Gerade diese Wirkung schätzen Pilzpatienten, weil sie durch die Infektion oft müde sind und nur schwer in Gang kommen. Bohnenkaffee liefert sogar das nervenstärkende B-Vitamin Niazin.

Wein und Bier

Auf alkoholische Getränke sollten Sie in den ersten Wochen einer Pilzbehandlung verzichten, denn die Stoffwechselprodukte der Krankheitserreger belasten Ihre Leber. So können pathogene Hefezellen im Darm z. B. giftige Fuselalkohole bilden, die unsere Leber nur mit viel Aufwand wieder aus dem Blutkreislauf entfernen kann. Dazu mindern schon kleine Mengen Alkohol die Leistung der Leber und stören viele Bereiche des Stoffwechsels. Nicht zuletzt enthalten sowohl Bier als auch Wein unterschiedliche Zuckerarten, die den Pilzen als Nahrung dienen. Sogar den Alkohol selbst können Hefen abbauen und ihre Energie daraus beziehen. Alkoholfreie oder -arme Biersorten sind leider keine Alternative. Sie enthalten meist noch mehr Malzzucker als das übliche Bier.

Kakaotrunk

Zutaten für 3 Portionen

3 TL Kakaopulver • 1/2 l Milch • 1 Messerspitze Biobin (Reformhaus, Apotheke) • 1 Prise Salz • Süßstoff

Das Kakaopulver mit 3 Esslöffeln kalter Milch glatt rühren. Die restliche Milch mit Biobin und Salz in einem Topf verrühren. Die Milch langsam erhitzen. Das angerührte Kakaopulver zugeben und unter ständigem Rühren aufkochen. Mit Süßstoff abschmecken.

Wer mag, kann ein Häubchen geschlagene Sahne auf den Kakao geben und etwas Instantkaffee oder Zimt darüber stäuben.

Gewürztee

Zutaten für 2 Portionen

1 TL schwarzer Tee • 2 Zimtstangen • 3 Nelken • 1 Prise Kardamom frisch geriebene Muskatnuss • Milch und Süßstoff nach Geschmack

Den Tee mit 1/4 Liter kochend heißem Wasser aufgießen. 2 Minuten ziehen lassen und durch ein Sieb in einen Topf gießen. Klein geschnittene Zimtstangen, Nelken, Kardamom und etwas Muskat zufügen und den Tee etwa 10 Minuten bei kleiner Hitze ziehen lassen. Durch ein Sieb in eine Tasse gießen.

Tomatencocktail

Zutaten für 2 Portionen

1/4 l Tomatensaft • 1/4 Knoblauchzehe • Salz einige Tropfen Zitronensaft • Tabasco oder Cayennepfeffer

Tomatensaft mit einigen Tropfen Knoblauchsaft aus der Presse, Salz und Zitronensaft verrühren. Mit Tabasco oder Cayennepfeffer scharf abschmecken. Den Cocktail auf Eiswürfeln servieren, nach Belieben mit einer Zitronenscheibe garnieren.

Rote-Bete-Drink

Zutaten für 2 Portionen

1/4 l Rote-Bete-Saft

1 Becher Naturjoghurt mit lebenden Kulturen

1 EL Zitronensaft • Salz • flüssiger Süßstoff

grober Pfeffer aus der Mühle

Eine wohlschmeckende Abwechslung sind diese Cocktails: Sie sehen schön aus und machen einem den Verzicht auf alkoholhaltige Varianten leicht.

Saft mit Joghurt im Mixer kräftig aufschäumen. Mit Zitronensaft, Salz und Süßstoff kräftig abschmecken. Mit grobem Pfeffer bestreut auf Eiswürfeln servieren.

Peppermintdrink

Zutaten für 2 Portionen

1/4 l Milch • 1–2 Tropfen Pfefferminzöl (Apotheke)

flüssiger Süßstoff • eventuell grüne Speisefarbe

Milch mit Pfefferminzöl, Eiswürfeln und etwas Süßstoff gut vermischen. Wer es gern grün möchte, gibt einige Tropfen der entsprechenden Speisefarbe dazu.

Ingwer-Egg-Nogg

Zutaten für 2 Portionen

1 Stück frische Ingwerwurzel • 2 Eier • 1/8 l Milch

1/8 l Sahne • flüssiger Süßstoff

Ingwer schälen und in kleine Stücke schneiden. In der Knoblauchpresse ausdrücken. Mit Eiern, Milch, Sahne und Süßstoff im Mixer aufschäumen. Sofort in Gläser füllen und servieren.

Tip Pfiffig dekoriert mit Melissen- oder Minzblättchen oder einem passenden Gemüseschnitz schmeckt es noch besser.

Diät bei chronischen Krankheiten

Eine ganze Reihe von langwierigen Krankheiten hängen mit falscher Ernährung zusammen. Menschen, die darunter leiden, müssen eine spezielle Diät einhalten, um wieder gesund zu werden oder ihre Krankheit nicht zu verschlimmern. Kommt dann noch eine Pilzinfektion hinzu, wissen die Erkrankten oft nicht, welche Ernährungsweise für sie richtig ist.

Pilzfeindliche Ernährung für Diabetiker

Einige Menschen erkranken schon in der Jugend an der Zuckerkrankheit, dem sogenannten Typ-I-Diabetes. Hier zerstört vermutlich eine Infektionskrankheit die insulinproduzierenden Zellen. Der Schaden ist nicht zu heilen, und die Kranken müssen ihr Leben lang eine streng berechnete Diät einhalten.

Der geschwächte Organismus von Diabetikern hat Mühe, sich gegen Pilzinfekte zu wehren.

Der große Rest, das sind gut 80 Prozent der Patienten, erkrankt als Typ-II-Diabetiker erst im höheren Lebensalter. Hier verschwindet das Insulin meist nicht, sondern der Körper reagiert nicht mehr stark genug darauf, um den Blutzucker konstant halten zu können. Neben der erblichen Veranlagung spielen Ernährungsfehler und Bewegungsmangel eine zentrale Rolle beim Entstehen dieser Erkrankung.

Häufig kommen beim Diabetiker weitere Gesundheitsstörungen wie etwa hoher Blutdruck, hohe Fett- oder Cholesterinwerte hinzu. Da wundert es nicht, dass sich der geschwächte Organismus gegen Pilzinfektionen schlechter wehren kann. Neben der Behandlung mit Medikamenten ist für diese doppelt oder mehrfach Erkrankten die begleitende Diät extrem wichtig.

Wenn Sie zuckerkrank sind, sollten Sie eine Umstellung Ihrer Ernährung in jedem Fall vorher mit Ihrem behandelnden Arzt besprechen, damit Ihr Stoffwechsel nicht aus dem Gleis gerät!

Ernährungstips für Diabetiker

- Schränken Sie neben dem Zucker auch zuckerhaltige Diabetikersüße und süße Diabetikerlebensmittel ein.
- Verwenden Sie zum Süßen möglichst Süßstoffe.
- Essen Sie die für Sie richtige Menge Kohlenhydrate in mehreren kleinen Mahlzeiten.
- Essen Sie viel Rohkost, am besten zweimal täglich.
- Trinken Sie nichts Alkoholisches und keine Fruchtsäfte.

Diabetes mellitus und Körpergewicht

Wichtig bei Zuckerkrankheit: Beim Kochen mit Fett geizen, Zucker und Zuckeraustauschstoffe meiden und dafür reichlich Fisch, Gemüse und Salat essen.

Diabetiker mit Pilzinfektionen, die sich an diese Regeln halten und mit fetten Sachen nicht allzu verschwenderisch umgehen, verlieren oft ganz nebenbei ihre überzähligen Pfunde. Erfreulicherweise bessert sich dann obendrein die Zuckerkrankheit. Häufig verschwindet sie sogar vollkommen, wenn die Patienten schlank geworden sind. Ein Typ-II-Diabetiker braucht dann keine Medikamente mehr, sondern kann seine Krankheit allein mit einer vernünftigen Ernährungsweise behandeln, weil sich der Stoffwechsel reguliert hat.
Leider gibt es solche Heilungschancen nicht für den bereits in der Jugend erkrankten Typ-I-Diabetiker. Für alle Diabetestypen gilt: Deutliches Untergewicht ist für Gesundheit und Leistungsfähigkeit eines Zuckerkranken ebenso ungünstig wie Übergewicht. Deshalb sollten Sie ausreichend und abwechslungsreich essen, damit das Immunsystem topfit wird und der Körper die Pilze möglichst schnell und endgültig abwehren kann.

Eine Diät für alle Fälle

Unsere Ernährungsratschläge decken sich in den Grundzügen mit vielen Diätvorschriften, die moderne Ärzte für die wichtigsten chronischen Krankheiten entwickelt haben. Sie enthalten viel frisches Gemüse und raten zur Einschränkung von Zucker und Alkohol. Schon diese einfachen Änderungen der Ernährungsweise wirken sich bei vielen Krankheiten positiv aus.

Was sollen Gichtkranke essen?

Vorweg gesagt: Im Großen und Ganzen deckt sich unsere Diät mit den modernen Empfehlungen für eine ausgewogene Diät bei Gicht. Gichtkranke beugen einem Anfall am besten vor, wenn sie – wie in unserer Diät empfohlen – reichlich Gemüse und Vollkorngetreide essen, Alkohol meiden, aber ansonsten viel trinken und mit Süßstoffen Zuckerkalorien sparen. Wichtig: Im Gegensatz zu unserer Empfehlung für Pilzerkrankte sollten Gichtkranke Hülsenfrüchte nur selten und dann in kleinen Mengen essen. Je mehr andere Gemüse Sie ansonsten einplanen, desto leichter wird Ihr Organismus die unliebsame Harnsäure wieder los, und der nächste Gichtanfall bleibt Ihnen erspart. Für die Menge von Fleisch, Innereien und

Fisch gibt es in unserer Empfehlung für die Ernährung bei einer Pilzinfektion keine Begrenzung, doch sollten gichtanfällige Menschen bei diesen eiweißreichen tierischen Lebensmitteln lieber Maß halten.

Je mehr Gemüse Gichtkranke essen, desto leichter wird ihr Organismus die unliebsame Harnsäure wieder los.

Ernährungstips für Gichtkranke

- Verzichten Sie auf Hefeextrakt und Innereien.
- Essen Sie fettarme Lebensmittel.
- Nehmen Sie zum Kochen Pflanzenöle anstelle von harten tierischen Fetten.
- Essen Sie purinreiche Lebensmittel wie Fleisch, Wurst, Heringe, Makrelen, Sardinen und Muscheln nur selten und dann in kleinen Portionen.
- Essen Sie Hülsenfrüchte selten und in kleinen Portionen.
- Gehen Sie mit Salz sparsam um.
- Trinken Sie reichlich, vor allem alkalische Heilwässer, Kräutertees und mit Wasser verdünnte Gemüsesäfte.

Richtig essen bei rheumatischen Erkrankungen

Eine spezielle, bei den Experten anerkannte Heildiät für rheumatische Erkrankungen und Arthritis gibt es bis heute nicht. Wer also unserer pilzfeindlichen Diät folgt, muss keine Nachteile befürchten. Im Gegenteil: Skandinavische Forscher fanden vor kurzem heraus, dass eine Umstellung auf vegetarische Ernährung die Beschwerden dieser Kranken lindern kann.

Vegetarier leben gesünder – aber nur, wenn ihre Ernährung sehr vollwertig und ausgewogen ist.

Wissenschaftliche Gründe dafür sind nicht bekannt, doch leuchtet es ein, dass eiweißreiches, süßes und fettes Essen zu Übergewicht führt und damit in der Regel auch zu größeren Beschwerden. Einfach deshalb, weil überzählige Kilo den Bewegungsapparat belasten und so die Schmerzen verstärken. Wenn Sie unter einer rheumatischen Erkrankung oder unter Arthritis leiden, probieren Sie aus, ob es Ihnen gut tut, innerhalb der Diät zusätzlich auf Fleisch zu verzichten.

Zu viel Fett oder Cholesterin im Blut?

Falls Sie zu den Pilzgeplagten gehören, deren Arzt im Blut hohe Fett- und Cholesterinwerte festgestellt hat, können Sie den Grund-

Süßigkeiten ohne Zucker

Wissenswertes über Süßstoffe

Wenn Sie beim Einkaufen auf die Zutatenliste schauen, um sicher zu sein, dass Sie nur zuckerfreie Produkte kaufen, dürfen Süßstoffe wie Saccharin, Cyclamat, Aspartam und Acesulfam durchaus enthalten sein. Süßstoffe sind frei von Zucker und Kohlenhydraten und daher für Pilze ungenießbar. Innerhalb Ihrer Diät können Sie die synthetische Süße also unbesorgt verwenden. Sie ist – auch wenn das immer wieder kontrovers diskutiert wird – gesundheitlich unbedenklich.

Trotz kontroverser Diskussion: Künstliche Süße ist gesundheitlich unbedenklich.

Wie viel Süßstoff darf man nehmen?

Die Weltgesundheitsorganisation (WHO) hat aber eine Obergrenze für den täglichen Verzehr empfohlen und den sogenannten ADI-Wert (Acceptable Daily Intake = lebenslang unbedenklicher Tagesverzehr) herausgegeben. Diese maximale tägliche Menge ist allerdings bei allen genannten Süßstoffsorten so groß, dass kaum ein Konsument mit normalen Essgewohnheiten in die Nähe dieses Limits gelangt. Aus geschmacklichen Gründen ist es aber besser, die süßen Produkte sparsam zu dosieren. Immerhin liegt ihre Süßkraft 35- bis 3000-mal höher als die von Zucker, und wer zu reichlich davon nimmt, wird wegen des unangenehmen penetranten Geschmacks das Gesicht verziehen.

Bei uns in Deutschland sind folgende Süßstoffe erlaubt: Saccharin, Cyclamat, Aspartam und Acesulfam. Sie stecken in vielen Fertigprodukten und Getränken. Für einen angenehm süßen, ausgewogenen Geschmack verwendet die Industrie heute zunehmend Mischungen aus unterschiedlichen Süßstoffen. Pur finden Sie die zuckerfreien Süßen nur in zwei Verwendungsformen: als Tabletten oder flüssig.

Vorsichtig dosieren: Die Süßkraft von synthetischen Süßstoffen ist 35- bis 3000-mal höher als die von Zucker.

Tabletten bestehen entweder aus reinem Aspartam oder aus einer Mischung von Cyclamat und Saccharin. Auch flüssiger Süßstoff enthält eine Mischung von Cyclamat und Saccharin. Nur Streusüße kaufen Sie besser nicht. Sie enthält neben dem Süßstoff Aspartam als Füllmittel Maltodextrin und ist dadurch für eine pilzfeindliche Diät unbrauchbar.

Viel Ballaststoffe, reichlich Gemüse und Getreide, dabei wenig Zucker, das ist eine Ernährungsweise, die Menschen mit gestörtem Fettstoffwechsel gut bekommt.

zügen der pilzfeindlichen Diät getrost folgen, weil sie besonders viel Gemüse und Vollkorngetreide empfiehlt. In diesen Lebensmitteln sind reichlich Ballaststoffe enthalten, die helfen, den Fettstoffwechsel zu entlasten.

Ernährungstips bei Störungen des Fettstoffwechsels

Bei hohen Fett- und Cholesterinwerten entlastet eine fettarme Diät gegen Pilze den Stoffwechsel.

- Essen Sie anstelle von belegten Broten ein Fungimüsli (Seite 102) oder ein Gemüsegericht.
- Geizen Sie mit Fett. Meiden Sie insbesondere fette Fleischwaren und Käse.
- Bevorzugen Sie pflanzliche Fette. Kochen Sie nur mit Öl. Je härter ein Fett, desto ungünstiger.
- Essen Sie möglichst oft vegetarisch.
- Ersetzen Sie mindestens jede zweite Fleischmahlzeit durch frischen Fisch.

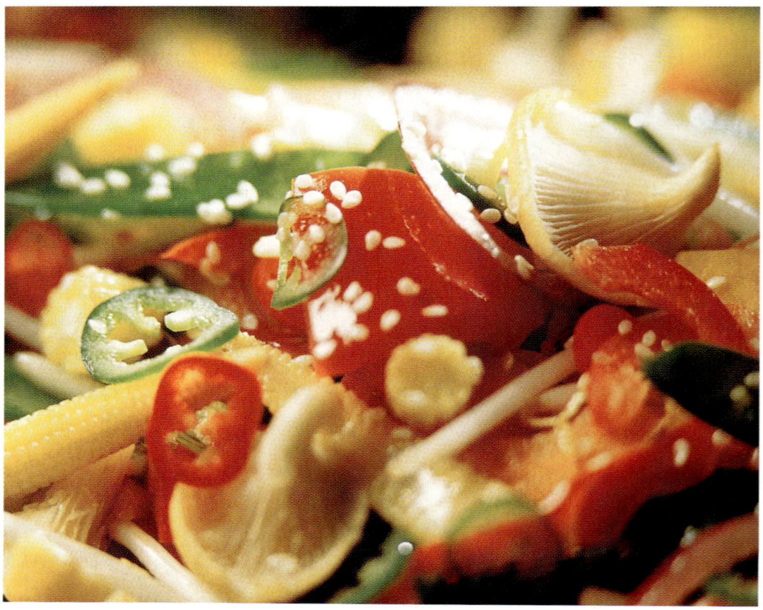

Gemüse, Gemüse und nochmal Gemüse! Wissenschaftliche Studien beweisen: Wer es in rauhen Mengen isst, hat weniger Probleme mit typischen Zivilisationskrankheiten, dafür aber ein starkes Immunsystem.

Allergie gegen »zahme« Pilze

Es geht auch ohne Bäckerhefe

Pilzpatienten berichten immer mal wieder, dass sie Lebensmittel nicht vertragen, in denen »zahme« Hefen und Schimmelpilze stecken. Auch Fachleute beobachten gelegentlich, dass Pilzgeplagte überempfindlich auf Brot und Schimmelkäse reagieren. Die Experten können diese allergischen Wirkungen nicht erklären, einige bestreiten den Effekt sogar. Trotzdem: Wenn Sie den Eindruck haben, dass hefe- und schimmelpilzhaltige Lebensmittel Ihnen nicht bekommen, lassen Sie sie einfach weg. Probieren Sie aus, ob die Symptome verschwinden, wenn Sie auf gereifte und schimmelhaltige Käse, Dauerwurst wie Salami oder Mettwurst, Kefir, Tomatenmark, hefehaltige Brühen und Backwaren einmal für eine Woche verzichten.

Hefefrei backen und kochen

Hefeextrakt versteckt sich in unzähligen Fertigprodukten, von der Tütensuppe bis zum Nudelschnellgericht.

Sollten Sie auf Bäckerhefe empfindlich reagieren, probieren Sie am besten erst einmal aus, ob Ihnen Sauerteigbrot bekommt, denn Sauerteig besteht neben Milch- und Essigsäurebakterien aus wilden Hefen. Es könnte also durchaus sein, dass sich bei Ihnen auch nach dem Verzehr von Sauerteigbrot Zeichen von Unwohlsein einstellen. Dasselbe gilt übrigens für Knäckebrot: Fast alle Sorten werden mit Sauerteig oder Hefe hergestellt. Der einzige Unterschied zum üblichen Brotlaib: Knäckebrot enthält erheblich weniger Wasser und ist deshalb länger lagerfähig. Die folgenden Backrezepte sind speziell für Pilzgeplagte entwickelt, die Bäckerhefe nicht vertragen. Aber auch beim Kochen tauchen oft Produkte auf, die Hefeextrakte enthalten, ohne dass man es erwarten würde.

Falls Sie überempfindlich auf hefehaltige Produkte reagieren, könnte es sein, dass Ihnen beispielsweise die üblichen Instant- oder Würfelbrühen nicht bekommen, denn sie enthalten oft Hefeextrakte. In Reformhäusern gibt es Produkte, die ausdrücklich als »hefefrei« deklariert sind, im Supermarkt sind solche Fertigbrühen dagegen kaum zu finden. Lesen Sie vorsichtshalber die Zutatenliste: Der Hefeextrakt versteckt sich manchmal hinter dem Begriff »Würze«. Weil in unseren Diätrezepten oft eine Brühe als Zutat auftaucht, finden Sie in diesem Kapitel auch Rezepte für selbst gemachte Brühen, die frei von Hefeextrakten sind und sich gut zum Kochen eignen.

Hefefreies Vollkornbrot

Zutaten für 1 Brot (etwa 16 Scheiben)

200 g Grahammehl • 225 g feines Weizenvollkornmehl
75 g Haferflocken • 1 TL Natron • 1 TL Salz • 1 Löffelspitze Vitamin C (Askorbinsäure) • etwa 500 ml Buttermilch

Leider wird mit Natron oder Backpulver als Triebmittel gebackenes Brot sehr schnell trocken. Frieren Sie sich einen Vorrat portionsweise ein; die einzelnen Scheiben tauen rasch auf und schmecken dann wie frisch gebacken.

Beide Mehlsorten, Flocken, Natron und Salz mischen. Das Vitamin-C-Pulver in der Buttermilch auflösen. So viel von der Flüssigkeit zum Mehl geben, bis ein geschmeidiger Teig entstanden ist. Das geht am besten so: Die Milch in die Mitte geben und mit einer Gabel verrühren. Der Teig sollte so feucht sein, dass er leicht zusammenhält und eine gleichmäßige Konsistenz bekommt. Der Teig darf nicht wie ein Hefeteig geknetet werden. Einen flachen, runden Laib formen, auf ein gefettetes Backblech setzen, kreuzförmig einschneiden und im auf 200 °C (Gasherd: Stufe 3 / Umluft: 180 °C) vorgeheizten Backofen 45 bis 50 Minuten backen.

Tip Anstelle von Buttermilch können Sie auch Molke nehmen. Falls Sie statt Natron Backpulver verwenden, benötigen Sie keine Säure, können frische Milch nehmen und das Vitamin C weglassen.

Knusperfladen

Zutaten für 8 Stück

30 g Butter oder Margarine • 250 g feines Vollkornmehl • 1 Ei
1 TL Salz • 1 EL Crème fraîche • 100 ml Milch
Vollkornmehl zum Ausrollen • Fett für das Blech
Sesamsamen, Mohn oder Kümmel zum Bestreuen

Das Fett zerlassen. Mehl, Ei, Salz, Crème fraîche und Milch in eine Schüssel geben. Flüssiges Fett dazugießen. Alles mit der Küchenmaschine oder den Knethaken des Handrührers mindestens 15 Mi-

nuten kneten, bis ein geschmeidiger Teig entstanden ist. In Folie verpackt 2 Stunden bei Zimmertemperatur ruhen lassen.
Den Teig nochmals durchkneten, zu einer Rolle formen, in 8 Portionen teilen und auf einer bemehlten Arbeitsfläche jeweils zu Kreisen von etwa 25 Zentimetern Durchmesser ausrollen.
Ein Backblech fetten. Die Fladen darauf legen, dünn mit Wasser bestreichen und mit Sesam, Mohn oder Kümmel bestreuen. Die Fladen portionsweise im vorgeheizten Backofen bei 200 °C (Gasherd: Stufe 3/Umluft 180 °C) etwa 12 bis 15 Minuten backen, bis der Teig Blasen wirft und eine goldbraune Farbe hat.

Käsetaschen

Zutaten für 16 Stück

300 g feines Vollkornmehl • 1/2 TL Backpulver
75 g Butter oder Margarine • 1/2 TL Salz • 1 Ei • 125 g saure Sahne
Für die Füllung *1 EL Haferkleieflocken • 200 g körniger Frischkäse*
2 EL Crème fraîche • 1 Ei • 1 Bund Schnittlauch • 1 Knoblauchzehe
Salz, Pfeffer aus der Mühle • Vollkornmehl zum Ausrollen
1 Eigelb • 1 EL Milch zum Bestreichen

Mehl, Backpulver, weiches Fett, Salz, Ei und saure Sahne zu einem glatten Teig verkneten. Mit den Händen zu einer Kugel formen, in Folie wickeln und etwa 1 Stunde kalt stellen. Für die Füllung Haferkleie mit körnigem Frischkäse, Crème fraîche und Ei verrühren. Mit Schnittlauchröllchen, zerdrücktem Knoblauch und Salz mischen. Mit Pfeffer pikant würzen. Den Teig auf einer bemehlten Arbeitsfläche dünn ausrollen und Kreise von etwa 10 Zentimetern Durchmesser ausstechen. In die Mitte je 1 gehäuften Teelöffel der Füllung setzen. Eigelb und Milch verquirlen und die Teigränder damit bestreichen. Den Teig so über die Füllung klappen, dass Halbkreise entstehen. Die Ränder fest zusammendrücken und die Teigtaschen mit der restlichen Eiermilch bestreichen.
Die Taschen auf das mit Backpapier ausgelegte Blech legen und im vorgeheizten Backofen bei 200 °C (Gasherd: Stufe 3/Umluft: 180 °C) etwa 20 bis 25 Minuten backen.

Würzige Varianten: Füllen Sie die Käsetaschen zur Abwechslung auch mal mit dem mild-sahnigen Manouri aus Schafsmilch oder einem pikanten Ziegenfrischkäse mit Provencekräutern.

Korianderkekse

Zutaten für 12 Stück

150 g Gerstenmehl • 100 g Graham-Weizenvollkornmehl • 1/2 TL Salz
1 Löffelspitze Backpulver • 2 TL Koriandersamen
100 g weiche Butter oder Margarine

Kekse und Knäcke können eine Platte mit mundgerecht geschnittener Rohkost und einem Quark- oder Frischkäsedip zur vollwertigen Mahlzeit machen.

Beide Mehlsorten mit Salz und Backpulver mischen. Koriander im Mörser zerstoßen oder im Blitzhacker zerkleinern und zufügen. Das weiche Fett zugeben.
Erst mit dem Löffel mischen, dann mit den Händen zu Bröseln zerreiben. Nach und nach 5 Esslöffel eiskaltes Wasser untermischen und die Brösel zu einem festen Teig zusammenkneten. Den Teig zwischen 2 Lagen Klarsichtfolie oder Backpapier etwa 1/2 Zentimeter dick ausrollen und in schmale Rechtecke schneiden. Auf ein mit Backpapier ausgelegtes Blech legen. Im vorgeheizten Backofen bei 200 °C (Gasherd: Stufe 3 / Umluft: 180 °C) etwa 20 Minuten backen. Korianderkekse halten sich gut verpackt und kühl gelagert etwa 2 Wochen frisch.

Haferknäckebrot

Zutaten für 6 Portionen

500 g kernige Haferflocken • 1 TL Salz • 1 TL Backpulver
40 g Butter oder Margarine • etwa 50 g feine Haferflocken

Haferflocken im Blitzhacker oder Mixer fein hacken. Salz, Backpulver und flüssiges Fett zufügen. Mit den Knethaken des Handrührers vermischen. Nach und nach unter Rühren etwa 200 Milliliter kochend heißes Wasser zufügen. Den Teig – er soll formbar, aber noch etwas klebrig sein – auf Haferflocken knapp 1/2 Zentimeter dick ausrollen. Die Teigplatte in schmale Rechtecke schneiden und auf ein mit Backpapier belegtes Blech legen. Bei 175 °C (Gasherd: Stufe 2/ Umluft: 160 °C) etwa 40 Minuten backen. Im geöffneten Ofen noch einige Minuten ruhen lassen.
Das Haferknäckebrot hält sich kühl und dunkel gelagert etwa 2 Wochen. Das knusprige Brot muss gut vor Feuchtigkeit geschützt werden, weil es sonst schnell weich und zäh wird.

Quiche Lorraine

Zutaten für 4 Stück

100 g Weizenvollkornmehl • 1 EL Sojamehl • 100 g Hirseflocken

100 g Butter oder Margarine • 1/2 TL Salz

Für die Füllung *150 g Frühstücksspeck • 200 g Schmelzkäse*

1 Bund Petersilie • 3 Eier • 150 g saure Sahne • Pfeffer aus der Mühle

Vollkornmehl zum Ausrollen

Für den Teig beide Mehlsorten, Flocken, kalte Butter oder Margarine in Stückchen, Salz und etwa 3 Esslöffel eiskaltes Wasser zu einem glatten Teig verkneten. Mit den Händen zu einer Kugel formen. Die Kugel in Folie wickeln und 30 Minuten kalt stellen.

Für die Füllung den Speck in kleine Würfel schneiden und in einer Pfanne unter Wenden knusprig braun braten. Speck auf Küchenpapier abtropfen und abkühlen lassen. Den Käse in kleine Flöckchen teilen. Die Petersilie waschen und fein hacken. Eier, saure Sahne und Petersilie verquirlen. Mit Pfeffer würzen. Den Teig in 4 Portionen teilen und auf einer bemehlten Arbeitsfläche zu Kreisen von jeweils 20 Zentimetern Durchmesser ausrollen. Teig in Quicheförmchen (16 Zentimeter Durchmesser) legen und den Rand gut andrücken. Ausgebratene Speckwürfel und Käsestückchen auf den Teig geben und mit der Eiersahne übergießen. Die Quiche im vorgeheizten Backofen bei 225 °C (Gasherd: Stufe 4/Umluft: 200 °C) 30 bis 40 Minuten backen.

Windbeutel können Sie auch herzhaft füllen, wenn Sie den Süßstoff weglassen. Gut geeignet sind Fleisch- oder Heringssalat, Füllungen aus Kräuterfrischkäse und Gemüsewürfeln oder Quarkmischungen mit Knoblauch und Gurkenwürfeln.

Windbeutel mit Mandelsahne

Zutaten für 8 Stück

50–60 g Butter oder Margarine • 1 Prise Salz

150 g feines Weizenvollkornmehl • 5–6 Eier

1 Prise gemahlene Vanille • flüssiger Süßstoff • 250 g Schlagsahne

1/4 Liter Wasser abmessen, Fett und Salz zugeben. Die Mischung zum Kochen bringen. Das Mehl auf einmal hineinschütten und mit einem Löffel kräftig durchrühren. Den Teig unter kräftigem Rühren aufkochen, bis er sich zu einem Kloß zusammenballt und am Topfboden ein feiner heller Belag sichtbar wird.

Den Teig in eine Schüssel füllen. Die Eier einzeln verquirlen und nach und nach unterrühren. Der Teig ist richtig, wenn er glänzt und so weich ist, dass beim Herausziehen am Löffel eine lange Teigspitze hängen bleibt.
Mit 2 Löffeln 8 Klößchen abstechen und auf ein gefettetes Backblech setzen, dabei weite Abstände halten.
Die Windbeutel im vorgeheizten Backofen bei 225 °C (Gasherd: Stufe 4 bis 5 / Umluft: höchste Stufe) etwa 30 Minuten backen. Sofort aufschneiden und auskühlen lassen. Sahne mit Vanille und Süßstoff steif schlagen und in die erkalteten Windbeutel füllen.

Pikantes Kleingebäck

Zutaten für 40–50 Kekse

300 g Weizenvollkornmehl • 1 TL Backpulver • 200 g Butter oder Margarine • 2 EL Crème fraîche • 1/2 TL Salz • Vollkornmehl zum Ausrollen • 1 Eigelb • 2–3 EL Kürbiskerne • 2–3 EL Sesamsamen 2–3 EL Sonnenblumenkerne

Die kernigen Kekse sind auch für Ihre Gäste eine willkommene Abwechslung vom üblichen Knabberangebot aus Salzstangen, Kartoffelchips und Erdnussflips.

Für den Teig Mehl, Backpulver, kalte Butter oder Margarine, Crème fraîche und Salz in eine Schüssel geben und zu einem glatten Teig verkneten. Falls der Teig zu trocken gerät, 1 Esslöffel eiskaltes Wasser unterkneten. Mit den Händen zu einer Kugel formen. Die Kugel in Folie wickeln und 30 Minuten kalt stellen.
Den Teig auf einer bemehlten Arbeitsfläche etwa 3 Millimeter dick ausrollen. Quadrate, Dreiecke oder Rechtecke ausschneiden und auf ein mit Backpapier belegtes Backblech legen. Das Eigelb mit 1 Prise Salz und 1 Esslöffel kaltem Wasser verquirlen. Kekse damit bestreichen und je 1/3 mit Kürbiskernen, Sesamsamen oder Sonnenblumenkernen bestreuen.
Die Kekse im vorgeheizten Backofen bei 200 °C (Gasherd: Stufe 3 / Umluft: 180 °C) in 10 bis 15 Minuten goldgelb backen. Sofort nach dem Backen vom Blech nehmen und auf einem Gitter abkühlen lassen.

Tip Die Kekse schmecken auch sehr gut, wenn Sie sie mit Pistazien, Pinienkernen oder Erdnusskernen bestreuen.

Süsse Cashewkekse

Zutaten für etwa 40 Stück

125 g Cashewkerne (ersatzweise Kürbiskerne) • 250 g Weizenvollkornmehl • 1 Prise Salz • 125 g Butter oder Margarine • 1 Ei
1 EL Schmant oder saure Sahne • flüssiger Süßstoff
Vollkornmehl zum Ausrollen • 1 Eigelb zum Bestreichen

Selbst gekochte Fleischbrühen machen eigentlich kaum Arbeit. Sind alle Zutaten im Topf, und die Brühe siedet, kann man etwas anderes tun, bis der Küchenwecker klingelt.

Für den Teig 50 Gramm Cashewkerne hacken. Vollkornmehl, Salz, kaltes Fett in Stückchen, Ei und gehackte Cashewkerne in eine Schüssel geben. Schmant oder saure Sahne mit Süßstoff mischen und zufügen. Alles zu einem glatten Teig verkneten. Mit den Händen zu einer Kugel formen, in Folie wickeln und etwa 30 Minuten kalt stellen. Ein Backblech mit Backpapier auslegen. Den Teig auf einer bemehlten Arbeitsfläche etwa 3 Millimeter dick ausrollen. Kreise ausstechen und auf das Backblech legen.

Eigelb mit Süßstoff und 1 Esslöffel Wasser verquirlen und die Kekse damit bestreichen. Die restlichen Cashewkerne hacken und die Kekse damit bestreuen. Im vorgeheizten Backofen bei 225 °C (Gasherd: Stufe 4/Umluft 200 °C) etwa 12 bis 15 Minuten goldbraun backen. Die Kekse sofort vom Blech nehmen und auf einem Gitter abkühlen lassen.

Suppenfonds ohne Hefe

Die folgenden Rezepte für Fleisch- und Gemüsebrühen dienen als Grundlage für Suppen und Saucen oder auch als Garflüssigkeit für besonders gehaltvolle Gemüsegerichte.

Grundsätzlich müssen Sie vorher entscheiden, ob Sie eine besonders kräftige Brühe kochen wollen oder ob das mitgekochte Fleisch zart bleiben soll. In letzterem Fall dürfen Sie das Fleisch nicht mit kaltem Wasser aufsetzen, sondern müssen die Brühe erst aufkochen lassen, damit sich die Fleischporen schnell schließen. Für eine Hühnersuppe sollten Sie dann auch besser eine Poularde wählen als ein altes Suppenhuhn.

Ganz besonders gut gelingen Fleischsuppen übrigens, wenn man den Topf nach dem Aufkochen für ca. zwei Stunden in den auf 100 °C vorgeheizten Backofen stellt und die Suppe dort ganz langsam und schonend garen lässt!

Hühnerbrühe

Zutaten für etwa 2 Liter

1 Suppenhuhn • 1 Bund Suppengrün • 1 Zwiebel • 1 Knoblauchzehe

1 Bund glatte Petersilie • Salz, Pfeffer aus der Mühle • Muskat

Das Huhn mit kaltem Wasser ab- und ausspülen. Die Fettdrüsen am Schwanz (Sterzel) herausschneiden und das Huhn in einem großen Topf mit 2 1/2 Litern kaltem Wasser zum Kochen bringen. 1 Stunde bei geringer Hitze garen. Die Temperatur ist richtig, wenn nur langsam kleine Blasen aus der Brühe aufsteigen.
Suppengrün putzen und grob zerkleinern. Mit geviertelter Zwiebel, ungeschältem Knoblauch und Petersilie zum Huhn geben. Etwa 30 Minuten bei Mittelhitze leicht köcheln lassen. Das gegarte Suppenhuhn herausheben und anderweitig verwenden. Die Brühe durch ein feines Haarsieb in einen Topf gießen.
Die Brühe mit Salz, Pfeffer und Muskat abschmecken.

Fleischbrühe

Kräftiger im Geschmack wird die Fleischbrühe, wenn Rindfleisch und Knochen (ein Markknochen sollte auch dabei sein) zunächst in wenig Fett kräftig angebräunt und dann erst mit Wasser aufgegossen werden.

Zutaten für etwa 2 Liter

750 g Rindfleisch zum Kochen (Beinscheibe, Querrippe oder Bug)

etwa 300 g Knochen • 1 Bund Suppengrün • 1 Zwiebel

1 Knoblauchzehe • 1–2 Stiele Liebstöckel (falls zu haben)

Salz, Pfeffer aus der Mühle

Das Fleisch und die Knochen mit kaltem Wasser abspülen und in einem großen Topf mit 2 1/2 Litern kaltem Wasser zum Kochen bringen. 1 Stunde bei geringer Hitze garen. Die Temperatur ist richtig, wenn nur langsam kleine Blasen aus der Brühe aufsteigen.
Suppengrün putzen und grob zerkleinern. Mit geviertelter Zwiebel, ungeschältem Knoblauch und Liebstöckel zu Fleisch und Knochen geben. Weitere 30 Minuten köcheln lassen.
Das gegarte Fleisch und die Knochen herausheben und anderweitig verwenden. Die Brühe durch ein feines Haarsieb in einen Topf gießen und über Nacht kalt stellen, dann lässt sich das erstarrte Fett mühelos abheben.
Die Rinderbrühe mit Salz und Pfeffer abschmecken.

Gemüsebrühe

Zutaten für etwa 2 Liter

3 Bund Suppengrün • 1 Staudensellerie • 1 Fenchelknolle • 2 Zwiebeln 1 Knoblauchzehe • 1 Bund Petersilie • 2 Stiele Liebstöckel (falls zu haben) • 1/2 unbehandelte Zitrone • Salz, Pfeffer aus der Mühle

Alle Gemüse waschen, putzen und klein schneiden. In einen großen Topf geben und mit 2 Litern kaltem Wasser zum Kochen bringen. Die ungeschälte Knoblauchzehe und die gewaschene Petersilie als Ganzes zufügen. Die Brühe 1 Stunde bei geringer Hitze kochen. Die Temperatur ist richtig, wenn nur langsam kleine Blasen aus der Brühe aufsteigen.

Liebstöckel und dünn abgeschälte Zitronenschale zufügen und noch 5 Minuten mitköcheln lassen. Die Brühe durch ein feines Haarsieb in einen sauberen Topf gießen und mit Salz und Pfeffer abschmecken.

Safran macht nicht nur den Kuchen gelb, sondern auch Brühen attraktiver. Das kostbare Gewürz aus den Staubfäden einer Krokusart ist sehr teuer – aber man braucht ja nur winzige Mengen davon.

Hefefreie Brühen für den Vorrat

Natürlich möchte man nicht täglich eine Brühe kochen. Deshalb hier einige Tips, wie Sie ohne großen Aufwand auf Vorrat wirtschaften können.

- Kühlen Sie die Brühe schnell ab, und heben Sie sie im geschlossenen Gefäß im Kühlschrank auf. Jeweils nach zwei Tagen aufkochen, schnell abkühlen und wieder kalt stellen. So hält sie sich mindestens eine Woche.
- Oder füllen Sie die kochend heiße Brühe in saubere, heiß gespülte, also gut vorgewärmte Twist-off-Gläser (Schraubdeckelgläser von Joghurt, sauren Gurken oder Gemüse). Verschließen Sie das Glas schnell, und stellen Sie es nach dem Abkühlen in den Kühlschrank. So hält sich die Brühe im geschlossenen Glas bis zu zwei Wochen.
- Brühen lassen sich auch gut einfrieren. Füllen Sie kleine Mengen in Eiswürfelbereiter und große in Dosen oder Beutel. Haltbarkeit vier bis sechs Monate.

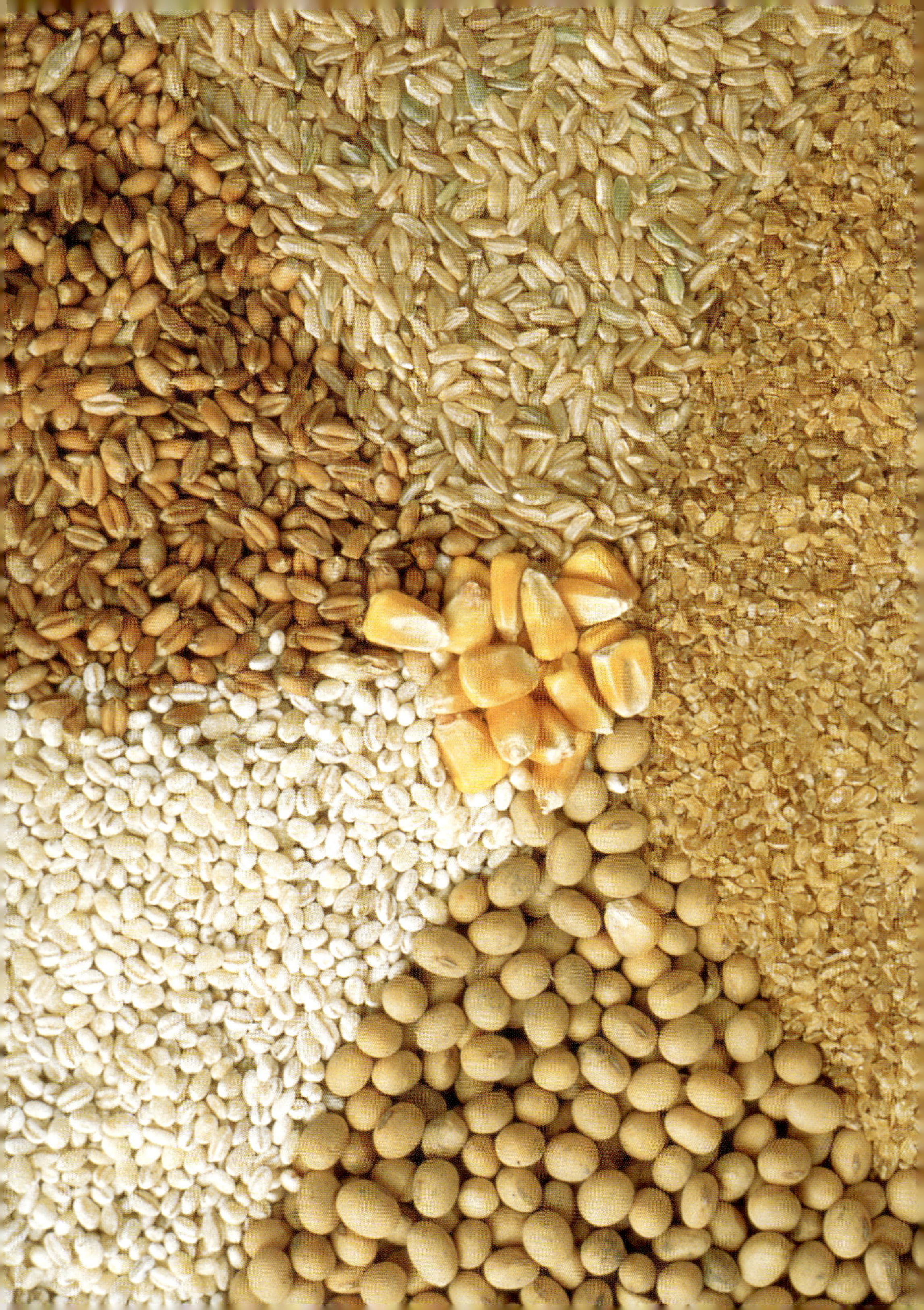

NIE MEHR PILZE IM KÖRPER

Wenn Lebensmittel verderben, sind Pilze sehr oft daran beteiligt. Sie wachsen hauptsächlich auf falsch gelagerten Speisen und pflanzlichen Produkten, wie z. B. Getreide, Gewürzen, Gemüse und Obst. Dabei scheiden sie eine Reihe von Substanzen aus, die für Mensch und Tier giftig sind. Darin ähneln Pilze den Bakterien, die ebenfalls Lebensmittel verderben und durch giftige Stoffe ungenießbar bzw. gesundheitsschädlich machen können.

Pilzgifte kann man nicht sehen und nicht schmecken. Selbst Experten entdecken die schleichenden Gifte nur durch aufwendige Methoden im Labor.

Pilzgifte in Lebensmitteln

Eine plötzliche Lebensmittelvergiftung jedoch, wie wir sie beispielsweise von Salmonellen kennen, lösen Pilze so gut wie nie aus. Wer ein verpilztes Nahrungsmittel gegessen hat, bemerkt zunächst einmal gar nichts.

Die Gifte – der Wissenschaftler nennt sie Mykotoxine – sind nur durch komplizierte Laborverfahren festzustellen. Sie wirken, anders als bakterielle Gifte, nicht plötzlich, sondern langsam und verursachen schleichende, chronische Krankheiten. Einige Pilzgifte können Krebs erregen, Niere oder Leber schädigen; andere Arten tarnen sich als Hormon und rufen Fruchtbarkeitsstörungen, Blutungen und Ödeme hervor.

Es gibt Pilzgifte, die das Herz schwächen, und solche, die unsere Nerven zerstören. Manche entkräften sogar unser ganzes Immunsystem. Weil Mykotoxine weder zu sehen noch zu schmecken sind, kommt es vor, dass Menschen – ohne es zu merken oder weiter zu beachten – immer wieder vergiftete Lebensmittel zu sich nehmen. Besonders in feuchtwarmen tropischen Ländern schaden sich viele Menschen durch den Genuss verschimmelter Nahrung.

Pilzgifte in Fleisch und Milch

Wenn Speisereste unappetitlich riechen oder verändert aussehen, lassen wir meistens von allein die Finger davon, weil uns davor ekelt. Diese instinktive Ablehnung sollten Sie nicht unterdrücken, sondern kultivieren. Sie schützt vor verdorbenen und möglicherweise verpilzten Nahrungsmitteln.

Pilze wachsen vor allem auf pflanzlichem Material. Dennoch gelangen ihre giftigen Stoffwechselprodukte über das Futter auch in tierische Lebensmittel. Die meisten Tiere können Pilzgifte nicht abbauen, daher finden sich Spuren davon später leider in Fleisch und Milch wieder.

Ein Beispiel: Rinder werden häufig mit Silage, durch Gärung haltbar gemachtem Grünfutter, gemästet. Bei falscher Behandlung schimmelt die Silage, und es können Pilzgifte entstehen, die sich später im Rindfleisch wiederfinden. Schweinefleisch weist hin und wieder Giftrückstände aus verpilztem Maismastfutter auf. Und unsere Milch kann das giftigste aller Mykotoxine enthalten: das Aflatoxin. Es stammt meist aus unsichtbar verpilztem Importfutter. Auch wenn der Gesetzgeber heute bei der Tiermast mit immer strengeren Vorschriften für Futter und Haltung versucht, die Giftmengen sehr gering zu halten, wird es noch eine Weile dauern, bis alle tierischen Lebensmittel »sauber« sind.

Wer bei Fleisch und Milch auf Nummer Sicher gehen will, kauft heute am besten beim Ökobauern. Der verwendet – wenn er sich an die Richtlinien der Erzeugergemeinschaften hält – kein importiertes Futter, sondern nur hofeigenes, in dem Pilzgifte bisher nicht gefunden wurden.

Schimmel – ein Grund zum Wegwerfen

Befolgen Sie gut gemeinte Ratschläge wie »Schimmel kann man großzügig abschneiden« bloß nicht. Verschimmelte Lebensmittel gehören grundsätzlich in den Müll. Schlechte Stellen herausschneiden reicht nicht, um mögliche Schimmelgifte zu entfernen. Auch wenn das Selbsteingemachte betroffen ist: weg damit!

Ausgenommen sind natürlich Lebensmittel, die mit Schimmelpilzen hergestellt werden. Schimmelkäse und schimmelgereifte Salamiarten sind Beispiele dafür. Diese Produkte sind deshalb ungefährlich, weil für sie extra ausgewählte ungiftige Pilzstämme, die sogenannten Starterkulturen, verwendet werden.

Alle übrigen grauen, blauen, weißen oder roten Schimmelarten, die auf den unterschiedlichen Lebensmitteln wachsen, können giftige Stoffe produzieren.

Im Haushalt vorbeugen

Wie viel Gift Pilze produzieren, die unbemerkt auf unseren Vorräten wachsen, können wir nur ahnen. Solange es nur wenige Exemplare sind, droht keine Gefahr. Erst wenn man ihnen durch Wärme und Feuchtigkeit gute Lebensbedingungen bietet, können sie sich blitzschnell vermehren und dann auch gefährliche Mengen Gift bilden. Es heißt also: vorbeugen und unsere Lebensmittel schützen!

- Einen gewissen Schutz vor Pilzbefall hat frisches Gemüse, wenn es unzerkleinert und ungewaschen luftdurchlässig verpackt im Kühlschrank lagert. Pilze sterben zwar durch die niedrigen Temperaturen nicht ab, aber sie wachsen bei Kälte nur sehr langsam.
- In der Gemüseschale des Kühlschranks ist die Temperatur richtig für Salate und Gemüse. Zitrusfrüchte und Tomaten gehören nicht in den Eisschrank. Sie verlieren bei Kälte ihr Aroma.
- Fertig Gekochtes darf nicht lange herumstehen. Sonst vermehren sich die Mikroben darin und könnten Gifte bilden. Kühlen Sie Speisereste schnell ab, und stellen Sie sie verpackt in den Kühlschrank.
- Falls die Lagerbedingungen nicht optimal waren, werfen Sie das Gericht lieber weg – auch wenn kein Schimmel zu sehen ist.
- Getreide und Nüsse kühl und trocken lagern. In feuchtwarmem Klima entwickeln sich Pilze besonders gut.
- Gemüse vor der Zubereitung gründlich waschen, denn Hefen, die auf der Oberfläche haften, lassen sich abspülen. Je »sauberer« die Zutaten, desto geringer das Risiko, wenn Sie Speisereste aufheben.
- Verwenden Sie nur einwandfreies Gemüse und Obst. Sind Faulstellen zu sehen, riechen die Sachen muffig und ein bisschen nach Keller, sollten Sie sie in den Abfall geben.
- Verpacken Sie alle Lebensmittel, die Sie aufheben möchten, getrennt nach Sorten. Nehmen Sie Kunststoffdosen, Töpfe mit Deckel oder Folie. So vermeiden Sie die Übertragung von Schimmelpilzen von einem Produkt auf das nächste.
- Lange aufheben sollten Sie frische Lebensmittel auch unter guten Bedingungen nicht, wenn Sie nicht genau wissen, wann ein Produkt geerntet oder hergestellt wurde und ob es nicht schon vor dem Verkauf längere Zeit im Lager zugebracht hat.

Horten Sie nicht Nahrungsmittel wie ein Eichhörnchen seine Nüsse: Moderne Wohnungen sind schlecht geeignet zur Vorratshaltung, weil kühle und trockene Keller eine Rarität sind und in den Küchen feuchtwarmes Klima herrscht.

Gesunde Ernährung – dauerhaft

Langfristige Hilfe für das Immunsystem

Freuen Sie sich, wenn Ihnen Ihr Arzt bestätigt, dass die Darmpilze verschwunden sind. Stärken Sie ab jetzt Ihr Immunsystem mit einer ausgewogenen Ernährungsweise. Erschrecken Sie nicht, das heißt keineswegs lebenslängliche Diät! Lustvolles Essen und eine gesunde, die Abwehrkräfte stärkende Ernährung stehen einander überhaupt nicht im Wege.

Das richtige Maß finden

Wer schlank bleiben will und deshalb nur »die Hälfte« isst, bekommt zu wenig wichtige Nährstoffe.

Wir verbringen unseren Tag meist sitzend: im Auto, am Schreibtisch, am Computer, vor dem Fernseher. Der Anteil der körperlich schwer arbeitenden Menschen ist verschwindend gering geworden. Selbst im Haushalt erledigen Maschinen fast alle Arbeiten, die mit Anstrengung verbunden sind. Die Folge: Auch wenn wir nicht zur Völlerei neigen, konsumieren wir – ehe wir uns versehen – mehr Energie, sprich Kalorien, als unser Körper verbrauchen kann.

Doch die rüde Regel »FdH« (Friss die Hälfte) löst das Problem nicht. Wer jeweils nur die halbe Portion des Gewohnten isst, bekommt eben auch nur die halbe Menge Vitamine, Mineralstoffe, Spurenelemente und Ballaststoffe und bringt am Ende den Stoffwechsel durcheinander. Und wer sich ständig nur halb satt isst, schadet dem Immunsystem. Was wir heute brauchen, sind Lebensmittel, an denen wir uns genüsslich satt essen können, die wenig Kalorien, aber viele für unsere Abwehrkräfte notwendige Stoffe haben. Bei solcher Idealnahrung sprechen die Fachleute von »hoher Nährstoffdichte«. Süßigkeiten, fette Wurst und Schnellimbissartikel haben nur eine geringe Nährstoffdichte. Im Gegensatz dazu erfüllen Gemüse, Vollkorngetreide, Kartoffeln und Hülsenfrüchte mit einer Vielfalt von Vitaminen, Ballast- und Mineralstoffen diesen Anspruch. Daher raten heute fast alle Wissenschaftler zu mehr pflanzlichen und weniger tierischen Lebensmitteln, vor allem, weil Pflanzenfette viel von den günstig wirkenden ungesättigten Fettsäuren enthalten.

Wichtiger als die Fettsorten sind jedoch die Mengen. Wer mit Fett geizt, tut schon viel für seine Gesundheit. Und wer massenhaft Ge-

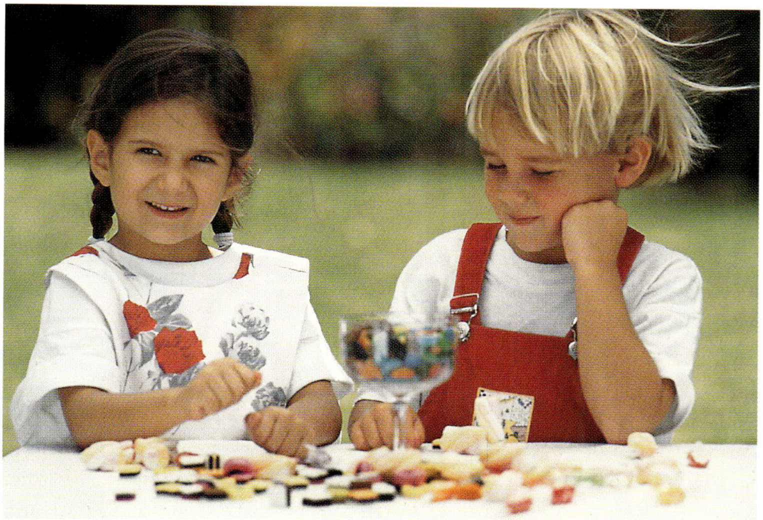

Auch Kinder können frühzeitig zu einer vernünftigen Ernährungsweise erzogen werden. Wer ihnen aktiv vorlebt, wie schmackhaft gesundes Essen sein kann, wird sehen: Kinder brauchen weniger Süßes, als manche Eltern denken.

müse isst, tut noch viel mehr. Von der Artischocke bis zur Zwiebel macht kein Gemüse dick, selbst wenn wir Unmengen davon essen würden. Sogar die stärkereichen Kartoffeln und Hülsenfrüchte sind im Verhältnis zu ihrem Sättigungswert kalorienarm. Nur wenn sie zusammen mit viel Fett und Fleisch in den Kochtopf kommen, entwickeln sie sich zu Kalorienbomben. Die Ergebnisse einer wissenschaftlichen Studie über den Gesundheitszustand von Vegetariern verblüfften selbst Fachleute: Wer Gemüse, Getreide und Kartoffeln langfristig in den Mittelpunkt seines Speisezettels stellt, hat kaum Probleme mit den typischen Zivilisationskrankheiten und verfügt über ein leistungsfähiges Immunsystem. Der Cholesterinspiegel bleibt niedrig, das Risiko für hohen Blutdruck und Herz-Kreislauf-Erkrankungen gering.

Vegetarier haben es leichter, sich gesund und ausgewogen zu ernähren, als ausgemachte Fleischesser. Sie bekommen quasi von selbst genügend Ballaststoffe, Vitamine und Mineralstoffe auf den Teller.

Nun müssen Sie nicht unbedingt zum Vegetarier werden, und Kinder sollte man sowieso nicht streng vegetarisch ernähren: Es kommt sonst leicht zu einem Mangel an Eisen und Vitamin B12. Die meisten Esssünden werden aus Gedankenlosigkeit, Bequemlichkeit und Zeitmangel begangen. Bleiben Sie also aufmerksam, planen Sie Ihren Speisezettel jahreszeitgemäß und mit der nötigen Ruhe, und legen Sie Wert auf die Qualität Ihrer Mahlzeiten!

Fitnesstips für das Immunsystem

Gesunde Ernährung ist die beste Möglichkeit, sich vor Krankheiten zu schützen. Wer kritisch einkauft, vernünftig isst, aber sich auch ab und zu einmal etwas richtig Gutes gönnt, tut seinem Körper den größten Gefallen.

- Genießen Sie zuckerhaltige Sachen auch nach der pilzfeindlichen Diät nur in Maßen. Ein guter Trick: Süßigkeiten immer bis zum Ende der Mahlzeit aufheben, dann bleiben die Mengen im Rahmen. Zur Not zunächst ein Stück Vollkornbrot essen und erst dann zum Schokoriegel greifen.
- Bleiben Sie dabei, und essen Sie täglich frisches oder tiefgekühltes Gemüse.
- Essen Sie ruhig wieder frisches Obst, aber halten Sie sich bei sehr zuckerreichen Sorten wie Bananen, Trauben und Dosenfrüchten etwas zurück.
- Bringen Sie Abwechslung in den Speisezettel. Wenn Sie immer wieder dasselbe essen, stellt sich leicht ein Mangel an wichtigen Nährstoffen ein. Im schlimmsten Fall kann sich sogar ein Schadstoff anhäufen, wenn er ausgerechnet in einem Gericht steckt, das der »Schmalspurschlemmer« täglich isst.
- Essen Sie mindestens einmal wöchentlich jodreichen Seefisch. Es dürfen natürlich auch Lachs, Austern, Hummer oder Kaviar sein. Hauptsache, die Jodversorgung stimmt.
- Bringen Sie nicht täglich Fleisch und Wurst auf den Tisch. Versuchen Sie zwischendurch lieber mal vegetarische Köstlichkeiten.
- Sparen Sie an Fett. Weil es den Geschmack hebt und sich in vielen Lebensmitteln versteckt, überziehen wir oft unser Budget gewaltig und belasten damit den Stoffwechsel. Am besten mehr pflanzliche Fette (Öle) und weniger tierische Fette nehmen.
- Machen Sie keine kurzfristigen Abmagerungsdiäten. Essen Sie lieber vernünftig und mit Genuss. Wenn Sie sich im Großen und Ganzen an unsere Diät halten, verlieren Sie mit der Zeit ganz von selbst die überflüssigen Pfunde.
- Jagen Sie nicht überzogenen Schlankheitsidealen hinterher. Ihr persönliches Idealgewicht ist eine individuelle, subjektive Größe, die meistens nahe beim Normalgewicht liegt und mit vernünftiger Ernährung ohne große Kalorienzählerei zu halten ist. Es ist das Gewicht, mit dem Sie sich schön, gesund und leistungsfähig fühlen.
- Verwechseln Sie seelische Bedürfnisse nicht mit dem Hunger des Körpers. Wir essen oft mehr, als wir brauchen, wenn es uns an Bestätigung, Abwechslung und Zuwendung mangelt.

ADRESSEN

Patienten bekommen Rat und Hilfe bei

- **Allergieverein in Europa e. V.**
Selbsthilfegruppe »Candida«
Marienstraße 57
99817 Eisenach
Tel. 03691/213088

Gegen Einsendung eines frankierten und adressierten Rückumschlags sowie 5 DM in Briefmarken verschickt der Verein ausführliche Informationen zum Thema »Pilzinfektionen«.

- **Selbsthilfegruppe Poly-Mykosen und CFS**
Herr Andreas Göttler
Mühlhausen 10
92280 Kastl
Tel. 09625/91107

Wissenschaftliche Fachberatung nur für Ärzte

Hinweise zu Fortbildungsveranstaltungen etc. für Mediziner gibt die:

- **Deutschsprachige Mykologische Gesellschaft e. V.**
c/o Klinik und Poliklinik für Innere Medizin
Prof. Dr. Hannelore Bernhardt
Loefflerstraße 23a
17487 Greifswald
Tel. 03834/866630

Diagnostik und Behandlung von Pilzinfektionen

- **Institut für Umweltkrankheiten (IFU)**
  Im Kurpark 1
  34308 Bad Emstal
  Tel. 05624/8061

Labors, an die Ärzte Proben einsenden können

Untersuchungen von Stuhl-, Haut- und sonstigen Proben auf Pilze sowie Blutanalysen auf Candida- und Aspergillus-Infektionen:

- **Institut für Mikroökologie**
  Auf den Lüppen 8
  35745 Herborn
  Tel. 02772/981-0

Untersuchung von Blutproben auf Candida-Infektionen

- **Labor Dr. Bayer**
  Bopserwaldstraße 26
  70184 Stuttgart
  Tel. 0711/16418-0

Bildnachweis
Bavaria, Gauting: 9 (Fiore), 44 (Custom Medical); IFA, München: 52, 105, 186, 206 (Diaf), 61 (AGE), 69 (Comnet), 74 (Eckhardt); Pasieka Alfred, Hilden: 2, 24, 51; Südwest Verlag, München: 96, 98 (Dirk Albrecht), 120, 173 (Karl Newedel); Tony Stone, München: Titel (Fond), 10 (Laurence Monneret), 17 (Garry T. Cole/BPS), 22 (David Stewart), 31 (Charles Thatcher), 80 (Thomas Brase), 145 (Joerg Hardtke), 166, 177 (Diana Miller), 196 (Ian O'Leary); Transglobe Agency, Hamburg: 87 (H. Tschanz-Hofmann), 113 (TWFS), 137 (Index Stock Phot.), 211 (Gable/Jerrican)

Hinweis
Das vorliegende Buch ist sorgfältig erarbeitet worden. Dennoch erfolgen alle Angaben ohne Gewähr. Weder Autorinnen noch Verlag können für eventuelle Nachteile oder Schäden, die aus den im Buch gegebenen praktischen Hinweisen resultieren, eine Haftung übernehmen.

Impressum

22. Auflage 2000

Redaktion: Ulrike S. Hoppe, Dr. Marion Onodi
Projektleitung: Nicola von Otto
Redaktionsleitung und medizinische Fachberatung: Dr. med. Christiane Lentz
Bildredaktion: Ute Schoenenburg
Produktion: Manfred Metzger (Leitung), Annette Aatz, Dr. Erika Weigele-Ismael
Umschlag und Layout: Heinz Kraxenberger, München; Till Eiden
DTP/Satz: Maren Scherer

Printed in Italy

Gedruckt auf chlor- und säurearmem Papier

ISBN 3-517-07566-3

J

K

L

M

Rezepteregister